吴为群博士简介

1986 年获江西医学院学士学位

1994 年获中山医科大学临床医学博士学位

1996 年晋升为中山医科大学附属第一医院副教授、副主任医师

2002 年获广东省"千百十人才工程"重点培养对象

2004 年晋升为中山大学附属第一医院教授、主任医师

国家公共营养师高级考评员

广东省营养师协会会长

广东省公共营养师职业技能鉴定专家

北京卫视《养生堂》节目特邀主讲嘉宾

深圳卫视《天天养生》节目特邀主讲嘉宾

江西电视台《健康江西》节目特邀主讲嘉宾

珠海电视台《健康大讲堂》节目特邀主讲嘉宾

广州博益健康咨询机构首席营养专家

中国营养师（www.sinodietitian.com）网站主编

吴为群营养网（www.wuweiqun.com）主编

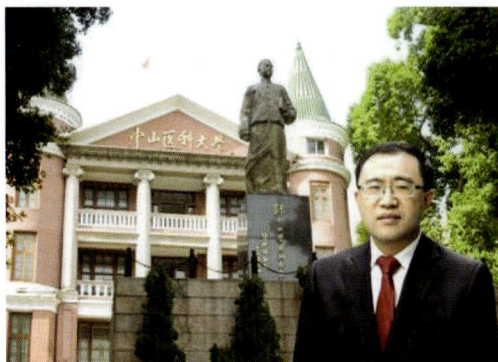

吴为群博士从事教学、医疗和营养学工作 28 年，发表论文 40 余篇，参与《中华内科学》等 6 部专著的编写，获省部级以上科研基金 5 项。吴博士是国家商标"博益细胞营养疗法"拥有人，亲自创办了博益健康咨询机构，举办高级"营养调理师"学习班，开办吴博士营养咨询室，首创临床医疗与营养学相结合的方式来调理身体，效果非常显著。调理好的亚健康人群及慢性患者不计其数，享有盛誉。

吴博士应邀到全国 20 多个省市、数百家大型企事业单位、众多高等院校和医院、多家电视台、众多报纸网站演讲，语言生动有趣，风格诙谐幽默，内容实用、通俗易懂，广受好评，成为中国著名实用营养专家。十多年来，为全国各地培养营养师 1 万多名，推动了中国实用营养教育和营养保健产业的发展，为国家营养保健事业做出突出贡献。

营养防病圣典

圣典

——吴博士谈疾病调理

吴为群 著

中国医药科技出版社

内 容 提 要

　　本书共分十八章，系统地介绍了最实用的疾病营养知识，对于亚健康、营养缺乏病、营养相关性疾病，如肝胆疾病、胃肠道疾病、心脑血管病、内分泌代谢疾病、癌症、骨关节病、自身免疫性疾病、呼吸系统疾病、泌尿系统疾病、贫血、眼部疾病、皮肤病、过敏性疾病以及其他系统疾病的预防与营养调理作了系统的介绍。书中介绍的营养保健知识，有很多是作者多年的临床调理经验，并附有大量典型案例分析。使读者不仅能学到实用的营养知识，而且能找到调理自己健康问题的有效方法，真正掌握经营健康的秘诀。本书让读者真正领悟到营养均衡是健康的支柱，均衡营养可以有效预防和治疗疾病。

图书在版编目（CIP）数据

　　营养防病圣典. 吴博士谈疾病调理／吴为群著. —北京：

中国医药科技出版社，2015.6（2025.4重印）.

　　ISBN 978-7-5067-7462-8

　　Ⅰ.①营… Ⅱ.①吴… Ⅲ.①营养学②食物疗法

Ⅳ.① R151 ② R247.1

　　中国版本图书馆 CIP 数据核字（2015）第 091194 号

美术编辑　陈君杞

版式设计　郭小平

出版　中国医药科技出版社

地址　北京市海淀区文慧园北路甲 22 号

邮编　100082

电话　发行：010-62227427　邮购：010-62236938

网址　www.cmstp.com

规格　710×1020mm $^1/_{16}$

印张　14 $^1/_2$

彩插　2

字数　217 千字

版次　2015 年 6 月第 1 版

印次　2025 年 4 月第 8 次印刷

印刷　大厂回族自治县彩虹印刷有限公司

经销　全国各地新华书店

书号　ISBN 978-7-5067-7462-8

定价　35.00 元

汪 序

自从人类在地球上诞生以来，与疾病作斗争以维护和增进自身健康、延长寿命，就成为人类历史进程中重要的组成部分。远在 2500 年前，医学之父希波克拉底就告诉我们，"药物只能治病不能治人"，"自己的身体才是最好的医生"。要健康长寿、要养生，一定要发挥人体自身强大的修复能力和神奇的自愈能力，因为这是人类经过漫长的进化、经过无数的优胜劣汰得到的自我调节生命的精密系统，只要给它提供充足的原料，就能有效地防治疾病。

随着国家经济的发展，老百姓的生活得到了很大的改善，健康需求愈发显得迫切。由于人口老龄化问题日趋严重，慢性非传染性疾病对健康的威胁将更为突出。我国未来 10~20 年，将是改善国民营养健康的关键时期，尽快普及健康观念和营养知识的教育是国家迫在眉睫的工作，需要大批专业人士包括医务人员和营养师来推动这项事业，吴为群博士作为一位资深医学专家和营养专家，20 年前就开始加入营养教育行业，并愿意用很多时间来推动中国实用营养教育和营养保健产业的发展，他的选择无疑是对的，也是令人佩服的。

许多欧美发达国家，从小学就开始有健康教育和营养教育课程，他们的许多居民比较有健康意识，比较重视健康投资。到处都是跑步健身的男女老少，很多人常规补充营养素。可惜我们绝大多数中国人没有受过这方面的教育，而营养健康教育这堂课是每位热爱健康的人们一定要补上的必修课，因为健康的生活需要正确的健康观念和丰富的营养知识来指导。人类要获得健康长寿，必须树立预防为主的理念，预防疾病花钱少、效果好，预防胜于治疗。营养学就属于预防医学的范畴，它会告诉我们如何用营养来防治疾病。

吴博士这本书没有仅仅停留在介绍营养知识的层面，它为读者设计了一套评价人体营养状况的简单实用方法，更重要的是告诉了读者做到营养均衡的有效方法。只要合理选择食物，保持良好的生活方式，及时补充缺乏的营养素就能随时保持营养均衡。

　　本书为渴望健康长寿的人们指出了一条看得见、摸得着、操作性强的健身之道。本书特点是通俗易懂，实用性强，内容丰富，防治结合，是一本营养健康教育的好书，是一本教授养生的好书，将会对我国健康产业的发展起一个很好的推动作用，值得大家认真阅读。相信每一个读者都会有很大的收获，如果能付诸实施，将会产生很好的健康效益。

　　希望您也像我一样，热爱健康，喜欢健康的书，也喜欢吴为群博士用心写的这本好书。

汪建平

中山大学常务副校长

博士研究生导师、教授

全国结直肠外科学组组长

《中华胃肠外科杂志》主编

《外科学》本科教材副主编

美国外科学院院士

广东省医学会副会长

广东省胃肠外科与营养支持学组组长

2010 年 8 月

吴 序

转眼之间，认识吴为群博士20年了。记得最开始的时候，我们在一起合作做过有关细菌耐药的科研课题，还一起发表过几篇论文。后来，我父亲得了肺气肿病，也时常找吴博士看病。2002年我们还一同获得广东省"千百十人才工程"重点培养对象的称号。吴博士做事严谨，工作认真，科研能力、教学能力和临床能力均很强，是一个全能型的医学专家。更难能可贵的是，作为一个大医院的临床医学专家，他对营养学很感兴趣，从1994年起就开始研究临床营养学，研究危重患者的营养支持，并把临床医学与营养学结合起来治疗和调理疾病，取得非常好的效果。

2006年吴博士开始担任国家公共营养师高级考评员，广东省公共营养师职业技能鉴定专家，为全国各地培养营养师1万多名，为国家营养保健事业做出突出贡献。更让我吃惊的是吴博士还颇有创业精神，为了推动国家营养教育事业和营养保健产业的发展，亲自创办了博益健康咨询机构、广东省营养师协会和中国营养师（www.sinodietitian.com）网站。10年下来，事业发展得非常顺利，真是可喜可贺！

看完吴博士用1年时间精心撰写的《营养防病圣典》，收益很大。吴博士运用自己丰富的知识和经验，把营养学理论和临床实践结合起来，总结出一套非常实用的营养咨询和健康调理的好方法，让读者真正领悟到均衡营养的重要性，并告诉读者做到均衡营养的具体方法。本书通过对心脑血管病、糖尿病、癌症等慢性疾病的深入剖析，总结出了防治慢性疾病的一套有效方法，就是及时给身体提供适量的原料，让身体发挥强大的修复能力和神奇的自愈能力。

健康无价，让我们一起来投资健康，投入时间、精力和金钱来经营好自己的健康。每一位热爱健康的人们，都要尽自己的最大努力来做到营养均衡，这样才能发挥自己的生命力，才容易如愿得到真正的健康。

吴忠道

中山大学医学院副院长

博士研究生导师、教授

2010年8月

前　言

　　1986年本科毕业后我开始从事内科医生的工作，3年后来到中山医科大学攻读研究生，硕博连读，师从容中生院长和余斌杰教授。1994年博士毕业后留校做内科医生，其间在内科ICU病房工作多年，每天接触大量患者，诊病治病，忙得不亦乐乎，虽然非常辛苦，但是感觉很爽，觉得自己挺有价值，有点小小的成就感，特别是在成功抢救危重患者的时候。但当看到很多慢性疾病治疗很棘手、疗效不好、很难治愈时，也会感到沮丧，觉得自己没有什么用。所以多年来，我一直非常关注世界医学的新进展，期待什么时候现代医学取得重大突破，能够把这些慢性疾病都治疗好。然而二十多年过去了，这个美好的愿望一直没有实现，而且似乎永远没有实现的可能。但是当我接触到临床营养学，并开始研究营养学的时候，我立即看到了曙光。

　　由于在ICU工作时，接触到的部分危重患者不能吃不能喝，所以1994年我就去学习危重患者的营养调理，包括肠内营养和肠外营养。当时想，危重患者不能吃不能喝，肯定需要补充营养才能加快患者康复。果不其然，合理的营养支持对危重患者的康复有很大的帮助，从而逐渐引起了我的兴趣。接着开始研究慢性患者的营养调理，研究亚健康者的营养调理，研究健康人怎么维持健康；开始参加营养界的学术会议和专业学会，开始认真学习营养，并把它应用到临床工作中，把临床医学和营养学结合起来治疗和调理疾病，取得了非常好的效果。很多慢性患者逐渐好转，甚至治愈，这在以前是不敢想象的。

　　通过不断学习知识和总结临床调理经验，慢慢才悟到了其中的奥秘。原来绝大多数药物都是靶向作用，即一种药物只作用于一个位置、一个受体；当患了高血压病、糖尿病等慢性疾病时间久了以后，往往不止一个位置出了问题，可能有几个、几十个，甚至几个系统都出了问题，一种药物往往只能修理好一个位点，其他几十个位点没有修理，而人体有新陈代谢、组织更新，有强大的修复能力，原料充足的时候可以同时对几十个位点，甚至多个系统进行修复，从而呈现出神奇的效果。

转眼之间，我已经从事临床医学工作28年、从事营养工作20年了，现在才敢说自己是从事健康工作，而以前只是从事医疗工作，因为现在才有把握治愈亚健康和慢性疾病。

2003年"非典"流行以后，中国人的健康意识有了明显的增强，大家都更重视健康了，政府也越来越重视健康产业。加上经济发展，老百姓身上有钱了，健康需求越来越大。而市面上有关保健的书籍多、乱、杂，保健产品也琳琅满目、良莠不齐，我深切地感到中国人目前最缺的就是健康教育，老百姓从小到大都几乎没有接受过系统的健康教育和营养教育，没有正确的健康观念，不知道怎样才能健康，所以很难得到健康。基于上述原因，我就抽时间写了这本健康教育方面的专著，侧重于大家最缺乏的实用营养知识的传授；同时也想给一些不懂营养的医务人员进行营养学扫盲，因为他们绝大多数都没有时间学习营养，都不太懂营养学，如果医务人员自己都不懂得怎样养生，就没有办法教别人养生。所以，我认为医务人员学习营养知识、学会养生很重要，不但对自己有好处，而且对患者有好处，对社会有好处。

世界卫生组织的研究报告指出，人类的健康60%取决于自己，取决于自我保健，取决于自己控制的生活方式；40%依靠客观条件。所以，要想得到健康必须重视自我保健，必须学会自我保健；必须学会经营自己的健康；必须进行健康投资，投入时间、精力和金钱。

人体作为大自然创造的精华，本身具备了大自然几十亿年来，抵抗各种伤害和压力的经验。这些经验以密码的方式写在人体的基因内。一旦有需要的时候，这些密码就会打开，从而启动一系列的应急、修复措施。所以，人体有强大的修复系统和神奇的自愈能力，再高明的医疗手段都不能替代人的身体机制，都无法替代新陈代谢。我们有一个奇妙的身体，它会自动调节，心脏、肝脏、肺都在自动运作，比现行的任何医疗设备与技术都高明得多。对于奥妙无比的大自然而言，人类的科学技术包括医疗技术，还处于很初级的阶段，人类连自然界的小草都还不能合成。利用人体的修复能力来治病，是最高明的医术，可以达到完美的效果。

身体修复的规律可用下面的公式来表示：

$$细胞损伤 \quad \frac{医药}{营养素} \quad 细胞修复$$

急性病、危重病、传染病和癌症，医药的作用较大，应该以医药为主，营养调理为辅。慢性病医药手段只有对症治疗、控制疾病的作用，不能真正治愈疾病，道理在前面已经讲到。对于人类健康重要性而言，人类化学合成的药物，远远比不上天然食物和天然营养素。营养是体内每个细胞的原料，只有充分摄入细胞所需的营养素、做到均衡营养，才能发挥细胞新陈代谢、组织更新的作用，发挥细胞强大修复系统、再生系统和神奇自愈系统的作用，慢性疾病才能治愈。所以说"营养是原料，均衡最重要"。

许多人最大的失误是身体坏了，不用原材料来修理，不用营养素来修理，而只是靠药物来修理。可是我们的身体不是用药物做成的，而是由营养素构成的；这样修不合理，效果不好，是不可能成功的。很多人把自己的健康完全寄希望于现代医学和药物，不知道自己才是最好的医生，不给身体提供充足的原料，不配合体内神奇无比的修复系统和自愈系统，那么想得到健康可能是痴心妄想。

如果体内营养素不足，您的细胞、血液、血管就不可能健康，您的神经系统、免疫系统、血液循环系统都会相继出现异常，您的每一个脏器都会受损，而且受损后不能及时修复，您就会因此受到各种疾病的困扰。所以均衡营养非常重要，其重要性远远超过人们的想象。营养素可以预防疾病，营养素可以治愈疾病。均衡营养是健康的基础，也是健康的支柱。

要合理应用医药因素；充分利用大自然的阳光、空气、水和植物，及时补充缺乏的营养素；改变不良的生活方式，减少对身体的伤害，减少营养素的需求量，做到均衡营养，发挥人体神奇的修复能力，那么我们就一定能得到梦寐以求的健康。

吴为群

2015 年 2 月于广州

感 谢

　　这本书的出版，首先要感谢家人的全力支持，母亲、岳父母、兄弟姐妹和女儿的不断亲身体验，给我更多的感受；特别是我妻子刘昕女士的不断鼓励和大力支持，支撑着我完成繁重的写作任务，使得本书的写作工作得以顺利完成。

　　同时要感谢我的研究生导师，中山大学容中生教授和余斌杰教授，从他们身上我慢慢学会了做人做事，学会了很多医学专业知识和技能。还要感谢中山大学营养系蒋卓勤教授，从他身上学到了许多营养知识。

　　博益营养团队的许多高级营养师为本书的撰写做了很多的工作，提供了许多的案例，协助了本书的完成，他们分别是黄阳茵、张杰、张潮军、刘子晖、张茉莉、林永贵、朱倩、古大林、庾秀颜、曹风云、冉江涛、谢建强、张红、王志红、张梅、张潮龙、张露薇、侯艳旻、古健、许灿金、王伟和高志先等；高级营养师吴安群、蔡爱琴协助校对稿件，杨震澎总经理提供了许多建议性意见，广东省营养师协会高级营养师戴羡立和刘薇协助处理图表和校稿。在此对所有给予帮助的朋友一并致谢。

　　这本书的出版得到了许多朋友的帮助，并邀请到汪建平校长和吴忠道院长亲自为本书作序，他们都为本书的出版给予了很多的支持，在此深表谢意！

目　录

第一章 压力性疾病的防治与营养调理

一、压力性疾病概述

（一）压力的定义及其作用

任何会伤害身体或造成细胞损坏的情况统称为压力。

人与人之间的压力存在较大的个体差异，每个人自己控制压力的能力差异也很大，有时侯相差几倍甚至几十倍。适度的压力可以刺激我们采取行动来挑战自身能力，发挥潜能，帮助我们达到自认为不可能达到的目标。巴尔扎克就是在债主威逼之时取得了惊人的文学创作成就。但过于沉重的压力则犹如一道魔影，它能使天才成为平庸，使活力受到压抑，使健康受到威胁，所以要挥起轻松之剑勇敢地向压力挑战。

（二）身体对压力的反应

身体对任何压力的反应都是相同的。当我们遭遇到压力时，脑垂体——体内修补大队的总指挥，便会开始反应，采取保护行动，迅速分泌促肾上腺皮质激素和促生长激素，刺激体内产生可的松等应激激素。这些激素立即动员体内的蛋白质，将它转化成糖类以应体力急需；然后糖原包括肝糖原也会立即转化成所需的糖类；接着血压会升高，矿物质会从体内骨骼中分解出来，脂肪也会燃烧成能量，而额外的盐分也会因而产生，以配合各种变化，共同在体内并肩作战。这种修补工作是体内资源的大调动，体内资源不够时也可能出现挖东墙补西墙的情况，其"示警讯号"视压力的大小而有不同。

压力如果没有消除，身体便会进入"抵抗阶段"，运用体内现有的物质来做自我复原工作。一个人若营养充足，便能承受较长期的重大压力；否则他便会被击败，开始生病；如果再不及时弥补，甚至会导致死亡。

在"示警"与"抵抗"阶段时，我们的身体一直在做维修工作。当身体无力再进行修补工作时，便进入第三阶段——"衰竭阶段"。一旦进入第三阶段，修补工作已经失败，那就表示您生病了。

重大的压力，如严重车祸、大手术、重度烧伤等，会使人在一天之内经历这三个阶段。其实，在脑垂体和肾上腺失去保护能力之前，经常是陷在警示或抵抗阶段里；这时只要及时增加适当的营养，补充身体细胞的营养需要，就能得到康复，从而维持健康。

倘若压力持续存在，胸腺和淋巴腺中的蛋白质便会用尽、萎缩，并开始消耗身体其他部位如血浆、肝脏和肾脏里的蛋白质。胃溃疡的发生，并不完全是因为胃酸过多的关系，有时却是胃壁的蛋白质被挪用所引起的。而溃疡性结肠炎也是因此而使肠壁受到侵蚀所造成的。分析尿液中流失的氮可以发现，经过一天沉重压力所消耗的蛋白质，有时可以多达 4000 毫升牛奶中所含分量；因此，当天必须摄取等量的蛋白质，才能免于疾病。

蛋白质被挪用而没有得到及时补充会有害健康；而钙如果被挪用了，也会使我们的骨骼变得脆弱；压力引起体内这样的伤害性转变还有很多种，都会对相应的组织细胞和器官造成伤害。

（三）压力的分类

根据压力的来源，可将压力分为以下几类。

1. 工作的压力

（1）外在的工作压力源，往往来自业绩要求、适应新环境、缺乏合作伙伴、缺乏社会认同感、时差大的工作等情况。

（2）内在的工作压力，与自我人格特质、支持系统强度和压力累积强度有关。

2. 生活的压力

买房，生子，夫妻关系等方面的压力。

3. 人际关系的压力

如同事之间竞争的压力、同学之间攀比的压力、来自上司的压力等。

4. 学习的压力

现代社会知识更新、能力更新和观念更新都很快，需要不断的学习，存在较大的学习压力。

5. 环境的压力

空气、水和食物的严重污染构成的压力。

6. 疾病的压力

（四）压力性疾病

1. 压力性疾病的表现

压力出现，神经内分泌系统应急，肾上腺素分泌增加，血糖升高，胰岛素分泌增加。疾病的表现，通常就是身体对压力的反应。

（1）外表改变：不关心外表，心情郁闷，精神萎靡，疲倦，紧张，激动，忧心忡忡。

（2）习惯改变：暴饮暴食或食量减少，酗酒，猛抽烟，经常请假。

（3）行为改变：易怒，情绪波动，经常失眠，注意力不集中，绩效变差，决策失误，有攻击性。

2. 常见的压力性疾病

压力大可导致亚健康，甚至引起疾病。压力过大会导致肾上腺衰竭，血糖不稳定，身体易敏感，削弱免疫系统，影响消化系统，加速人体老化，引致精神问题，导致心血管病。

研究证明，心理压力可使人血压升高，导致心脏的冠状动脉痉挛收缩，增加血中不良物质的含量，造成血凝块。日积月累，会导致冠状动脉硬化与心肌衰弱。而对那些动脉中本来已有堵塞或曾有过心脏病发作的人，由心理压力导致的发病率可比其他人高出两三倍以上。这种现象尤其容易发生于一丝不苟、活动性强、外向及责任感强的人。

像关节炎、滑膜炎、结肠炎、肾炎和过敏症等炎症性疾病，都属于压力病；如果体内可的松分泌过少，则炎症便无法受到控制，于是像结肠炎和过敏症等疾病便会拖延很久无法痊愈。

二、压力性疾病的营养调理

1. 学会养生

以积极的心态面对压力，学会释放压力，做自己情绪的主人。学会交流，及时调节不良情绪。做时间的主人，善于计划，今日事今日毕，勿超负荷工作，不为工作繁忙而困惑。处理好复杂的人际关系。

多学实用的健康知识，加强自我保健。保持良好的生活方式，保证充足的睡眠。每天适量运动，体育运动能使人很好地发泄，运动完之后您会感到很轻松，不知不觉就把压力释放出去了。正确地选择食物，正确地加工食物。改变不良的饮食习惯，如暴饮暴食、不吃早饭等，控制"垃圾食物"的用量。

2. 增加抗压力营养素的摄入

动物实验表明，动物被放置在高度噪音、强光、高温或强冷、空气稀薄、电击、X光照射的环境里；或被注射药物、化学剂、细菌或病毒；被迫面对手术台、火烧、突发情况、被迫跑得精疲力竭；吃下含有毒素的食物及营养不足时，结果发现它们对营养的需求较没有受到这些压力的情况时增加很多。如果其营养需求得到满足，它们便不会受到严重的伤害，否则在巨大的压力之下，健康将严重地受损，甚至会造成死亡。

这些动物可承受压力的程度，视它们脑垂体与肾上腺能够分泌多少激素而定。倘若它们缺乏蛋白质、维生素 B_2、泛酸等营养素，则其脑垂体便无法分泌充足的激素；如果缺少维生素 E，便会使脑垂体和肾上腺皮质激素因氧化而受到破坏。

肾上腺皮质对营养不足特别敏感。如果缺少了泛酸，其腺体便会充血而使细胞坏死，乃至无法分泌激素而失去抵抗的功能。脑垂体、肾上腺和性激素都是由胆固醇转化而成，一旦少了泛酸，激素用完，胆固醇便无法转化了，人的应激能力将显著下降。如果泛酸充足，肾上腺皮质激素在 24 小时之内便能正常分泌。美国国家研究委员会指出，如果受到压力而感到不适时，即使每天多摄取 500 倍的泛酸，也不会因而中毒。科学家对泛酸建议的摄取量为每天至少 20 毫克，最高可达 1.5 万毫克。

缺少亚油酸、维生素 A、维生素 B_2 或维生素 E，也会影响肾上腺激素的分泌，造成肾上腺皮质萎缩。及时补充维生素 B_2 便能使肾上腺立即恢复功能；而补充亚油酸，也能使肾上腺皮质激素分泌迅速增加 90% 左右。

当人们遇到压力时，维生素 C 的需求会大量提高，如果未及时获得补充，肾上腺便会因此而出血。维生素 C 还可以促进可的松的分泌，使其发挥效用。大量的维生素 C 有助于抵抗各种压力。例如，暴露在严寒中的老鼠，就必须大量摄取维生素 C，才能免于死亡。暴露在低温的新几内亚野猪，需要比原来多 75 倍的维生素 C，才能维持其健康，远离死亡的威胁。就人类而言，摄取 75 倍维生素 C 的量大约等于 7500 毫克，这样的数量似乎很惊人，但对重大压力而言，也就不为过了。

我们究竟能够承受多少压力，要视我们身体的营养是否充分而定。如果身体稍有不适，只要在营养方面略作改善即可；但重大压力所引发的疾病，却需要更多的营养来帮助脑垂体和肾上腺进行补救工作。

压力性疾病时，应多吃富含维生素 B、维生素 C、钙、镁的食物。抗压力营养补充剂维生素 B、维生素 C、钙镁片，以及细胞基本原料蛋白质粉均应明显的增加。具体营养素的量，应咨询专业营养师。

第二章　肥胖症的防治与营养调理

一、肥胖症概述

1. 肥胖的定义

肥胖是指体内脂肪过多的状态，是一种多因素引起的慢性代谢性疾病。

2. 肥胖的现状

中国大陆肥胖症患者已经超过 7000 万人，超重者多于 2 亿人，已经对国人的健康状况构成严重影响。肥胖症是继心脑血管病和癌症之后对人类的健康和生命造成严重威胁的第三大敌人。美国医学联合会会长路易斯博士说："癌症是可怕的，但对人类健康造成最大威胁的是肥胖。"

3. 影响体重的主要因素

（1）饮食摄入能量的多少。

（2）运动消耗能量的多少。

（3）肥胖相关遗传基因的不同。

（4）身体结构的不同，如肌肉比脂肪燃烧更多热量。

（5）代谢速度包括脂肪燃烧的速度不同。

4. 减肥的心理需求

◆健康是减肥第一需求。

◆二是对漂亮时装的苛求。

◆三是渴望爱情降临或要留住永久的爱情。

◆四是寻求发展事业的更好机会。

二、肥胖的原因

1. 内在因素

（1）遗传因素：研究结果表明，遗传在肥胖发病机制中的参与程度，即遗传度，在 20% ~ 40% 之间；生活环境因素对肥胖的影响超过 60%。由于遗传因素引起某些人的新陈代谢速度很慢，使这些个体发生肥胖症的易感性增加；而有些人的新陈代谢速度很快，体内脂肪容易燃烧掉，从而不容易发生肥胖。肥胖属于多基因遗传疾病。

（2）瘦素：又称脂肪抑制素，是肥胖基因所编码的蛋白质，瘦素对机体能量代谢和肥胖的发生有重要作用。在肥胖者中有95%以上的人存在瘦素缺乏和瘦素抵抗。

2. 肥胖的环境因素

（1）生活方式

①摄食过多：由于摄取的食物过多，能量过剩，在体内多余的能量则以脂肪的形式储存于脂肪组织。

②高脂饮食：脂肪能量密度高，而且味美，容易导致能量摄入量超过需要。

③不良的饮食习惯：进食太快，吃甜食频率过多、边看电视边进食、以及睡前进食等，这些进食行为的异常均可加速肥胖的发生发展。

④节食不当：节食减肥依靠的是自制力，节食者一旦其自制力降低时，过度饮食的风险就较大。

（2）营养因素：有助消耗脂肪的营养素，如蛋白质、维生素 B_2、泛酸等摄入不足，则肝脏便无法产生酶以抑制胰岛素的分泌，于是血液里拥有过多的胰岛素，导致低血糖症。而血糖偏低的人会经常感觉饥饿，他们会不停地吃，逐渐发胖。

（3）体力活动缺乏：体力活动缺乏，则能量的消耗减少，可导致体重增加、肥胖。

（4）戒烟：戒烟者体重普遍增加，此与尼古丁的突然停止摄入有关，因为尼古丁可以通过兴奋交感神经而抑制食欲、促进脂肪的分解。男性在戒烟后发生肥胖的风险较非吸烟者高2.4倍，因此准备戒烟者应制订控制体重的计划。

（5）饮酒：纯能量物质。

（2）社会因素

①拥有特权的阶层，肥胖者较多。

②缺乏营养教育。

③心理问题：心理因素与肥胖有一定的关系。某些精神抑郁者，有时会以多进美食、获得满足感来补偿。

（3）药物与疾病：有些药物，如精神病药物、糖皮质激素、胰岛素等可引起肥胖。甲状腺功能减退、胰岛素瘤、妊娠和绝经等可伴有肥胖。肝病可能是造成过度肥胖的主要原因之一，肝病患者无法制造足量的酶以消耗脂肪，会导致肥胖。

上述原因导致每天的能量摄入大于能量消耗，就会增加体重，造成肥胖。

三、肥胖的危害

肥胖的危害与肥胖病的严重程度和年龄有关，主要由机械性压力和代谢性紊乱两方面所引起，肥胖可导致许多并发症。

1. 肥胖的一般表现

（1）气喘：肥胖者心肺功能下降，常出现气喘。

（2）关节痛：是肥胖者最多见的不适。主要是机械性损伤、进行性关节损害引起的疼痛。也有代谢原因，如脂肪增加所引起的代谢改变。双手的骨关节病多见于超重患者，痛风也多见于肥胖患者。

2. 内分泌代谢紊乱

脂肪细胞还可作为内分泌细胞，合成某些激素，也可作为许多激素的靶细胞，肥胖患者的激素作用模式有所改变。肥胖者常出现高胰岛素血症，身体呈现胰岛素抵抗。肥胖对性激素分泌也有影响，

体脂过多可导致排卵功能障碍、月经紊乱、雄性激素过多，可能也与多囊卵巢综合征的发生有关。

3. 消化系统的表现

反流性食管炎、便秘、脂肪肝、胆囊炎、胆结石等消化系统疾病是肥胖人群中的高发病。

4. 肥胖并发症

（1）心血管疾病：肥胖的人易患高血压，冠心病，糖尿病。因为肥胖的人植物神经系统比较活跃，导致肾脏吸收更多的钠盐，水分回收量也随之增高，引起血压升高。肥胖者脂肪代谢出了问题，导致血液中 LDL 和甘油三酯升高，增加了血管壁上脂肪斑块沉积的机会，从而增加了冠心病的患病率。

超重的人只要减轻 5 千克，高血压、LDL 和甘油三酯会明显降低，好胆固醇会明显增高，冠心病、急性心肌梗死和脑卒中的几率会显著降低。

（2）糖尿病：肥胖者对调节血糖的胰岛素越来越不敏感，易引起糖尿病。

（3）胆囊疾病，胰腺疾病：肥胖者胆汁内胆固醇过饱和、胆囊收缩功能下降是胆石症形成的因素。此外，由于胆石症常合并胆囊炎，所以急慢性胆囊炎也在肥胖者中多见。急性胰腺炎也是肥胖者较常见的并发病。

（4）肥胖性心肺功能不全综合征。

（5）睡眠呼吸暂停综合征。

四、肥胖的判定

检测肥胖有很多指标，包括体质指数（BMI）、腰围、体脂含量、实际体重占标准体重的百分比等。判断肥胖的具体方法，详见第七章营养咨询方法。

日本政府最近通过法律，要求男性公民必须保持腰围小于85厘米，女性公民的腰围小于90厘米，超过上述指标，政府就会提出饮食建议，并限定时间达标，否则就要下岗。

五、营养纤体和传统减肥方法的比较

营养纤体方法与传统减肥方法的比较见表2-1。

表2-1　营养纤体方法与传统减肥方法的比较

营养纤体方法	传统减肥方法
快而安全	慢
无需挨饿	饥饿增加
正常食欲	食欲增加
不需吃药	可能需要服药
不伤身体、增加体能	体能降低、伤身体
变成碱性体质	保持酸性体质
心情愉快	烦躁
减少体内脂肪、保持肌肉量	肌肉量减少、脂肪量可能增加
无需剧烈运动	需要剧烈运动
改变生活方式	只改变餐单

六、超重和肥胖的防治原则及具体方法

控制体重的关键是要有正确的动机和积极的态度，没有强烈的动机、没有节制，减肥很难成功。减肥的速度不能太快，在 6 个月里减掉体重的 10%，或每周减半斤到 1 斤是安全的。要维持身体健康，每天至少要摄入 1500 千卡热量。

要控制体重就是要控制能量的平衡，能量平衡对健康非常重要。若能量摄入等于能量消耗，体内能量将保持平衡；若每天能量摄入少于能量消耗，就可以减肥；若每天能量摄入大于能量消耗，就会增加体重，造成肥胖。

能量的单位是千卡，1 千卡就是把 1000 克水升高 1 摄氏度所需的能量。给身体提供能量相当于给汽车加油，您的车和身体都需要能量来保证正常运转。人体的能量需求包括三个方面，一是基础代谢所需能量，即满足基本生命活动所需要的能量，占人体能量需求的 60%；食物的特殊动力作用，是指消化食物和吸收营养所消耗的能量，占一天能量需求的 10%；运动消耗的能量，占一天能量需求的 30% 左右。

所以，营养瘦身的关键是控制摄入的总能量，增加能量的消耗；采用增加体力活动与限制饮食相结合的措施，减肥效果优于单独限制饮食。

1. 减肥食疗原则和方法

（1）减少每天总能量的摄入。

（2）科学选择食物，多选用体积大、纤维多、热量低及有饱腹感的食物，主食以粗粮杂粮等全谷食物为主，多吃蔬菜、水果，多吃豆腐、鱼等高蛋白食物。

（3）合理烹饪，少油煎、油炸，多用蒸、煮或凉拌等烹调方法。食物煎炸后热量增加几倍至几十倍，食用煎炸食物太多，能量摄入很容易超标。

（4）控制进餐速度：细嚼慢咽，吃每一口都要细细品尝食物的味道。因为大概需要 20 分钟，胃才能向大脑输送是否饱了的信号。吃得太快，容易超量。

（5）增加进餐次数：少量多餐，有利于减肥。很多肥胖者一天只吃一餐，通常只吃晚餐，这种饮食习惯要想减肥是很难的。相同的食物，若改成少量多餐，比如每天 3~5 餐，则很容易减肥。因为每餐吃的食物量较少时，大部分食物都能及时被身体转化利用掉；而每次食量较多时，体内的酶系统无法分解如此多的食物，身体也无法消耗如此多的能量，多余的能量便会积存起来变成脂肪，引起或加重肥胖。

（6）饮食控制的注意事项

防止饥饿。很多人减肥失败，都是因为耐受不了饥饿。应该增加摄入不会刺激胰岛素分泌的脂肪与蛋白质、减少摄入碳水化合物的量，才不会感觉饥饿。

禁食高热量、高脂肪及浓缩热量型食物。

尽量不用动物油，有限量使用植物油。

忌食太咸。含钠较高易造成水分滞留，延缓体重下降。

合理食用零食，尽量选用低热量、低脂肪零食，如椒盐饼干、粗粮面包、葡萄干、水果或生蔬菜等，注意控制零食的量。

2. 增加体力活动

增加体力活动是减轻体重的有效措施，体力活动和膳食控制结合减肥有协同作用。因为活动或运动可以增加机体的氧消耗量，增强机体的能量代谢。

提倡有氧运动，如：走路、骑车、登山、打球、慢跑、跳舞、游泳、划船等。中等或低强度运动可持续的时间长，主要靠燃烧体脂供能，有很好的减肥效果。

短时间运动、剧烈运动是不利减肥的运动。

3. 健康排毒

排除体内毒素，喝新鲜榨的果菜汁，可改变酸性体质，起到很好的减肥效果。

4. 瘦身的营养调理方案

（1）代餐减肥：代餐减肥是目前风行于国际的减肥瘦身方法。它集营养均衡、效果显著、食用方便等优点于一身，自面世以来，得到众多减肥瘦身人士的喜爱和欢迎。代餐减肥类产品的相关标准为国际食品法典委员会公布的《减肥用低能量配方食品标准（Codex Standard for Formula Foods for use in Very Low Energy Diets for Weight Reduction）》。

一般代餐食品具有高纤维、低热量、易有持续饱腹感等特性，持续时间至少应在 3 小时以上，因此，利用代餐可以更严格和正确地控制食量及热量，进而达到减肥的目的。一般人一餐热量摄取约 500~1000 千卡，而利用代餐者，可以依说明书将热量正确地控制在 150~500 千卡左右，热量摄取小于需要量，体重当然就减轻了。据文献报道，利用代餐减肥的人，比只靠节食减肥者效果更好。代餐减肥法确为一种不错的选择。

对于想要较快减轻体重者，可以三餐都用代餐粉。中国人非常适合用代餐粉取代晚餐，一般一个月可减重3~10斤，甚至更多。用代餐粉的第一个目的是为了减少热量摄入，第二是为了改变膳食结构和习惯，只有改变膳食结构和习惯才能做到不反弹。

优点：代餐减肥类产品秉承均衡营养、健康减肥的理念，通过调整膳食结构中的蛋白质、脂肪、碳水化合物、膳食纤维、维生素、矿物质和微量元素的摄入，保证在减肥过程中不饥饿、不乏力、不腹泻、不反弹、不改变饮食习惯，符合世界卫生组织推荐的健康减肥理念。最重要的是不会对身体造成任何损害，可以说代餐减肥是真正意义上的绿色减肥，而不是一味的节食主义。

作用：①瘦身及均衡营养；②降低血脂，改善脂肪肝；③调节血糖，避免餐后血糖上升，防治糖尿病；④调节血压，有效改善肥胖患者的血压；⑤帮助调整饮食习惯，有助于长期保持标准体型；⑥促进肠道蠕动，软化宿便，预防便秘、结肠癌及直肠癌；⑦清除体内毒素，预防色斑形成、青春痘等皮肤问题；⑧促进肠道有益菌生长，提高身体免疫力。

注意事项：①代餐的种类主要根据营养比例来划分，有高蛋白代餐法、均衡代餐法等。高蛋白代餐法对肝肾不好，生酮反映严重，不可取；均衡代餐法很不错，是最好的代餐方法，对身体没有副作用。②要多喝水，每天至少喝2000毫升的水。当体内脂肪燃烧利用时，需要有足够的水分将体内代谢产物排出。减重的过程中非常容易脱水，所以水分补充很重要。③多吃蔬菜或其他高纤食物，饮食中多摄取膳食纤维，可以促进肠胃蠕动，帮助排便，而青菜热量低、体积大，可以减少饥饿感。肚子饿时也可以选择食用一些低热量蔬果像番茄、黄瓜等。④要摄入足够的蛋白质，通常代餐的营养成分中蛋白质的量不足以应付人体的需要，长期服用时会造成蛋白质不够，而使得身体细胞的修护能力变差，皮肤弹性下降，免疫力下降等。所以豆、奶、蛋、肉类这些富含蛋白质的食物每天都要摄取，必要时还要每天补充2勺蛋白质粉，以增加每天蛋白质的摄入量。⑤适量运动，运动可以增加热量的消耗，让你瘦的更快，而且可以帮助保持肌肉，提振精神，增加脑内啡，在减肥的过程中也能保持心情愉快。

（2）共轭亚油酸（CLA）：CLA是一类含有共轭双键的十八碳二烯酸（亚油酸）异构体混合物，具有清除自由基，增强人体的抗氧化能力和免疫能力，促进生长发育，调节血液胆固醇和甘油三酯水平，防止动脉粥样硬化，促进脂肪氧化分解，促进人体蛋白合成，对人体进行全面的良性调节等作用。

有越来越多的临床研究报告证明，减肥的人如果能配合 CLA 的使用，可以有效的降低体内脂肪组织相对于瘦肉组织的比率，真正的减到脂肪，而使肌肉比率上升，这样的好处是肌肉越多，体内新陈代谢能力越高，于是形成良性循环，这样更容易达到减肥目标。另外，临床上发现，服用 CLA 的减肥者，情绪稳定性较高，比较能持之以恒地进行减肥计划，睡眠和精神状况也比较好；还有研究报告指出，CLA 可以显著减少减肥者复胖。CLA 适宜人群包括体重超标者、减脂人群、运动员或运动爱好者、血脂过高的人士和免疫力不佳者等。

（3）藤黄果 (Citrimax)：藤黄果含有大量天然成分羟基柠檬酸（HCA），HCA 是食欲抑制剂和脂肪燃烧剂，研究显示，它可预防碳水化合物转化为脂肪，也可增加脂肪分解。HCA 可帮助脂肪释放酶，该酶输送脂肪供燃烧，HCA 也有助于保持胰岛素及脂肪储存荷尔蒙的平衡。HCA 很安全，能于餐后 8 至 12 小时减少 40%~70% 的脂肪形成，于两个月内平均减去 10 斤的脂肪。

（4）苹果醋 (Cider Vinegar)：苹果醋减肥是通过打开"肥胖细胞"的大门，让脂肪自然流出，将脂肪通过肌肉分解、燃烧并经血液循环排出体外，以达到快速减肥的目的，所以减去的是脂肪。若再加服多种维生素和矿物质，可以更有效地防止反弹，因为人体在减肥后，随着脂肪的减少，人体也会流失部分钙、钠、镁、钾等电解质和维生素，及时补充这些物质，保持体内营养平衡就可以有效地防止体重的反弹；同时也会使人在减肥的同时，维持一个健康的身体。

（5）卵磷脂 (Grapefruit Powder)：众所周知，卵磷脂能很好的消除多余的胆固醇，胆固醇也是肥胖的一个支点，当人体脂肪达到某种程度后，体内胆固醇就会大量增加，肝脏、血液中的胆固醇尤为多。当人体顺利地进行脂肪燃烧后，肝脏和血液中的胆固醇依然存在，这就需要卵磷脂去溶解它们。

（6）左旋肉碱 (L-carnitine)：左旋肉碱是一种促使脂肪转化为能量的类氨基酸，红色肉类是左旋肉碱的主要来源，对人体无毒副作用。不同类型的日常饮食已经含有 5~100 毫克的左旋肉碱，但一般人每天只能从膳食中摄入 50 毫克，素食者摄入更少，禁食、素食、剧烈运动、肥胖、怀孕、男性不育、吃未强化肉碱配方食品的婴儿等人群容易缺乏肉碱。左旋肉碱是一种运载工具，把长链脂肪酸一点一点地搬运到线粒体，让它进一步氧化燃烧。左旋肉碱的主要生理功能是促进脂肪转化成能量，服用左旋肉碱能够在减少身体脂肪、降低体重的同时，不减少水分和肌肉。简单地说，如果没有运动，脂肪消耗不多，只是增加左旋肉碱并不会增加脂肪的氧化分解，故对减肥并无帮助。所以，要想用左旋肉碱减肥，必须配合适当的运动和饮食控制，且最好是在运动前1~2小时服用左旋肉碱。国际肥胖健康组织在2003年认定左旋肉碱为安全无副作用的减肥营养补充品。

（7）其他：额外增加摄入可以消耗脂肪的营养素，如蛋白质粉、维生素B族和维生素E等，也有助于瘦身。蛋白质是体内酶的主要原料，充分摄取蛋白质，则脂肪的消耗会比蛋白质不足时快两倍，再加上维生素E，那就更事半功倍了；一般脂肪代谢都需要维生素B族尤其是泛酸、维生素B_2、维生素B_6等做辅酶；额外摄入果蔬纤维片可以增加饱腹感，减少饭量，也有助于减肥。以上营养素协同合作，脂肪分解代谢的速度会更快，减肥会更有效。

5. 博益营养瘦身案例分析

陈小姐，26岁时体重已达208斤，使用多种方法减肥，都没有效果或不久就反弹，来博益机构咨询，选择纤体套餐服务，实施4月余成功瘦身68斤。陈小姐纤体前后身材对照，请见图2-1。

6. 营养减肥经验

肥胖是一种代谢性疾病。主要是由于食物摄入过多、能量摄入过多，超过了身体的需要，导致体内脂肪过多。营养咨询时，要通过健康调查、膳食调查和计算，根据国家的判定标准和自己的经验，来分析和判断咨询者肥胖究竟是哪种或哪几种原因引起。肥胖者应该减少食物的摄入量，多做运动增加能量的消耗，饮食应该高蛋白、低能量、少量多餐，并进行多次断食排毒，合理使用营养补充剂，如促进全身

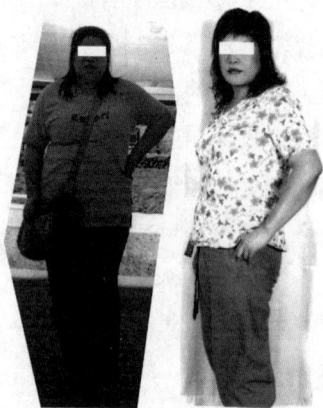

图2-1 营养瘦身前后照片

代谢的维生素B族，减少食物中糖分吸收的纤维片等，最有效的是代餐减肥方法。一般综合调理方案能取得更好的减肥效果，而且不容易反弹。

营养减肥，不但有显著效果，而且属于健康减肥。许多其他减肥方法也能减肥，比如药物减肥，虽然可能有效，但有副作用，有损健康，而且容易反弹。减少反弹的秘诀是改变肥胖者的酸性体质，变成碱性体质后一般嘴就不馋了，减肥就变得相对容易。我国现有超重及肥胖的人将近3亿，而且还在快速增加，想减肥的

人很多。减肥行业蕴藏巨大商机，有眼光的人立即把握减肥商机，从事营养健康产业，有望获得很好的社会效益和经济效益。

7.减肥的具体个案分析

王女士，55岁，身高160厘米，体重80千克，腰围93厘米，文职工作，很想减肥。

营养师计划4周减轻体重3.6千克，制定减肥方案的步骤为：

（1）计算BMI值

BMI=31.25，结合腰围93厘米，判断该女性为向心性肥胖。

（2）计算每天需要亏空的能量

计算方法为：

0.45千克体脂约含热能3500千卡

0.9千克体脂约含热能7000千卡

3.6千克体脂约含热能28000千卡

28000千卡÷28天（4×7）=1000千卡，即每天需要多消耗的能量为1000千卡。

（3）食谱编制：查阅中国居民膳食营养素参考摄入量表，根据王女士年龄、性别、劳动强度，查到王女士每日所需总能量为1900千卡。建议王女士每天饮食少吃600千卡热量。

每天应该摄入的能量1900-600=1300千卡。采用食物交换份法编制食谱，参考表2-2食物份数分配表。王女士每天的总热量为1300千卡，按1300千卡查表2-2得知王女士每天食物总份数为14.5份；各类食物份数分别为谷类7份，蔬菜类1份，肉蛋类2份，奶类1.5份，水果类1份，油脂类2份。再将各类食物份数换算成各类食物重量：大米175克、青菜500克、肉蛋100克、牛奶250克、苹果200克、油脂20克。

按照饮食习惯将上述食物分配于一天四餐（举例）：

早餐（5份）：瘦肉粥，用大米30克、瘦肉50克、油5克，牛奶250毫升。

中餐（7.5份）：大米90克，青菜250克，云耳蒸鸡，用鸡50克、云耳少许，油10克。

晚餐（6.5份）：大米55克，青菜250克，冬菇少许，油5克。

水果（1份）：200克（两餐中安排）。

表 2-2　不同热量食物份数分配表

热量（千卡）	总交换份	各类食物交换份					
		谷类	蔬菜	肉类	奶类	水果	油脂
1000	11	4.5	1	2	1.5	0.5	1.5
1100	12	5.5	1	2	1.5	0.5	1.5
1200	13.5	6	1	2	1.5	1	2
1300	14.5	7	1	2	1.5	1	2
1400	15.5	8	1	2	1.5	1	2
1500	16.5	8.5	1	2.5	1.5	1	2
1600	18	9	1	3	1.5	1	2.5
1700	19	10	1	3	1.5	1	2.5
1800	20	11	1	3	1.5	1	2.5
1900	21	12	1	3	1.5	1	2.5
2000	22.5	13	1	3.5	1.5	1	2.5
2100	23.5	14	1	3.5	1.5	1	2.5
2200	24.5	15	1	3.5	1.5	1	2.5
2300	25.5	16	1	3.5	1.5	1	2.5
2400	27	17	1	4	1.5	1	2.5

（4）运动方案的设计：建议每天运动多消耗 400 千卡能量。

运动处方为：

运动目标：每天运动消耗 400 千卡能量

运动类型：走路、游泳。

运动强度：快走 100 米 / 分钟，游泳 30 米 / 分钟。

运动持续时间：快走 30 分钟 / 日，分 2 次完成；游泳 60 分钟 / 次，每周两次。

运动频率：快走 7 日 / 周，游泳 2 次 / 周。

计算平均每天运动消耗的能量 =（30 分钟 / 日 ×80 千克 ×0.067 千卡 / 千克 / 分钟 ×7 日 / 周 +60 分钟 / 日 ×80 千克 ×0.17 千卡 / 千克 / 分钟 ×2 日 / 周）/7 = 393.9 千卡。

达到平均每天运动消耗 400 千卡能量的运动目标，每周运动消耗总的能量为 2758 千卡。

建议充分利用上下班时间和工作间歇时间进行活动，遵循循序渐进原则逐渐增加运动量，通过六周的时间达到每天消耗 400 千卡的推荐量，按每周 10％~20％的速度递增运动量。

建议的具体运动指导方案为：

运动项目	第一周	第二周	第三周	第四周	第五周	第六周
快走	20 分钟 / 天 ×3 日	20 分钟 / 天 ×4 日	20 分钟 / 天 ×5 日	20 分钟 / 天 ×6 日	30 分钟 / 天 ×6 日	30 分钟 / 天 ×7 日
游泳	20 分钟 / 天 ×1 日	30 分钟 / 天 ×1 日	30 分钟 / 天 ×2 日	40 分钟 / 天 ×2 日	50 分钟 / 天 ×2 日	60 分钟 / 天 ×2 日

（5）营养补充方案，请参见本章"瘦身的营养调理方案"内容。

第三章　亚健康的防治与营养调理

营养学将人群健康状况分为三类，包括健康、亚健康和疾病。世界卫生组织统计，全球真正健康人只占 5%、亚健康占 75%、疾病占 20%。

亚健康是指在身体上、心理上没有疾病，主观上却有许多不适的感觉和心理体验。去医院看医生、做检查都没有问题，医生说没有病、但自己却感觉很不舒服。现代医学将这种介于健康与疾病之间的、生理功能低下的状态称作亚健康。

一、产生亚健康的常见原因

1. 社会因素　治安，环境等因素会对当地居民的健康状况产生影响。

2. 心理因素　压力因素，心理失衡，性格因素等也对健康状况会有影响。

3. 生活方式因素　包括过度烟酒、不运动、乱用药品、熬夜等。

4. 环境因素　环境恶化、污染重。

5. 生物因素　病毒感染，内分泌失调，免疫功能异常等。

6. 营养不均衡　现代人饮食往往热量摄入过多，维生素、矿物质等缺乏，存在营养素不均衡；加之食品中人工添加剂过多，人工饲养动物成熟期短，营养成分偏缺，造成很多人体主要的营养素缺失和肥胖症增多，机体的代谢功能紊乱。

所有病因都是以消耗营养素为代价，营养不均衡是造成亚健康的根本原因。如果营养均衡，身体就能及时修复上述病因对细胞的伤害，就能维护健康。

二、亚健康的常见表现

极易疲劳、生活质量差、工作效率低、食欲不振、失眠、健忘、胸闷、心绪不宁、精神萎靡、性功能减退。有焦虑感、罪恶感、疲倦感、烦乱感、无聊感、无助感、无用感。

三、亚健康的评估

有上述亚健康不适，且持续 3 个月以上，经过干预能逐渐缓解消失者，则考虑为亚健康。

四、亚健康概念的争议

亚健康概念一直备受争议。有的学者认为亚健康这个概念通俗易懂，老百姓容易理解；而有些学者认为亚健康概念容易给人误导。

讲一些临床现象，让大家来一起分析。冠心病是很常见的疾病，也是现代中国人主要的致死疾病之一。冠心患者只有当冠状动脉堵塞到 70% 以上时，才有不舒服，才会去看医生。当堵到 45% 时仍然没有不舒服的感觉，医生说是亚健康，但实际上是有病，血管一点没堵才是真正的健康。

所以有学者认为，将亚健康改为"疾病的早中期阶段或非临床阶段"可能更为准确。医院称呼的疾病，应称为"疾病的临床阶段或疾病的晚期阶段"。很多人到医院去看病已是疾病的晚期。

为什么很多疾病不能早期发现呢？

有多种原因，其中一个很重要的原因就是我们身体具有强大的储备机制。比如，肾衰患者只需换一个肾就能活得很好；人有两个肺，平时半个肺就足够用了，剩下的一个半肺作储备。如果右肺长了一个肿瘤，因有储备功能，这时候患者往往没有感觉，不会及时去看医生。等肺部肿瘤慢慢长大、到处转移时，才有不舒服，此时看医生往往已是肺癌晚期。所以，身体的储备机制导致绝大多数疾病早期没有不舒服，很难早期发现。

因此，如果将人群健康状况的分类方法，作些改变可能更为合理，应该分为健康、疾病的早中期阶段和疾病的晚期阶段，亚健康就是疾病的早中期阶段。

五、如何摆脱亚健康

亚健康用药物治疗效果不好。要摆脱亚健康不能靠医生、药物，而是要靠自己；

要采取积极主动措施来阻断和延缓亚健康状态。

1. 改变不良生活方式　戒烟限酒，注意睡眠休息，适量运动，生活规律。注意心态调节，正确对待压力，及时释放压力，培养积极乐观心态。

2. 合理饮食　食物尽量多样化，要正确选择食物、正确加工食物。改变不良的饮食习惯，如暴饮暴食、不吃早饭等。控制"垃圾食物"的食用量，注意饮食卫生。

失眠食疗方案：①黄花菜汤：黄花菜（干品）35克洗净，用温开水泡20分钟，再入开水烫煮30秒，沥干后加水2000毫升，大火煮沸后、小火续煮25分钟，滤渣当茶，趁热饮用。黄花菜有安神助眠的作用。②酸枣仁小米粥：酸枣仁30克捣碎，洗净，加水600毫升合煮，大火先煮滚，小火续煮20分钟，滤渣取汤，加小米80克、红枣3粒（切开去籽）入锅煮至熟烂，温热进食。可代替主食，有改善睡眠的作用。热水泡脚也对睡眠有帮助。

3. 充分补充营养食品，做到均衡营养　补充营养食品，对预防或消除亚健康是十分有益的。只要及时补充细胞缺乏的营养素，细胞发挥修复能力和自愈能力，亚健康者能很快恢复健康。亚健康是最容易调理的疾病，而药物对亚健康是没有什么效果的。应根据个体的实际情况，有针对性地选用营养食品。

情绪比较紧张的人可以选用一些调节情绪的营养素，比如圣约翰草胶囊。圣·约翰草是一种有天然镇静、缓解神经紧张、改善睡眠的植物。睡眠不好的人也可以选用美乐通宁（褪黑素），褪黑素是大脑中的松果体分泌的一种激素，能影响动物的睡眠与寿命，褪黑素在夜间分泌以使人容易入眠，并且在白天光线透过眼睛时，褪黑素的分泌就被抑制，人因而苏醒。每天夜幕降临之后，褪黑激素的分泌逐渐增加，至凌晨两、三点达至高峰；旭日东升之时，褪黑激素的制造急剧下降，白天我们体内褪黑激素的浓度，不足晚上的五分之一，甚至十分之一。当褪黑激素这一规律的周期受到破坏，人们就容易彻夜难眠、神经衰弱、精神不振。褪黑激素分泌随年龄的不同而有很大变化。人的一生中，褪黑激素分泌的最高峰出现在六岁左右，青春期时体内褪黑激素的浓度开始下跌，生理上产生了明显的成熟变化。然后，随着年龄的增长，褪黑激素浓度持续滑落；到了四十岁的时候，体内制造的褪黑激素浓度不到二十岁时的一半；伴随着褪黑激素浓度的不断减少，人体也慢慢体察到衰老的迹象。外源性补充褪黑激素，满足身体细胞的需要，可以改善睡眠。

亚健康营养调理配方为：天然 B 族维生素、维生素 C、钙镁片、蛋白质粉、圣约翰草胶囊、褪黑素。此配方有抗压力、抗疲劳、提升免疫力、改善睡眠、调理肠胃等作用，对亚健康有非常好的效果。

4. 亚健康案例分析　王先生，55 岁，湖南衡阳人，舞蹈教练。消瘦、疲乏 3 年，且几乎每晚睡到凌晨 2~3 点时全身就开始冒汗，汗液常把床单、被褥都浸湿了，第 2 天早上起床要做的第一件事情就是晾晒被褥，就此症状多次去看中医，均被诊断为"肾虚"，吃过很多的中药，也试过一些民间的偏方，但都没有取得明显的效果。

2010 年 5 月由其女儿带来广州博益机构门诊咨询，经膳食调查发现，王先生的饮食结构不合理，每天摄入的食物种类和量都比较少，且多以咸、辣和口味重的素食为主，几乎不喝牛奶，不吃海产品、豆制品，抽烟多。王先生是一名舞蹈教练，每天的运动量非常大，但每天摄入的食物量很少，钙和蛋白质等营养素的摄入量均严重不足。建议他按博益细胞营养疗法方案进行调理，调整膳食结构，每天喝牛奶，增加鱼、肉、豆、蛋的摄入，并额外补充缺乏的营养素。调理 1 个星期后，晚上睡觉出虚汗的症状就消失了，胃口也比以前有明显的好转，调理 2 个月左右脸色就比以前好看很多，没有以前那么晦暗了，精力也越来越充沛，即使是每天教跳 5~6 个小时的舞也不会再觉得疲惫不堪了。

王先生每天的工作就是教别人跳舞，运动量非常大，消耗的能量很大，营养的需求量也很大，要比不运动的人大许多倍；可是他没有重视饮食和营养问题，每天吃的简单、量也少，远远满足不了身体细胞的需要，逐渐出现典型的亚健康症状，包括消瘦、疲乏、盗汗等。调整饮食结构，并补充缺乏的营养素后，取得了神奇的效果。短期试验性调理有效更加证明，王先生的亚健康症状确实主要是由于营养缺乏和不均衡引起的。

六、大教授的烦恼

李教授，男，46 岁，广州某大学钢琴系教授，系主任。2002 年 9 月，因严重失眠来到广州白云区医院找黄阳茵医生看病。黄医生介绍李教授来博益机构门诊找我咨询。李教授每天睡 8~9 个小时，但仅能睡着 1~2 小时，长期严重失眠，严重影响工作和生活。到国内外很多有名的医院做过检查和治疗，连克林顿吃过的百忧解都吃过，效果都不好。

经过健康调查、膳食调查、体格测量，并全面审阅以往所有的化验单，没有疾病的依据，是一个比较典型的亚健康。

深入分析，发现导致他亚健康的重要原因就是工作压力大，抗压力营养素摄入严重不足，比如钙的摄入量就严重不足。钙的适宜摄入量为 800 毫克，最高摄入量为 2000 毫克。健康人钙的摄入量不能少于 800 毫克，少于 800 毫克就有摄入不足的风险；一般不要高于 2000 毫克，高于 2000 毫克则有过量的风险。但根据我们的经验，压力大的亚健康者钙的需要量往往更大，有时甚至可能会超过健康人的最高摄入量。

根据李教授的情况，我判断他可能每天最少需要 2000 毫克的钙，故建议他多喝牛奶、酸奶，多吃豆制品，增加饮食中钙的摄入量，并额外补充钙片，使每天钙的摄入总量达到 2000 毫克，三周后睡眠稍有改善，每天晚上可睡 2~3 个小时，但还未达到满意的效果。再逐步增加钙的摄入量，每三周增加 200~300 毫克，9 周后达到每天 2500 毫克。同时加用其他抗压力营养素，如维生素 B、维生素 C。压力大、睡眠不好往往会导致细胞受损，故加用细胞重要原料蛋白质粉。

经过三个月的营养调理，取得非常满意的效果，每天能够睡着 6~7 个小时，精力旺盛了、健康状况有了明显的改善。调理前后的显著效果说明李教授的失眠确实是缺少抗压力营养素引起的。

现在失眠的人很多，绝大多数人都是亚健康者，他们没有严重的疾病。主要原因就是压力大，抗压力营养素尤其是钙镁摄入不足。钙镁有安神镇静的作用，也有抗压力的作用，不足时很难入睡，补充几周后睡眠即显著改善。

第四章　营养缺乏病

2004 年底国务院公布最近一次全国居民营养状况调查资料，发现我国居民营养缺乏病仍然广泛存在，有些营养素甚至有显著的缺乏，对国民的健康构成严重的影响。

一、营养缺乏病概述

营养缺乏病是指由于机体营养素不足而引起的各种疾病。营养缺乏病的发病过程一般经历 4 个阶段，包括营养储存不足、生理生化改变、功能异常、组织形态改变。在功能异常阶段以前，属于亚临床缺乏。营养素缺乏往往为多发性。

（一）营养缺乏病的病因

1. 食物摄入不足，这是最常见的病因。

2. 消化吸收不良：胃肠道疾病、饮酒都会影响营养素的吸收。

3. 利用率下降：肝病和药物可致营养素的利用率下降。

4. 消耗量增加：发热、甲亢、癌症、运动等增加营养素的消耗。

5. 需要量增加，如发育、怀孕时。

（二）营养缺乏病的表现

1. 生长发育不良，营养缺乏会影响少年儿童的体格和智力发育。

2. 代谢紊乱，代谢异常。

3. 组织的合成及再生能力下降，因为营养素是身体的基本原料，原料缺乏，组织合成、再生能力肯定下降。

4. 免疫力下降，因为许多营养素与人体的免疫功能有关。

（三）营养缺乏病的诊断

1. **膳食调查**　可了解食物的摄入情况。

2. **体格测量**　可获得评估营养状况的一些重要测量数据。

3. **实验室检查**　检查体内各种营养素的浓度，有利于判断营养素水平。

4. **临床表现**　典型的临床表现，有助于准确判别特定营养素缺乏。

5. **试验性治疗**　实际工作中，营养缺乏病的诊断难于确定时，可采用试验性治疗，让患者接受某种营养素的补充，观察其不适有无好转。若补充某营养素三个月以后有明显好转，说明该患者确实是缺乏这种营养素引起的不适。

（四）营养缺乏病的治疗原则

1. **合理膳食**　是治疗营养缺乏病的基础。

2. **补充营养素制剂**　是理想的选择。要注意合理配方，剂量适宜，最好咨询专业营养师。应进行个性化的补充，以达到营养均衡。补充营养素采取循序渐进的原则，剂量从小到大、逐步增加剂量，达到患者的需要量。一般每三周增加一次剂量，三个月为一个疗程。

3. **病因治疗**　驱除导致营养缺乏病的病因，能取得更好的调理效果。

（五）营养缺乏病的预防

1. 普及营养知识、健康常识，正确指导食品消费。

2. 发展食品生产供应，优化食物结构。

3. 有针对性的及时补充缺乏的营养素，能有效预防营养缺乏病的发生发展。

（六）典型案例分析（缺铁性贫血）

叶姓女孩，6岁，江西省儿童医院职工亲戚。患儿脸色苍白，体力差，注意力不集中，指甲缺乏光泽，易开裂。平时饮食比较挑食，到医院化验发现有中度缺铁性贫血，偶尔使用药物铁剂治疗近半年，但无明显效果，且有一些副作用，患儿觉得胃不舒服。膳食调查和计算发现该患儿营养摄入严重不均衡，每天蛋白质、铁、锌和维生素B族等都摄入不足。由于铁等造血原料不足而引起的缺铁性贫血，属于营养缺乏病。指导患儿进行细胞营养疗法，改善膳食结构，多吃些猪血一类的含铁丰富的食物，额外补充较大剂量的儿童铁片等缺乏营养素。调理2

个月患儿精神明显好转，症状基本消失，去医院抽血化验发现贫血已经纠正，血色素恢复正常。本案例说明，铁剂等天然营养素由于没有毒副作用，在短时间内剂量可以适当加大，调理贫血的效果往往比药物更快、更好；营养缺乏病在补足缺乏的原料、均衡细胞营养后，疾病一般会比较快地好转或治愈。

二、蛋白质－能量营养不良

蛋白质和（或）能量供给不足，不能使身体的生理功能保持正常时，就会发生蛋白质－能量营养不良。蛋白质－能量营养不良是临床上最常见的营养缺乏病之一。

（一）蛋白质－能量营养不良的分型和特点

蛋白质－能量营养不良分为 3 型，包括水肿型、消瘦型和混合型营养不良。水肿型营养不良的特点是能量供给正常、蛋白质供给不足，亦称之为蛋白质营养不良。

2004 年 3 月，大量营养素含量低下的劣质婴儿奶粉流入安徽阜阳农村，造成 189 例婴儿患营养不良、12 例婴儿死亡。这批婴儿就是典型的水肿型营养不良，头很大，看起来胖乎乎的，实际上是水肿引起的，一压就有明显的凹陷性水肿（图 4-1）。2005 年 3 月 15 日前夕，记者赴阜阳回访劣质奶粉事件中受害的小孩，随后记者发表

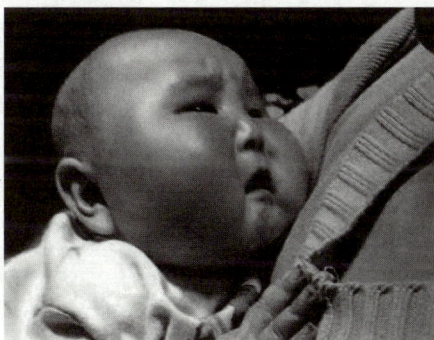

图 4-1　水肿型营养不良婴儿

了题为"劣质奶粉受害幼儿，大头娃一年后还是大头娃"的文章。2012 年记者再次随访这批孩子，发现其中大多数都有后遗症，主要是智力比较低下。

从母亲怀孕开始到 3 岁这段时间是孩子脑细胞分化的唯一时期，孩子聪明与否主要取决于这个时期，如果孩子脑细胞数量多，一般比较聪明；脑细胞数量少一般比较愚蠢。这批孩子发育关键阶段奶粉里没有蛋白质，没有细胞的主要原料，就会严重影响脑细胞的分化，影响大脑的发育，可能导致终身智力低下，造成不

可逆的伤害，留下了很多的遗憾，希望类似惨剧以后不会再发生。从安徽阜阳事件，可以清楚地看到营养缺乏病的危害性；媒体的反复报道，也让老百姓了解到蛋白质的重要性、营养原料对健康的重要性，知道缺乏蛋白质会严重影响儿童的智力和体力。营养均衡是健康的必要条件，只有营养均衡才能得到梦寐以求的健康。

消瘦型营养不良是由于能量严重摄入不足所致，低于标准体重的 60%。混合型营养不良为蛋白质、能量均摄入不足所致；低于标准体重的 60%，可有水肿。营养不良的患者通常伴有多种维生素及矿物质的缺乏。

（二）蛋白质 – 能量营养不良的诊断

1. 膳食调查，重点了解患者的能量和蛋白质摄入情况。

2. 体格测量，测量结果查阅国家标准，以判断患者的营养状况。

3. 实验室检查：常有贫血、血浆白蛋白水平降低、血糖和血脂降低。

4. 临床表现：头发、皮肤、指甲、有无浮肿等检查有助于判断。

（三）蛋白质 – 能量营养不良的防治原则

1. 合理膳食，是预防蛋白质 – 能量营养不良的关键。

2. 合理补充营养素，尤其是蛋白质和能量。

3. 加强营养宣传教育。

4. 早发现，早治疗，预防并发症。

5. 加强体格锻炼，增进食欲。

第五章　肝胆疾病的防治与营养调理

一、肝脏疾病的防治与营养调理

肝脏有着极其重要而复杂的功能，是人体蛋白质代谢、脂肪代谢和糖代谢的管理中心，也是人体的物流配送中心。肝脏的各种功能详见图5-1。

肝脏是人体最大的腺体，是人体新陈代谢最旺盛的器官，是人体各种代谢的中心。经胃吸收的营养物质，绝大多数在肝细胞内进行合成、分解、转化和储存。肝脏是人体必需的很多物质的生产基地，是人体的化工厂，负责解毒、垃圾处理，是全身运输系统（循环系统）的维护者，是人体的物流配送中心。所以有人说，一个好的肝脏就是一个彩色的人生；一个不好的肝脏就是一个黑白的人生。

临床常见的肝病包括肝炎、脂肪肝、肝硬化和肝癌等。

（一）肝脏的功能。

1. 肝脏的解毒功能

人体从肠道吸收进来的营养物质，不是直接流入心脏，而是先要流入肝脏，然后再输送到血液系统。这样做有重要意义，因为人体从肠道吸收进来的不单单是营养素，还有很多杂质、甚至一些毒物，包括农药、细菌、病毒、食品添加剂、异物和残留药物等。一方面这些有害物质种类繁多，有时多到我们甚至无法想象；另一方面有害物质的量也较大。如果这些东西不去除、流向全身，后果会很严重，甚至危及生命。肝脏首先要做的工作就是去除这些杂质，使营养素可以安全的被人体利用。胃肠道负责消化食物、吸收营养素，而肝脏负责提纯营养素、并处理机体自身的废物，两者有机配合。大家都知道，现在的食品安全与卫生问题非常多，肝脏的负担非常重、要做的解毒工作很多，需要大量相关营养素才能保证肝脏功能正常运转。

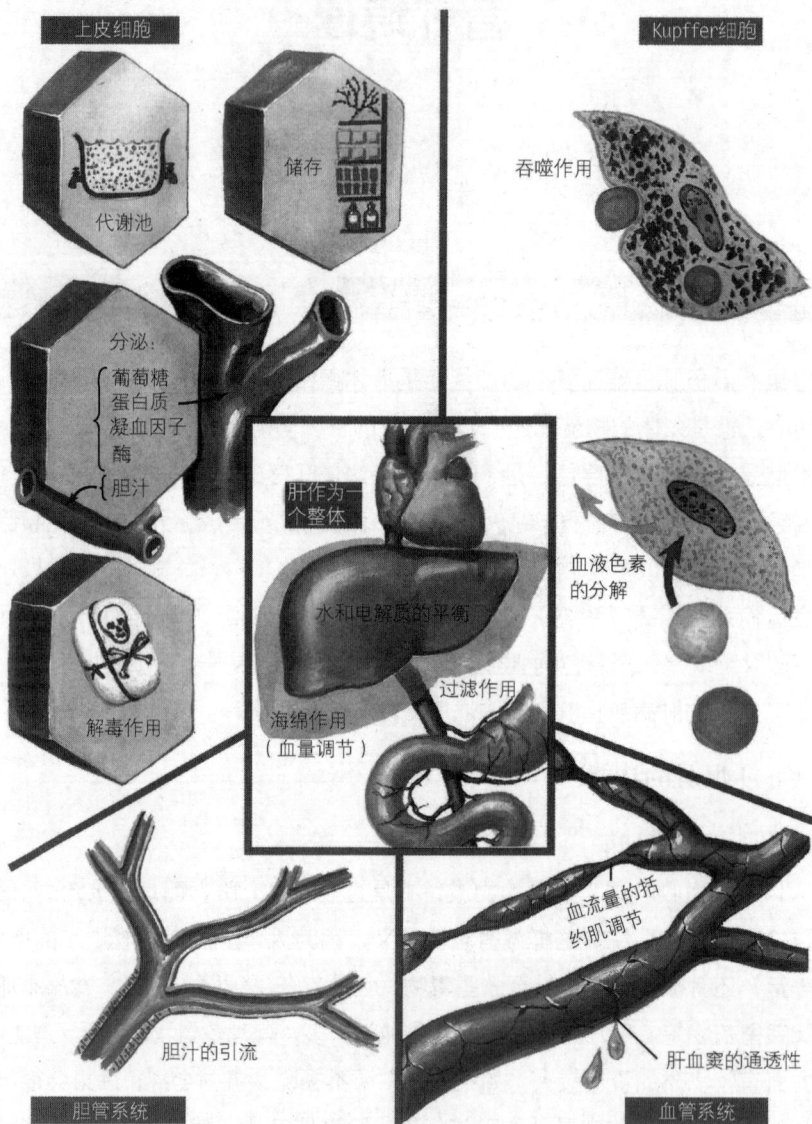

上皮细胞

Kupffer细胞

储存

代谢池

吞噬作用

分泌：
葡萄糖
蛋白质
凝血因子
酶
胆汁

肝作为一个整体

血液色素的分解

水和电解质的平衡

过滤作用

解毒作用

海绵作用
（血量调节）

血流量的括约肌调节

胆汁的引流

肝血窦的通透性

胆管系统

血管系统

图 5-1　肝功能示意图

2. 肝脏的营养代谢功能

（1）肝脏是体内三大物质的代谢管理中心：肝脏参与蛋白质、糖、脂肪的合成与利用。说到代谢，它包括两个方面的含义；一方面是这些物质怎样合成的、即为合成代谢，另一方面是这些物质怎样被利用消耗掉、即为分解代谢。

首先，肝脏是体内的蛋白质代谢中心。肝脏本身就需要利用从肠道吸收进来的氨基酸等原料合成自己所需的蛋白质，肝脏自身就需要大量的蛋白质，一方面肝脏要合成蛋白质参与自身细胞的构建；另一方面肝脏需要合成大量的酶来促进三大物质的代谢，肝脏功能异常，各种代谢性疾病如糖尿病、痛风等会接踵而来。

此外，肝脏也生产大量的输出性蛋白质，其中以白蛋白最多，肝脏约每天生产 12 克白蛋白；血浆中的蛋白质基本上都由肝脏来合成。现在医院输 10 克白蛋白需要支付约 500~600 元费用，而只要您给肝脏充足的原料，不到 1 天的时间它就给您生产出来了。通过从饮食中摄入优质蛋白，不够的额外补充蛋白质粉，满足身体对原料的需要即可达到目的。自己生产的东西最适合身体自己使用，而且费用极低。

白蛋白很重要，可以说是身兼数职。一方面，它维持我们血液的总容量，就是如果白蛋白低了血液中的水分就呆不住了，就会从血管里往外跑、就会出现水肿。另一方面，白蛋白还是许多物质在血管内运输的工具，比如胆红素要和白蛋白结合后才能运到肝脏去处理，如果胆红素单独走、就容易跑到大脑里，可以导致昏迷，甚至生命危险。此外，白蛋白还运输锌和钙等许多营养素。

肝脏除了合成白蛋白外，还合成多种蛋白质，专门运输各种营养物质。体内大多数营养物质的运输，都需要运输工具来完成。运输工具有两种，一种是公共运输工具，有点像公共汽车；白蛋白就是公共运输工具，它可以运输多种物质。另一种是专车，指定运输特定的东西；如载铁蛋白运输体内的铁，铜蓝蛋白运输铜，载脂蛋白运输脂肪和胆固醇。

除此以外，肝脏还合成许多其他的蛋白质，如促进血液凝固的凝血酶，防止血液凝固的纤溶系统等。肝脏也制造大量的丙种球蛋白，参与体内的免疫功能。肝脏一方面制造了血液内浩浩荡荡的运输大军；另一方面又要对血液的性状负责，要保持血液最恰当的流动性。

第二，肝脏也是体内脂肪代谢的中心。肝脏是体内合成甘油三酯、胆固醇、载脂蛋白和卵磷脂的地方。卵磷脂有乳化血脂的作用，是血管清道夫。肝脏功能不好时卵磷脂合成减少，血脂更易沉积在血管壁上。肝脏功能不好时很容易发生肥胖。肝脏脂肪代谢障碍，易引起高血脂、脂肪肝、血管病和胆道疾病。所以，想彻底治疗冠心病、脑血栓和胆道疾病，必须从护肝入手，恢复肝脏的正常代谢。

第三，肝脏还是体内的糖代谢中心，临床很多代谢性疾病的病根都在肝脏。

（2）肝脏还参与很多其他物质的代谢：肝脏参与体内许多激素如甲状腺素等的代谢和灭活，肝脏如果不能及时灭活这些激素，会使身体内激素积存过多，而产生各种病症。肝脏也是体内的加工厂，很多营养素要在肝脏加工，转变成活性形式后才能被利用；如烟酸转变成辅酶Ⅰ、辅酶Ⅱ，泛酸转变成辅酶A，胡萝卜素转变成维生素A等。另外，肝脏参与胆汁的合成和分泌。

3. 肝脏是很多营养素的储存场所

肝脏可以储存多种营养素，包括维生素A、维生素E、维生素K、维生素B_{12}等。

由此可以看出，肝脏是人体的物流配送中心，管理着人体内的营养流和物质流。肝脏要健康、人体要健康，必须要有足够原料、即优质营养素源源不断的供应，才有可能达到。

（二）我国肝病的现状

我国是肝病大国。乙肝表面抗原（HBsAg）阳性者有1.2亿，慢性乙肝0.3亿，还有甲肝、丙肝、戊肝、己肝、庚肝等无数；酒精性肝病、药物性肝病、肝硬化等肝病都多。每年有11万人死于肝癌，占全世界的45%。乙型肝炎、丙型肝炎可以发展到肝硬化，再发展到肝癌。严峻的肝病形势，应引起国家和百姓的重视，必须加强慢性肝病的预防和治疗。

（三）导致肝病的常见原因

1. 病毒感染

在中国较常见，病毒性肝炎是引起肝硬化和肝癌的主要原因之一。病毒性肝炎是指由病毒感染引起的肝脏病变，临床上将肝炎急性期过后，病程超过6个月而肝脏炎症仍持续存在者，称为慢性肝炎。肝炎病毒分甲型、乙型、丙型等。肝炎病毒的结构很简单，就是几条DNA链，外包一层蛋白质膜，药物找不到攻击点，所以治疗效果不好。

2. 长期服用药物

也是常见原因。是药三分毒，几乎所有的药物都要在肝脏代谢，加重了肝脏的负担。

3. 不良生活方式

如抽烟、酗酒、熬夜、疲劳、外食等对肝功能也有很大影响。有学者认为，每天喝大量的软性饮料可能是肝病多发的主要原因之一。

4. 压力大

也是肝病多发的主要原因之一。

5. 环境污染

任何一种有毒物质都会伤害肝脏。

6. 营养缺乏或营养不均衡

对肝病的影响最大。肝脏的工作很多、负担很重，需要的能量多，需要的氧气和营养素也很多，肝脏的氧化压力较大，产生的氧自由基也多，氧自由基对肝细胞的伤害极大，前面所述的许多有害因素还会加重氧自由基对肝脏的伤害，最后使得肝脏出现问题、肝脏功能异常。

（四）肝病的诊断和治疗

肝病常有乏力，食欲减退，恶心，呕吐，腹胀等不适。化验肝功能谷丙转氨酶常升高，B超或CT检查有助于诊断。肝病目前尚无特效治疗，注意休息，合理饮食，结合对症治疗。

（五）肝病的膳食指导原则

1. 合理饮食

要有充足的能量、蛋白质和维生素，适量的碳水化合物和矿物质，适当限制脂肪。饮食宜新鲜、易消化、少量多餐，多喝新鲜榨的蔬果汁，多食酵母，少用煎炸的方法，少吃辛辣食物，切忌暴饮暴食。

2. 食疗配方

肝病推荐饮"黄芪红枣枸杞汤"，有养肝护肝的作用。材料：黄芪15克、红枣12克、枸杞12克、西洋参2片、当归1片。

做法：所有材料洗净加水1000毫升入锅合煮，大火煮沸后小火再煮20分钟，滤渣即可饮用。

黄芪味甘、微温，是百姓经常食用的纯天然品，民间流传着"常喝黄芪汤，防病保健康"的顺口溜。黄芪和人参均属补气良药，人参偏重于大补元气，而黄芪则以补虚为主。西医学研究表明，黄芪有增强机体免疫功能、保肝、利尿、抗衰老、抗应激、降压和较广泛的抗菌作用。

大枣性温，味甘，具有益气补血、健脾和胃、祛风的功效，对治疗过敏性紫癜、贫血、高血压、急慢性肝炎和肝硬化等均有理想的效果。大枣含有三萜类化合物及环磷酸腺苷，有较强的抑癌、抗过敏作用；枣中含有抗疲劳作用的物质，能增强人的耐力；枣还具有减轻毒性物质对肝脏损害的功效；枣中的黄酮类化合物，有镇静降血压的作用。枸杞子味甘、性平，主要有效成分有甜菜碱、阿托品和天仙子胺；具有养肝、滋肾、润肺等功效，对体内免疫功能也有促进作用。

3. 养成良好的生活方式

要戒酒、戒烟，保持乐观的情绪。酒最伤肝，有肝病一定不喝酒。不熬夜，要早睡，最佳养肝时间是凌晨1点到3点，争取晚上12点以前入睡。

（六）肝病的营养调理

老百姓都知道，肝病需要营养。合理的营养对肝病的预防和治疗都非常重要。由于肝脏的氧化压力较大，所以营养调理的重点是大量补充各种抗氧化营养素和基础营养素。保肝护肝首先是要全面均衡的营养支持，尤其是维生素B族、维生素C、蛋白质、水飞蓟素、维生素E、胆碱和肌醇。

肝病时身体内的酶和辅酶显著减少，肝糖原无法形成、更难于储存，因而使人容易感到疲劳，并容易发胖。肝脏不健康，胆汁的分泌便会减少，从而引起消化不良；更无法正常地合成卵磷脂，也无法有效地分解脂肪，容易导致脂肪肝。补充维生素B族和蛋白质粉，将显著增加肝酶的活性，改善多项肝脏的功能。

研究发现，患者如果持续缺少蛋白质和维生素E，肝细胞会遭到破坏，并且受损部位会充满疤痕而无法正常工作；缺乏胆碱和维生素E，肝细胞在短时间内便会发炎、肿大、脂肪堆积，肝脏会布满疤痕、发生硬化；大量补充相关营养素后，肝脏的情况快速改善。

缺乏维生素C时，肝脏的解毒能力显著降低；大量补充维生素C则有惊人的解毒效果。此外，维生素A和胆碱也能预防肝脏受药物和化学剂的伤害。

　　功能性的保肝护肝产品主要目的是提升肝脏的解毒功能。肝脏解毒首先靠的是两种内源性营养素，谷胱甘肽和超氧化物歧化酶（SOD）。SOD把有害物质分解成双氧水，谷胱甘肽把双氧水分解成水排出体外。显然，增加谷胱甘肽和SOD就是保肝护肝的有效手段。但是在现代生活中，仅靠内源性营养素还不能够独自应付解毒重任，何况它们在体内的浓度随着年龄的增加还在不断减少，还需要外源性的植物营养素支援，需要额外摄入来补充体内的不足，才能满足身体的需要。

　　水飞蓟，又称奶蓟，富含水飞蓟素等植物营养素，能帮助肝细胞修复和再生，是优良的护肝植物，外形见图5-2。

　　由于水飞蓟的枝干切开会流出类似牛奶般的白色苦味汁液，所以又被俗称为牛奶蓟或苦蓟（Milk Thistle）；其有效成分为水飞蓟素（Silymarin），水飞蓟素其实是存在苦蓟萃取物中多种黄酮素的总称，可以帮助肝脏分泌谷胱甘肽和SOD，抗氧化清除自由基；它还可以刺激肝细胞的再生，降低酒精肝、脂肪肝及其他肝病受到的伤害；还可以抑制化学致癌物毒性，协同抗癌。水飞蓟素已经被FDA作为护肝营养品收录。水飞蓟主要用于治疗和调理肝脏病、胆结石、黄疸和慢性咳嗽，有清热解毒、保肝护肝、利胆、保脑、抗X射线辐射等作用。对急性或慢性肝炎、肝硬化、脂肪肝、代谢中毒性肝损伤、胆石症、胆管炎及肝胆管周围炎等肝胆病均有良好疗效，可使肝脏病患者的自觉症状和生化指数如谷丙转氨酶、血清胆红素等迅速改善。

　　蒲公英，味甘、微苦、性寒，归肝、胃经，属多年生草本植物，外形见图5-3。

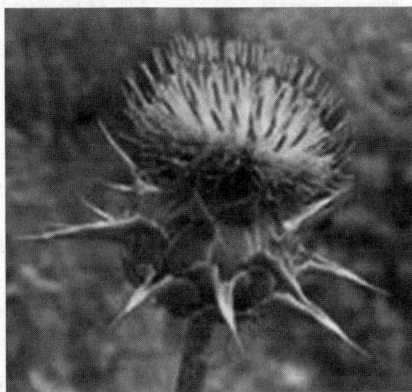

图5-2　水飞蓟

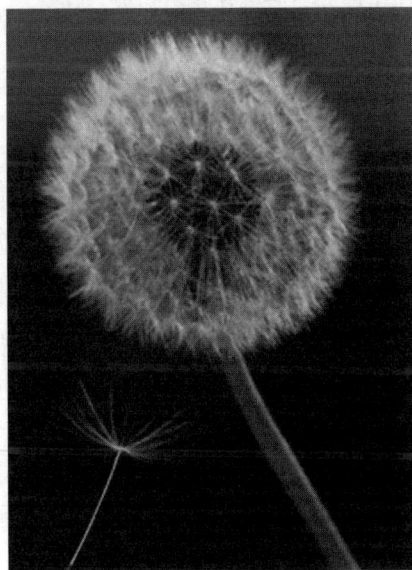

图5-3　蒲公英

蒲公英可生吃、炒食、做汤，是药食两用的植物。

蒲公英根中含蒲公英醇、蒲公英赛醇、蒲公英甾醇、β－香树脂醇、豆甾醇、β－谷甾醇、葡萄糖苷等多种活性成分，有退黄疸、利胆、利尿、缓泻等功效。蒲公英有抗菌作用，对金黄色葡萄球菌耐药菌株、溶血性链球菌有较强的杀菌作用，对肺炎双球菌、脑膜炎球菌、白喉杆菌、绿脓杆菌、痢疾杆菌、幽门螺旋杆菌、伤寒杆菌等及卡他球菌也有一定的杀菌作用；国内外研究发现蒲公英有较好的利胆作用，临床上治疗慢性胆囊痉挛及结石症有效。蒲公英常用来治疗或调理肝炎、胆囊炎、胆结石、急性乳腺炎、淋巴腺炎、急性扁桃体炎、胃炎等疾病。

研究提示，牛蒡根、欧芹根、印度胡黄连、黑萝卜根、N－乙酰－L－半胱氨酸、三甲基甘氨酸和 α－硫辛酸等多种天然草本植物和营养素，也有强效保肝护肝作用，且是全天然产品，无任何毒副作用。

大量补充蛋白质、维生素 B 族、维生素 C、水飞蓟素和维生素 E，对肝病的疗效非常好，肝细胞再生速度明显加快，许多严重肝病都可以得到不同程度的康复。

总之，要治疗好肝病，除了需要注意休息、有好的心情外，还需要很好的营养，尤其是需要大量基础营养素和抗氧化营养素，其量可能远远超出我们的想象。有了优质的营养素，有了充分的原材料，肝细胞就能发挥自身强大的修复功能和再生能力，肝病才容易治愈。

肝硬化的营养调理见器官纤维化章节，肝癌的营养调理见癌症的防治及营养调理章节。

肝病的营养调理配方：

（1）维生素 B 族：重要辅酶，增强酶的活性，护肝。

（2）维生素 C：抗病毒、抗氧化、解毒、增强免疫功能。

（3）蛋白质粉：重要原料，促进肝细胞修复再生，增强免疫功能。

（4）维生素 E：抗氧化防癌，延缓纤维化，防治脂肪肝。

（5）类胡萝卜素：抗氧化、对抗自由基，防止癌变。

（6）钙镁片：抗压力。

（7）卵磷脂：防治脂肪肝。

（8）奶蓟护肝片：含较多生物类黄酮，可以有效护肝养肝。

（七）典型案例分析

1. 慢性乙型肝炎

时导游，男，28岁，广州某旅行社导游。工作繁忙，经常出差，饮食不规律，多数在外吃快餐。2005年8月开始感到特别疲劳，上腹痛，胃口不好，而且慢慢出现全身发黄。到医院检查，化验发现谷丙转氨酶很高，黄疸指数也很高，乙肝两对半为"大三阳"。诊断为慢性乙肝重度发作。医院使用药物治疗半年，没有明显效果。

经朋友介绍，来博益机构门诊咨询，我建议他调整用药，并根据他的情况加用护肝的营养治疗，大剂量使用天然维生素B族、维生素C、蛋白质粉、维生素E和钙镁片等营养素，1个月后开始显效，感觉精力明显好转、胃口好转、全身发黄减轻、谷丙转氨酶降低，但仍有腹痛。鼓励他继续坚持，3个月后上述不适完全消失，除乙肝两对半外其他检查均恢复正常。1年后复诊，肝脏功能非常稳定，工作生活恢复正常。

2. 慢性乙型肝炎、肝硬化

王先生，男，39岁，新疆伊犁人，老板。有乙型肝炎病史多年，医院检查发现有门静脉高压症、血脂高、血压高、脉压差大，血压170~200/60~70毫米汞柱，身高180厘米，体重98千克。用过很多药物治疗，效果均不好。2008年开始进行细胞营养疗法，调整饮食机构，并进行了2次食疗排毒，同时加用大剂量护肝营养素，调理半年后开始显示效果，1年后取得非常明显的效果。身体状况明显好转，血脂及睡眠恢复正常，血压降至正常。5年过去了，王先生现在血压维持在120~130/80~90毫米汞柱，脉压差缩小，取得非常好的调理效果。

（八）本节小结

肝脏有着极其重要而复杂的功能，是人体蛋白质代谢、脂肪代谢和糖代谢的管理中心，是人体的物流配送中心。肝脏是很多慢性代谢性疾病的病根。

肝脏需要合成大量的酶来促进三大物质的代谢，肝脏功能异常，各种代谢性疾病如糖尿病、痛风等会接踵而来。肝脏也制造大量的蛋白质包括丙种球蛋白，来满足身体的需要；肝脏出现问题，会影响身体的免疫功能。肝脏是体内合成血脂和卵磷脂的地方，肝脏脂肪代谢障碍，导致高血脂、脂肪肝、血管病和胆道疾病。而这些与肝有关的代谢性疾病都是威胁现代人生命的最主要杀手，由此可见肝脏对人体健康的重要性。

　　肝脏的工作很多、负担很重，需要的能量多，需要的氧气和营养素也很多，肝脏的氧化压力较大，产生的氧自由基也多，氧自由基对肝细胞的伤害极大，许多有害因素还会加重氧自由基对肝脏的伤害，最后使得肝脏出现问题、肝脏功能异常。

　　要治疗好肝病，除了需要很好的休息、有好的心情外，还需要很好的营养，尤其是需要大量基础营养素和抗氧化营养素，其量可能远远超出我们的想象。

二、胆道疾病的防治与营养调理

（一）胆道疾病概述

　　胆道疾病包括胆囊炎、胆石症，由细菌感染、胆汁或胰液刺激、结石刺激、胆管阻塞等原因引起。

　　胆囊的主要功能是储存胆汁，胆汁协助脂肪的消化。假如胆汁不足，胆囊收缩不够，则脂肪会保持大块的颗粒，无法与脂肪酶混合，结果脂肪的消化不完全、吸收也明显减少。如果胆汁太少，则脂肪会包住食物，使蛋白酶和淀粉酶无法有效混合蛋白质和糖类，从而影响其消化。同时，如果胆汁酸不足，则各种脂溶性维生素的吸收也受影响，可导致脂溶性维生素和不饱和脂肪酸的缺乏。

　　未完全消化的脂肪很快就会与钙和铁结合，而形成无法溶解的皂化物，引起身体缺钙和铁，导致严重贫血、骨质疏松和骨折。如果食物未完全消化，肠内的细菌便会大量地滋生，并释出组织胺和废气，使身体感觉不适，导致口臭和大便恶臭。由此可见，胆囊的功能异常不仅会影响脂肪的吸收和利用，还会影响许多其他营养素的吸收和利用。

　　胆结石也是比较常见的疾病，大部分都是因为胆固醇过高，少部分则是因胆色素而形成。胆囊发炎会伤及胆囊黏膜，使其表面细胞脱落而积存胆固醇，诱发胆囊结石。

　　当肝脏功能下降时，卵磷脂合成减少，卵磷脂在胆汁中的比例减少，导致胆固醇排泄不畅、胆固醇升高，而且胆固醇不稳定，容易从胆汁中析出形成结石。卵磷脂在胆汁中的比例减少，也会导致胆汁的刺激性增强，使胆道和胆囊容易受到伤害，导致易发生胆道和胆囊的炎症。

有专家指出，长期低脂肪饮食会妨害胆囊的收缩，而胆汁留在胆囊越久，则会变得越浓稠。若此时胆囊停止收缩，则高胆固醇的浓胆汁便会在几天或几周内随身体的每个动作而移动，使胆固醇和胆色素持续进入坏死的细胞中，必然会形成结石。

临床表现：右上腹胆绞痛，常以脂肪饱餐为诱因，伴恶心、呕吐、反酸、腹胀、纳差、发热、黄疸等。B超或CT检查可确诊。有急性胆囊炎合并细菌感染时要用抗生素消炎；胆石症没有好的治疗方法，手术治疗后容易复发，而营养调理有更好的效果。

（二）胆道疾病的膳食指导原则

1. 合理饮食

要有适量的能量、蛋白质和碳水化合物，充足的维生素，限制脂肪和胆固醇。急性发作时注意休息，暂禁食。好转后饮食宜清淡、易消化，少量多餐，每天要吃早餐，禁用煎炸的方式烹饪。

2. 养成良好的生活习惯

要戒酒、戒烟。适当运动，增强体力，增强胆囊收缩力。

（三）胆道疾病的营养调理

胆道疾病与肝脏功能密切相关，肝胆是一家，两者不但结构上完全连接在一起，功能的相关性也非常大，胆道病变往往与肝脏功能不好有关。要治好胆道疾病，应从护肝入手，通过营养素护肝，恢复肝脏的正常代谢，胆道的问题就容易解决。

研究发现，老鼠的食物如果缺乏维生素E时，便会发生胆固醇结石，而补充维生素E则全部没有结石；已有结石者补充维生素E，结果发现结石逐渐被化解了。有学者认为，缺乏维生素E，则维生素A便很容易被破坏。而缺少维生素A，则胆囊的黏膜细胞多数会坏死，死亡的细胞会黏住胆固醇，导致胆固醇结石。所以，维生素A能防止胆结石的形成，有利于胆管上皮细胞的生长和病变胆道的恢复。大量补充维生素A有利于胆道疾病的恢复。

酵母、核果含有维生素B族和植物油，并能增加卵磷脂的分泌，而卵磷脂会将胆固醇乳化成微粒，并保持流动，对结石的预防很有帮助。若把酵母和蛋白粉加到会引起结石的饮食中，结石便不会发生。维生素C可以增强免疫功能以对抗细菌，有助于胆道和胆囊炎症的清除及炎性伤口的复原。

一般医学的观点，都认为结石无法化解，必须靠手术取出。而实际上用营养的方法来防治胆结石有很好的效果，尤其是防止结石的复发。要预防和化解结石，应多摄取维生素 A 和维生素 E，以预防黏膜细胞脱落。而不饱和脂肪酸和维生素 B 族亦可刺激胆囊在用餐时做有效的收缩。此外，还应补充所有促进卵磷脂分泌的营养素。

经过食疗和营养调理的患者可以轻松地将结石除去。医生可以在结石经过时，使用药物促进其排出。这种不适只会持续几小时，结石被排出后便会解除，这比起手术的疼痛和花费要好得多了。

膳食纤维能增加胆盐排泄，抑制胆固醇的吸收，吸附肠道内的胆汁酸，改善胆固醇代谢，具有利胆作用，减少胆结石形成的机会。同时又能刺激肠蠕动，减少胆汁酸的吸收，加速肠道内产生的吲哚、粪臭素等有害物质的排泄，防止胆囊炎发作。故应增加膳食纤维的摄入。

姜黄辛苦，性温，属多年生草本植物。破血，行气，通经，止痛。用于气滞血瘀的胸腹痛、痛经及肢体疼痛。姜黄主要作用有：①利胆作用：姜黄提取物、姜黄素、挥发油、姜黄酮以及姜烯、龙脑和倍半萜醇等，都有利胆作用，能增加胆汁的生成和分泌，并能促进胆囊收缩，而以姜黄素的作用为最强。②抗病原微生物作用：体外试验，姜黄素百分之一浓度时，对球菌有抑制作用；挥发油有强力抗真菌作用；姜黄能延长接种病毒小鼠的生存时间。③其他作用：姜黄还有抗炎作用、降血脂作用、抗氧化作用和抗肿瘤作用。

胆道疾病营养食品的选择：

（1）维生素 A。

（2）维生素 E。

（3）卵磷脂：将胆固醇乳化成微粒，并保持流动性，防治胆结石。

（4）深海鱼油：降低胆固醇和甘油三酯，防治胆结石。

（5）膳食纤维。

（6）维生素 B 族：促进磷脂合成，刺激胆囊收缩，护肝。

（7）蛋白质粉：增强免疫功能，制造对抗细菌的抗体。

（8）维生素 C：有解毒作用，增强免疫功能以对抗细菌，有助于炎症清除及炎性伤口的复原。

本节小结

肝胆是一家，两者不但结构上完全连接在一起，功能的相关性也非常大，胆道病变往往与肝脏功能不好有关。要治好胆道疾病，应从护肝入手，通过营养素护肝，恢复肝脏的正常代谢，胆道的问题就容易解决。

要预防和化解胆结石，应多摄取维生素 A 和维生素 E，以预防黏膜细胞脱落。而不饱和脂肪酸和维生素 B 族亦可刺激胆囊在用餐时做有效的收缩。此外，还应补充促进卵磷脂分泌的营养素。

第六章　胃肠道疾病的防治
与营养调理

消化道开口于体外，并接受外来的各种各样的食物，甚至包括污染的食物，所以很容易得病，而且慢性胃肠道疾病的治疗效果很不好，是医院里最难治的疾病之一，很多人的慢性胃炎治疗了几十年也治不好。

消化系统是由消化道和消化腺两大部分组成。消化道包括口腔、咽、食道、胃、小肠（十二指肠、空肠、回肠）和大肠（盲肠、结肠、直肠、肛管），人体整个消化管道长 8~10 米，见图 6-1。消化腺有小消化腺和大消化腺两种。小消化腺散在于消化管各部的管壁内，大消化腺包括唾液腺、肝和胰，在本书上一章已经详细介绍了肝胆器官。消化系统的基本生理功能是摄取和消化食物，吸收和转运营养，然后排泄废物。胰腺是人体最重要的消化器官，胰腺分泌的消化酶对食物消化具有重要作用。一般来说，消化系统是人体衰退最快的系统。75 岁的老人与青年相比，味觉感受器丧失 80% 以上，消化吸收功能也显著下降。如果对胃肠没有足够的保护和保养措施，胃肠的损耗和衰老会更加快速。有句广告词说的好"牙好胃口好，身体倍儿棒"。一个人胃口好，消化吸收好，身体细胞营养才会充足，身体才会健康。

我对父亲的胃病记忆犹新。在我很小的时候他就患有十二指肠球部溃疡，积极治疗了十几年都治不好，而且是中西医结合治疗、每天喝两大碗中药。当时我就很纳闷，胃病怎么就这么难治？二十世纪七十年代中期，当地有一个名医建议我父亲吃几个胎盘，并结合药物治疗，结果不到半年，胃病就彻底好了。后来我学医了，博士毕业后留在广州的大医院做医生，做到副教授、副主任医师的时候还没有搞清楚这个问题的原因。最近十几年不断研究营养，并将临床医学与营养学结合起来，慢慢才悟到其中的真谛。原来是由于缺乏蛋白质，所以溃疡病很难治愈；补充胎盘、也就是补充蛋白质后溃疡病很快就痊愈了，身边的这个典型案例使我感悟到营养真是太重要了。

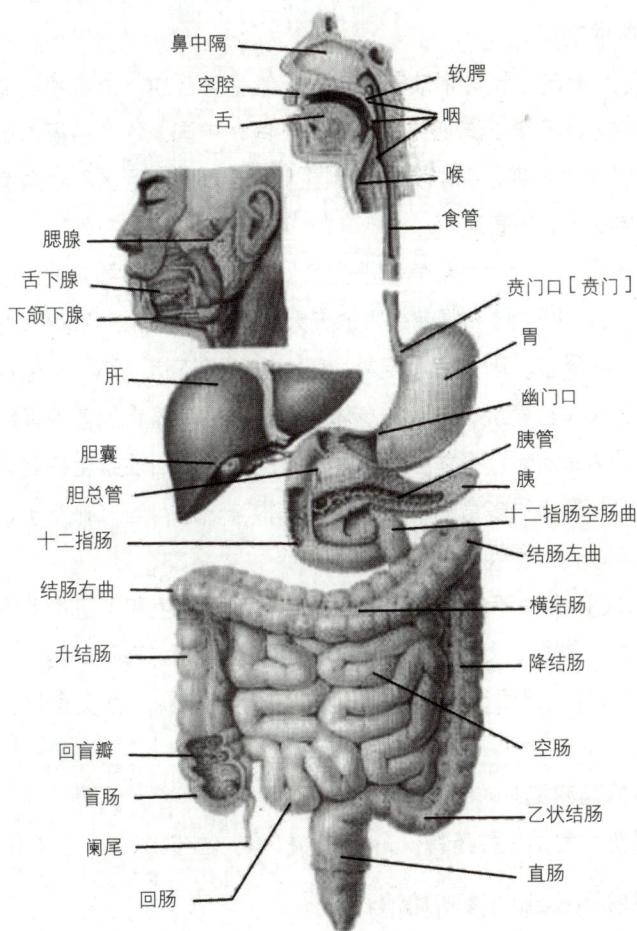

图 6-1 消化系统示意图

一、胃肠疾病的防治及营养调理

（一）胃肠道疾病的常见原因及发病机制

1. 压力过大 压力是胃肠道疾病的主要原因之一，压力可以引起各种胃肠疾病，包括慢性胃炎、肠炎和溃疡病。压力对胃肠道有非常大的影响，这种影响远远超过我们的想像。临床经常见到，夫妻俩大吵一架、马上就没有胃口了，即使是面对一桌丰盛的佳肴，由此可见这种影响来的非常快。吵完架很生气，通过神经内分泌系统马上影响胃酸、胃蛋白酶的分泌，影响胃肠蠕动，立即影响到人的食欲和消化吸收功能。

2. 营养摄入不足　饮食中缺乏蛋白质、维生素 B 族，胃肠蠕动能力不够，胃酸及消化酶的分泌不够。与西方国家的人不同，中国人饮食中摄入的蛋白质普遍偏低。临床工作中发现，80% 以上的中国人蛋白质摄入量达不到国家建议的摄入量，故蛋白质缺乏比较普遍。

我们身体的器官分为生命器官和非生命器官，所谓生命器官就是没有了人就活不了，像脑、心、肝、肺和肾就是人的五大生命器官；剩下的都是非生命器官，胃肠道也是非生命器官。因为保命要紧，所以身体会不惜一切代价保证生命器官的正常运转。当人体营养素缺乏时，身体会调动非生命器官的营养素给生命器官用；当人体缺乏蛋白质时，身体甚至会调动胃肠道的蛋白质给生命器官使用。就是因为这个原因，临床很多常见的胃肠疾病都很难治愈；当您补充了足够的蛋白质时，胃肠疾病则很快治愈。

3. 食物品质和卫生不佳　胃肠经常接纳各种不健康和不卫生食物，比如垃圾食品、过期霉变食品，以及附带进入的各种有害毒素和细菌病毒。

4. 饮食不合理　进食时间不规律，暴饮暴食，辛辣、滚烫食物，烟酒对胃黏膜的刺激。

5. 幽门螺杆菌感染。

6. 药物损害　包括多种药物，尤其是苏打等碱性药物。

（二）胃肠道疾病的诊断和治疗

胃肠道疾病常有腹痛、饱胀、恶心、呕吐、厌食、返酸、嗳气、腹泻、便秘、黑便等不适。胃镜、肠镜及消化道钡餐检查有助确诊。图6-2为胃溃疡患者的胃镜检查照相图，图片清晰地见到胃壁烂了一个较大的洞，需要大量的蛋白质等原材料才能把它修复；另外，在胃镜直视下还可做活检，所以，胃镜等内窥镜检查对胃肠道疾病的诊断和治疗有很大的帮助。

胃病一般使用制酸剂、胃黏膜保护剂和抗生素等治疗，疗效不好，副作用大，且容易复发。有学者认为，真正使胃产生溃疡的主要原因之一可能是碱。临床见到，一些溃疡病患者使用的发酵粉、苏打会加速食物的消化，使胃排空加快，致使溃疡的部位接触腐蚀性胃酸的时间更长，结果使溃疡更加恶化。此外，苏打也会妨碍蛋白质的消化，不仅使其不能及时发挥调理作用，反而会导致下一次进餐时胃酸的分泌增多两倍。所以，碱性药物、制酸剂等药物治疗胃病的效果并不好。

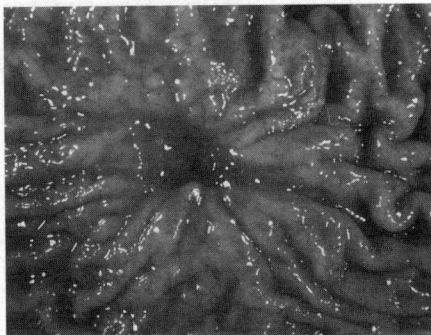

图 6-2　胃溃疡胃镜下照片

当人体内蛋白质因受到压力而遭到破坏时，胃壁上的黏液腺也会因受损而无法分泌足够的黏液；胃内黏液是胃黏膜最重要的防卫力量，是最重要的胃黏膜保护剂，当它分泌减少时、胃内的强酸就极易侵袭胃黏膜，导致胃病的发生和发展。胃黏膜的防御机制详见图 6-3。

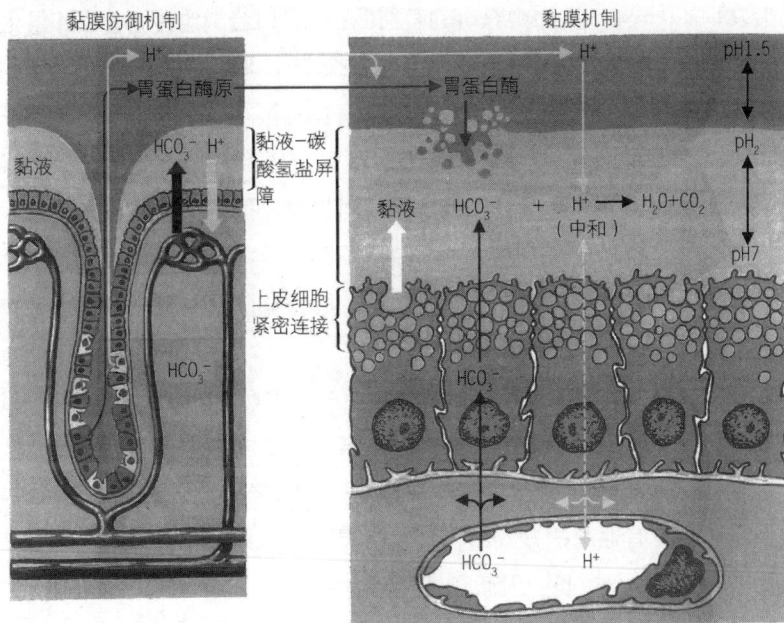

胃黏膜和黏膜下组织依靠黏膜表面的黏液-碳酸氢盐屏障而免受化学性损伤，此屏障能中和胃液中的 H^+，并依靠上皮细胞的"紧密连接"而阻止 H^+ 进入上皮下组织

图 6-3　胃黏膜的防御机制示意图

临床使用的药物胃黏膜保护剂，远远比不上胃黏液层的保护作用，因此治疗胃病的关键是恢复胃内的黏液层，而要达到这个目的，只要提供均衡的营养素给胃就行了，胃内的细胞会自己合成并分泌黏液。

（三）膳食指导原则

1. 合理膳食

要有适量的能量、蛋白质和碳水化合物，充足的维生素。首先食物要充分咀嚼，每一口食物最好咀嚼 30~40 次以上。充分咀嚼食物可以减轻胃肠消化负担；可以延长用餐时间，减少饭量，有利于减肥、控制体重。人类肠壁能够吸收的食物直径最大约千分之十五毫米，大于这个尺寸的物质，将无法吸收而排出体外。食物经口腔充分咀嚼、胃肠进一步消化成氨基酸、葡萄糖、脂肪酸等微细物质，才比较容易吸收进入体内血液循环。胃肠功能不好宜少食多餐，可食面制品、稀饭、牛奶，多喝酸奶，不食生冷、过硬、滚烫、辛辣、油炸食品、浓的肉汤及刺激性食物，按时进餐，避免过度饥饿、暴饮暴食，纠正不良的饮食习惯。

研究发现，从酸乳、乳酪中获得的有益肠菌，可以合成维生素 B 族和维生素 K。有研究发现，从尿中排泄的维生素 B 族常比从食物中摄取的要多出 10 倍，说明肠内细菌合成维生素 B 族的量很大。如果肠内有益细菌减少，身体很容易缺乏维生素 B 族和维生素 K。口服抗生素会杀死肠道有益菌，导致维生素 B 族和维生素 K 缺乏。

如果每天喝酸乳、补充有益的肠菌，还可以抑制肠内有害细菌的滋长，有助于消除肠内胀气、防治便秘。倘若肠内益菌不够，有害细菌就会滋长，则组织胺的产生会增加，可引起过敏症，易伤害脆弱的肠道黏膜，并且进入到血液中引起恶心、呕吐以及全身不适。

胡萝卜、甘蓝和其他蔬菜都会促进有益菌的滋生，并使维生素 B 族合成增加。反之，如果食物中缺少纤维素，则益生菌和维生素 B 族都会减少。因此，我们可以知道为何吃素食的人很少有心脏病、高血压、消化不良、便秘和糖尿病等毛病。

吃低脂肪或没有油脂的食物时，食物在胃里很容易消化，胃很快就空了，胃酸对胃壁侵蚀的时间会变长，因而容易导致溃疡。

2. 食疗配方

（1）海带姜汤：材料：海带（干品）1 条约 30 克、生姜 3~5 片；做法：将干的海带洗净剪成小段，不必泡水直接与老姜 3~5 片加水 3500 毫升合煮。滚后转小火续煮 60 分钟，滤渣取汤，宜温热饮用，所剩海带可当三餐佐菜用。海带姜汤为碱性，可以立即中和胃酸，缓解胃痛等症状；俗话说"无酸无溃疡"，中和过多的胃酸就能有效防治胃炎、胃溃疡、十二指肠炎和十二指肠球部溃疡等许多胃肠疾病。

海带味咸、性寒，入肝、胃、肾三经。海带属海藻类植物，为强碱性食物，可以快速中和胃酸。海带是一种营养价值很高的蔬菜，同时具有一定的药用价值。海带含热量低、蛋白质含量中等、富含碘等矿物质。研究发现，海带具有降血脂、降血糖、调节免疫、抗凝血、抗肿瘤、排铅解毒和抗氧化等多种生理功能。

生姜在中医药学里具有发散、止呕、止咳等功效。生姜汁及干姜辛温，辛散胃寒力量强，温中煽动寒，回阳通脉。生姜含有辛辣和芳香成分，是治疗溃疡的有效药物，其有效成分为姜烯，具有保护胃黏膜细胞的作用；生姜中的姜辣素可以促进消化液分泌，有开胃的作用。生姜提取液还对金黄色葡萄球菌、白色葡萄球菌、伤寒杆菌、宋内痢疾杆菌、绿脓杆菌等有明显的抑制作用，其作用与浓度呈依赖关系，尤以对金黄色葡萄球菌和白色葡萄球菌的抑制作用最强。海带与生姜两种不同属性的食材搭配，具有互补作用，适合不同体质的人饮用。

（2）南瓜蔬菜泥：做法：胡萝卜 25 克，南瓜 40 克，莲藕 25 克、卷心菜 60 克、紫菜（干品）1 克、香菇 1 朵、豆皮 10 克，洗净一起加饮用水 700 毫升，煮熟，然后用超高速料理机搅拌成泥，趁热食用。胃寒的人或者冬天可以加些姜片。

（3）土豆苹果汁：土豆 2 个（300 克）、苹果 1 个（250 克）。土豆洗净后，用尖刀挖掉表面芽眼，不去皮，切块，用榨汁机榨出原汁，沉淀 3 分钟，取上层澄清的土豆汁。苹果洗净切块，用榨汁机榨出原汁。把土豆汁和苹果汁混合，搅拌均匀，即刻饮用。胃酸多者不加苹果。胃寒的人或者冬天也可以加些姜片。

3. 养成良好的生活方式

要戒酒、戒烟，生活起居规律，注意胃部保暖；加强体育锻炼，注意劳逸结合；学会自我调节，及时缓解压力。

（四）胃肠道疾病的营养调理

胃肠道疾病不容易治好，有时一个慢性胃炎或溃疡病，需要治疗几年甚至十几年；而且还很容易复发。但是，胃肠道疾病用营养调理的方法效果却比较好，是临床较容易调理好的疾病之一。胃肠道疾病主要是由压力引起，充分补充抗压力营养素是营养调理成功与失败的关键。

大多数的疾病都会使身体对营养的需求增加，尤其是消化道的疾病，因为它会妨碍消化和吸收，特别需要补充各种营养素。只有 消化和吸收功能正常，我们精心设计的饮食营养改善计划才能达到预期的目标。因为消化系统功能不良，营养的食物吃下去无法有效吸收；而当我们的营养不足时，消化与吸收的能力也会变得更差。

调理胃肠道疾病比较重要的营养素，包括蛋白质、消化酶（酵素）、益生菌、维生素 B 族和纤维素。

蛋白质是胃肠细胞的最主要原料，蛋白质充足才容易发挥胃肠道黏膜细胞很强的修复能力和再生能力，才可以维持或恢复胃肠道的健康。

H. Santillo 在《神奇的酵素养生法》中指出，补充消化酶及有益于肠道健康的菌群，是消化系统营养供给的最重要内容。酶俗称为"酵素"，每一种酶只有一种作用，体内有成千上万种酶分别履行不同的职责。菠萝、木瓜等水果中含酵素较多，必要时补充酶制剂。

由于许多食物本身夹带毒素和细菌病毒，加上不合理应用抗生素、杀死肠内大量有益菌，肠内有害菌大大增加，肠道内微生态环境失去平衡，引起各种各样的肠道疾病，甚至会引起其他严重疾病。益生菌能维持肠内细菌平衡，抑制肠道内的腐败和异常发酵，抑制有害物质和病原菌的增加，避免身体发生肠道感染，防止便秘和腹泻；益生菌自己也能合成许多营养素，能促进食物的消化吸收、代谢利用；它还具有免疫赋活作用，能够帮助身体抵抗疾病。益生菌群中最重要的是双歧杆菌、乳酸杆菌和类杆菌。每次益生菌的服用量应该不低于 10 亿个活菌菌落（CFU）才能对人体起作用。

维生素 B 族是细胞代谢过程中最主要的辅酶，能促进胃肠细胞的代谢，促进胃肠蠕动，改善胃肠动力，对维持胃肠道功能正常非常重要。纤维素由于不能被肠道消化吸收，它在吸收水分以后膨胀，可以把肠道里面的有害物质夹裹成粪便排出体外，促进肠内毒素排泄，并缓解便秘问题。

1. 胃炎及肠炎的营养调理

胃炎、肠炎主要是由于压力引起，多是由于忧虑、紧张和悲伤等情绪问题所导致。身体在承受重大压力时，所释放出的肾上腺皮质激素会使体内蛋白质遭到破坏，以致胃壁肠壁被侵蚀，引起胃炎、小肠炎、结肠炎。胃肠黏膜充血、出血，有明显的炎症，还可出现严重的腹泻。

由于胃肠道属于非生命器官，当人体营养素缺乏时，身体会调动胃肠道的蛋白质等营养素给生命器官使用。所以，很多常见的胃肠疾病都很难治愈；当您补充了足够的蛋白质和维生素 B 族等基础营养素以及抗压力营养素时，胃肠疾病则很快治愈。

研究发现，缺乏维生素 B_6 或镁时，会引起恶心和呕吐。维生素 B_6 不足时，也会使胃部产生灼痛、发胀、腹部疼痛和痉挛；有过多的气体自口中和肛门排出。因此，维生素 B_6 对防止怀孕所致的妊娠反应、晕车、晕船、晕机和放射线所引起的呕吐，具有良好的效果。

胃炎肠炎患者应充分补充各种抗压力营养素（包括泛酸、叶酸、烟酸和维生素 B_6 等），并且每三小时连同牛奶一起进食，持续至完全康复为止。胃炎肠炎是黏膜病，补充蛋白质粉和类胡萝卜素也很有帮助。

如果摄取蛋白质、维生素 B 族、维生素 A 过少，可能导致胃内盐酸分泌不足，也会使消化酶分泌减少和胃蠕动减缓，影响胃的消化能力。及时补充这些营养素，上述不适在一两天内即可得到改善。

2. 溃疡病的营养调理

史莱博士研究发现，人类长期处于高压状态，如在空袭的状况中、战士待命作战、学生担心考试等，会因心理压力而发生溃疡。用老鼠做实验，绑住它的脚一整晚之后，使它承受极端的心理压力，结果发现它的胃和十二指肠都产生溃疡和出血的现象。因为压力会迅速破坏人体内的蛋白质，包括胃肠道的蛋白质；尤其是缺少蛋白质的人更容易患上溃疡病。美国营养学家戴维斯发现，饮用半杯蛋白质粉即对溃疡病所致的胃痛有显著疗效。临床上补充足量的蛋白质粉，调理溃疡病等胃肠道疾病均取得神奇的效果。

人体遭遇压力时，维生素 C 的需求也会大量增加，即使供应正常也会出现不足的情况。缺乏维生素 C，身体抗压力能力下降，易产生溃疡病。缺少维生素 B 族、维生素 A 和维生素 E 的人及动物也都容易产生胃肠道溃疡。充分补充维生素 C、维生素 B 族和钙镁等抗压力营养素，溃疡病的调理就会取得很好的效果。

3. 胃肠道疾病的营养调理配方

（1）蛋白质粉，胃肠道重要原料。

（2）抗压力营养素：维生素 B 族、维生素 C、钙镁片。

（3）抗氧化营养素：类胡萝卜素、维生素E。

（4）多种消化酶混合制剂。助消化，调节肠胃功能。

（5）其他：大蒜片肠道感染时用；铁片防治贫血，消化道慢性失血时用；纤维片防治便秘、促进排毒。

（五）典型案例分析

1. 直肠溃疡

杨女士，因便血几天于2004年6月到佛山市中医院住院，经肠镜检查发现直肠有一个直径约3厘米的巨大溃疡。医生认为是直肠癌，但病理活检没有发现癌细胞；于是再做第二次、第三次肠镜检查，也没有发现癌细胞，最后诊断为直肠溃疡。由于杨女士女儿朱老师从事营养工作，知道直肠溃疡用营养的方法治疗效果很好，而单用药物的方法治疗效果不好，所以与主管医生商量，决定采用营养素治疗为主，药物治疗为辅的方案。当时选用了蛋白粉、维生素E、维生素B族、维生素C、钙镁片和类胡萝卜素等营养素，剂量比较大，因太小剂量可能起效很慢。经过3周调理后复查肠镜，结果发现巨大溃疡已经完全痊愈。主管医生反复对照治疗前后拍摄的多张相片，觉得太不可思议了，营养素的疗效太神奇了，并经常给周边的医务人员和患者分享。

其实，这种情况一点也不奇怪。这位病友主要是因为缺少蛋白质等营养素导致溃疡病，补充了相关营养素后当然很快就好了。很多药物治疗很久都好不了，但为什么用营养素好的这么快呢？如果大家了解一些生理知识，那就很容易理解了。因为胃肠道黏膜上皮细胞是体内再生能力最强的细胞，约几天就更新换代一次，调理三周已经换了很多代了，如果营养素足够，胃肠道的黏膜细胞会一代比一代健康。所以，用营养素调理胃肠疾病效果很好，而且调理速度很快，比药物治疗快得多。

杨女士长期吃素食，长年脚肿，以前以为是肾病，按肾病治疗了也没有效果。经过营养调理2~3个月后，脚肿也消失了；说明其脚肿不是由肾病引起的，而是蛋白质缺乏引起的。蛋白质缺乏导致低蛋白血症，再引起水肿。经过调理后，痔疮的老毛病也好了。

到现在已经过去10年了，杨女士也已70岁了，每天骑着自行车到处跑，身体非常健康，比二十年前还要健康。从杨女士例子可以看到，营养素不仅调理好了她的溃疡病，也调理好了脚肿，还调好了痔疮。所以营养素调理身体，是综合调理、全方位调理，不但能调理好主要疾病，其他次要问题也跟着一起调好了。

不是营养素很神奇，而是我们身体有神奇的自愈系统，它有强大的修复能力，比任何医术都要高明得多，只要我们及时提供足量的优质原料给它，身体很快就能自愈。

2. 慢性胃炎

胡女士，31 岁。患慢性胃炎十年，有胃痛、返酸、呕吐，胃痛一般在晚上 11 点至次日凌晨 3 点发作。先后做过 5 次胃镜，由浅表性胃炎加重至糜烂性胃炎。用中药西药治疗多年，疗效欠佳。2010 年 10 月开始进行细胞营养疗法，加强对症食疗，额外补充缺乏的多种营养素，营养调理 1 个月效果就很明显，但不久病情又有反复，一度对营养调理的作用产生怀疑，经过多次解释，逐渐明白营养素调理需要时间、需要疗程，随之继续坚持服用，调理 6 个月后胃痛等不适基本痊愈。至今 6 年过去了，胡女士胃肠功能一直很正常，慢性胃炎彻底治愈。

3. 慢性胃炎

周阿姨，女，72 岁，湖南郴洲人。患慢性胃炎几十年，怕生冷食物，水果也不能吃，上二楼都觉得很辛苦，腿痛腿软。长期用中药西药治疗，效果不好。2006 年我去郴州讲课时，周阿姨由熟人带来找我咨询，愿意试行细胞营养疗法。体检发现周阿姨明显消瘦、体质虚弱，主要是由于胃不好，什么东西都吃不了，慢慢导致恶液质似的。调整饮食结构，食疗侧重调节胃的消化吸收功能，额外补充一些养胃护胃营养素，用量比较小，综合调理半年后上述不适消失。两老口拿出一份工资，每月大约 1000 元来调理身体，一直坚持了六年，身体状况一直保持得较好，胃炎未再反复，彻底治愈。

多年以后，再次去郴州讲课问起周阿姨：经济不宽裕，为什么舍得长期花钱调理身体？周阿姨说主要是由于调理很有效，所以才舍得；身体好了，这是她几十年梦寐以求的结果，想象以前真是生不如死，那种感觉太难受了，这是她寻觅几十年才找到的维系胃肠健康的最好方法，她不会犯像再让自己患病，所以要把服用药物的钱用来调理身体，长期服用，尽自己最大的努力做好保健，争取健康长寿。

4. 胃肠疾病调理经验

慢性胃炎、肠炎、直肠溃疡等疾病均属于黏膜疾病，临床治疗效果不好，有时治疗 10 年、20 年也好不了，而且容易复发。虽然胃肠黏膜细胞再生能力和修复能力很强,但是如果体内原料不够,强大的修复能力就无法发挥,疾病就很难自愈或治愈。

由于胃肠道属于非生命器官,当体内营养素不够时,胃肠道的营养供应量很少,很难发挥它的修复和再生能力。在我们补充营养素到体内时,也先是满足生命器官的供应,然后再供应胃肠道。所以,胃肠疾病营养调理需要的剂量要比较大,最好达到优化量,才有较多的营养分配到胃肠黏膜细胞,才能较快康复。否则,调理需要的时间很长,效果也没有那么显著。

本章小结

压力对胃肠道有非常大的影响,是导致胃肠道疾病的主要原因之一。压力可以引起各种胃肠疾病,包括慢性胃炎、肠炎和溃疡病;合理补充抗压力营养素是胃肠道疾病营养调理成功与失败的关键。

营养与胃肠道疾病的发生发展有很大关系。由于胃肠道属于非生命器官,当人体营养素缺乏时,身体会调动胃肠道的蛋白质等营养素给生命器官使用。所以,很多常见的胃肠疾病都很难治愈;当您补充了足够的蛋白质和维生素B族等基础营养素及抗压力营养素时,胃肠疾病则很快治愈。

二、便秘的防治与营养调理

便秘是指大便秘结不通,排便时间延长或粪便干燥坚硬、排便困难。食物残渣长时间囤积在大肠,容易腐败产生大量有毒物质,包括苯酚、组胺、粪臭素、吲哚、亚硝基胺、硫化氢等。这些毒素经肠壁吸收,进入血液循环就会损伤身体细胞,导致疾病发生发展。

便秘容易伴发的疾病,包括痔疮、肛裂、胀气、失眠、口臭、粉刺、肥胖、肠息肉、肠癌、急性心肌梗死等,著名响声演员侯耀文59岁时,因便秘诱发急性心肌梗塞在家中马桶上去世。因此对便秘应该积极预防和治疗。

肠道健康与肠内细菌有很大关系。在人体肠道内栖息着数百种细菌,其数量超过百万亿个。这些细菌按致病性的不同大致分为三类:

（1）益生菌：常见的有乳酸菌、双歧杆菌等，它们有帮助消化、排毒、排便、提高免疫力和预防疾病的功能。

（2）善变菌：也叫条件致病菌。根据身体状况和食物状况而产生的细菌，它只跟随着占优势的一方。常见的有大肠杆菌、尿杆菌、厌氧性链球菌等。

（3）有害菌：也称致病菌，常见的有产气荚膜梭状芽胞杆菌、金黄色葡萄球菌、绿脓杆菌等。

益生菌是以碳水化合物和膳食纤维为食物来发酵，制造乳酸或醋酸等有机物，让肠内变成酸性环境，抑制有害菌的增值，刺激肠的蠕动，帮助排便。当益生菌占优势时（占总数的 80% 以上），人体保持健康状态，否则处于亚健康或非健康状态。科学研究结果表明，乳酸菌对人的健康与长寿非常重要，以乳酸菌为代表的益生菌是人体必不可少的且具有重要生理功能的有益菌，它们数量的多和少，直接影响到人的健康与否，直接影响到人的寿命长短。

人体肠道内乳酸菌拥有的数量，随着人的年龄增长会逐渐减少，当人到老年或生病时，乳酸菌数量可能下降 100~1000 倍，直到老年人临终完全消失。在平时，健康人比患者多 50 倍，长寿老人比普通老人多 60 倍。因此，人体内乳酸菌数量的实际状况，已经成为检验人们是否健康长寿的重要指标。由于广谱和强力抗菌素的广泛应用，使人体肠道内以乳酸菌为主的益生菌遭受到严重破坏，抵抗力逐步下降，导致疾病越治越多，健康受到极大的威胁。所以，有意增加人体肠道内乳酸菌的数量就显得非常重要。诺贝尔奖获得者生物学家梅契尼柯夫在"长寿学说"里所得出的结论是"乳酸菌＝益生菌＝长寿菌"。

（一）便秘的常见原因

（1）饮食因素：食物加工过细，蔬菜摄入少，导致纤维摄入不足。喝水太少，也易便秘。

（2）胃肠动力不足：大肠如果蠕动缓慢，肠内消化过的废物积存太久，水分就会重新被大肠吸收，从而造成大便秘结。缺乏蛋白质、维生素 B 族，年老体弱，太少运动等原因都可以引起胃肠动力不足。

（3）不良的排便习惯。

（4）肠道疾病：如肠道肿瘤、息肉、痔疮、肠道神经官能症等造成肠道梗阻，可引起便秘。

（5）药物：如滥用抗生素杀死肠道有益菌，可致便秘。滥用泻药，肠黏膜应激性功能减退，可再出现便秘。

（二）便秘处理方法

1. 培养良好的排便习惯。

2. 食疗配方。木瓜香蕉酸奶。材料：木瓜 150 克，香蕉 1 小条，原味酸奶 200 毫升。做法：木瓜去皮去籽切小块，香蕉剥去外皮、切段，与酸奶一起放入果汁机充分拌匀，即可趁鲜饮用。

3. 养成良好的饮食习惯，多饮水、尤其是蜂蜜水，多吃蔬菜水果，多喝酸奶，少饮酒，避免辛辣食物，不宜吃白砂糖、浓茶和咖啡，莲子有收敛作用，糯米会使粪便坚硬、有碍排便，故便秘患者不宜多吃莲子和糯米。

五谷杂粮富含维生素 B 族和纤维素，有助于通便。许多蔬菜有助排便，包括洋葱、马铃薯、南瓜、白萝卜、胡萝卜、番薯、淮山、牛蒡、莲藕、竹笋、芋头、青瓜、韭菜、菠菜、番薯叶、芹菜、茼蒿、芥蓝、莴笋、马蹄等。水果中的香蕉、木瓜、梨子、苹果、菠萝、火龙果、柚子、奇异果、西瓜、山楂、梅子、柠檬、杨桃、蜜瓜、椰子等均有利于排便。

4. 适量运动。注重锻炼腹肌。一些腹肌萎缩的人，尤其是老年人，锻炼腹肌，增加肌肉力量，排便时腹部压力会增加，有助于排便。

（三）便秘的营养调理方案

1. 蛋白质粉
补充优质蛋白质、优质原料，增加肠蠕动能力。

2. 维生素 B 族
催化剂，增加供能，改善肠蠕动功能，增加肠动力。

许多便秘都是胃肠动力不足引起的，对这类患者蛋白质粉和维生素 B 族的合理补充最重要。

3. 纤维片
纤维吸水，增加粪便量，可以起到防治便秘的作用；稀释肠中致癌物质，缩短大便通过肠道的时间，预防大肠癌。

4. 钙镁片
有助胃肠肌肉收缩与舒张，改善肠动力。镁有缓泻的作用，可以使粪便软化，从而有利于防治便秘。

5. 益生菌胶囊

是一类对宿主有益的活性微生物，是定植于人体肠道、生殖系统内，能产生确切健康功效从而改善宿主微生态平衡、发挥有益作用的活性有益微生物的总称。

迄今为止，科学家已发现的益生菌按细菌类别的不同，大体上可以分成三大类，其中包括：①乳杆菌类（如嗜酸乳杆菌、干酪乳杆菌、詹氏乳杆菌、拉曼乳杆菌等）；②双歧杆菌类（如长双歧杆菌、短双歧杆菌、卵形双歧杆菌、嗜热双歧杆菌等）；③革兰氏阳性球菌（如粪链球菌、乳球菌、中介链球菌等）。此外，还有一些酵母菌与酶亦可归入益生菌的范畴。

当人体住满足够的益生菌时，人就会处于健康的状态，但是一旦体内菌群失去平衡，比如菌种间比例发生大幅变化或者超出正常数值时，那么腹泻、过敏、胃口不佳、疲倦、免疫力低等一系列病症就会随之而来，人体的健康就会亮红灯，而这时适当添加益生菌，协助体内做到菌群平衡，才能让人重现健康状态。

益生菌胶囊适合人群：①便秘或腹泻人群，不论细菌、病毒、原虫引起的感染性腹泻，还是非感染性腹泻，都有肠道菌群失调；②消化不良者，功能性消化不良表现为反复发作或持续的上腹胀满、厌食、烧心等症状，检查无胃肝胆胰疾病，益生菌可以促进消化、改善症状；③肠炎患者，溃疡性结肠炎患者，补充益生菌可取得一定疗效；④接受化疗或放疗的肿瘤患者，化疗药物及射线会杀死益生菌，导致肠内菌群失调。表现为腹胀、便秘、营养物质丢失及毒素被吸收，不但影响患者康复，还有可能迫使化疗、放疗中断，益生菌有助于改善症状。⑤想维持肠道健康者。

6. 芦荟软胶囊

是以芦荟为主要原料，运用现代生物技术分离提取芦荟中的营养成分制成芦荟凝胶冻干粉，采用先进生产工艺制成的软胶囊天然食品。

芦荟能通便促进排毒、防治便秘，有抗溃疡和细胞赋活作用；有健胃、缓泻和增强精力的作用；有增强身体的抵抗力及抗炎、杀菌作用；还有增强内脏功能，稳定和促进内分泌系统的功能；使体液碱性化，改善胶原的等作用。适宜人群：①便秘、宿便、胃肠功能紊乱、口臭者服用，可以消除便秘，排毒润肠；②急、慢性胃炎，十二指肠溃疡，促进愈合；③女性养颜护肤，增加皮肤弹性，保持水分，消除色斑、粉刺、痤疮，减少皱纹。

（四）便秘典型案例分析

宋女士，46岁，江西宜春人，医院护师。便秘多年，用过多种方法和多种药物治疗，容易反复。2010年使用细胞营养疗法调理，在食疗的基础上，重点调理胃肠动力，调理三个月便秘即消失，调理一年后得到意外的惊喜，头发致密了许多，脸色也变白了、红润了。证明宋女士的便秘与营养失调有很大关系，营养均衡后胃肠动力增强，便秘即快速改善。

（五）便秘营养调理经验

便秘也是一种较常见的症状，许多人都有便秘。便秘最常见的原因是胃肠动力不足、蔬菜摄入少、喝水太少，少数人是由疾病引起的。营养咨询时，要通过健康调查、膳食调查和计算，根据国家的判定标准和自己的经验，来分析和判断咨询者便秘究竟是哪种或哪几种原因引起。如果是由于胃肠动力不足引起，应重点补充蛋白粉和维生素B族；如果是蔬菜摄入少、喝水太少，就应该多吃菜和多喝水，补充果蔬纤维片；镁有下泻的作用，补充钙镁片也有助于防治便秘；如果是由于肠癌等疾病引起的，应该找专科医生处理，同时结合营养调理，可以取得更好的疗效。

第七章　心脑血管病的防治与营养调理

　　心血管系统包括心脏和血管，是由心脏、血管和血液组成的一个封闭的运输系统，主要功能是运输血液，通过血液将氧、营养物质等供给组织，并将代谢废物运走。成年人的心脏重约 300 克，一个人的心脏一生泵血约 3.4 亿升。心脏是人体最重要和最忙碌的器官之一，所以心脏的营养非常重要。心血管系统就是体内的交通运输网络。心血管网络示意图见图 7-1，图中 Q 为不同器官系统在安静状态下其血流量占心排出量的百分比，Vo_2 为每分钟氧利用的相对百分比。

　　心脑血管病是指高血压病、高血脂、冠心病和血管栓塞等心脏及血管疾病的统称。2013 年 5 月第三届全国心脑血管病论坛资料显示，我国心血管患者至少有 2.3 亿，其中高血压患者 2 亿，其他心血管患者超过 2000 万人，心肌梗死患者有 800 万，心力衰竭患者 420 万，先心病患者 200 万；有高血脂患者 2.3 亿，脑卒中患者 1000 万人。心脑血管病每年死亡 300 万人，占城市居民死亡构成的41%，占农民死亡构成的 40%。预计到 2030 年心梗患者将增加到 2000 多万，脑卒中增加到 3000 多万。由此可见，我国心脑血管病的形势相当严峻。

　　心脑血管疾病已经是威胁国人健康和影响劳动力的最主要疾病，已是现代中国人的首位死亡原因，每 24 秒就有一个中国人死于心脑血管病，每 10 秒就有一个中国人因为此病而致残。心脑血管病是由危险因素造成的，而危险因素 90% 是可以预防的，所以心脑血管病是可以预防的疾病，是可防可治的疾病。由此可见，要想健康长寿，一定要注意保护好自己的血管，要注意防治心脑血管病。

血量的分布

静脉
（64%）

肺（9%）

小动脉和微
动脉（8%） 舒张期心脏（7%）

毛细血管（5%）

大动脉(7%)

血管阻力的分布

小动脉和
微动脉
（47%）

毛细血管
（27%）

大动脉
（19%）

静脉（7%）

脑：
Q=13%
V_{O_2}=21%

肺

肺动脉压：25/10
mmHg（平均压
15mmHg

主动脉压：120/80mmHg
（平均压95mmHg）

冠脉循环；
Q=4%
V_{O_2}=11%

肝和消化道
Q=24%
V_{O_2}=23%

低压系统
（储存功能）

高压系统
（供应功能）

骨骼肌：
Q=21%
V_{O_2}=27%

肾：
Q=20%
V_{O_2}=7%

皮肤和其他器官：
Q=18%
V_{O_2}=11%

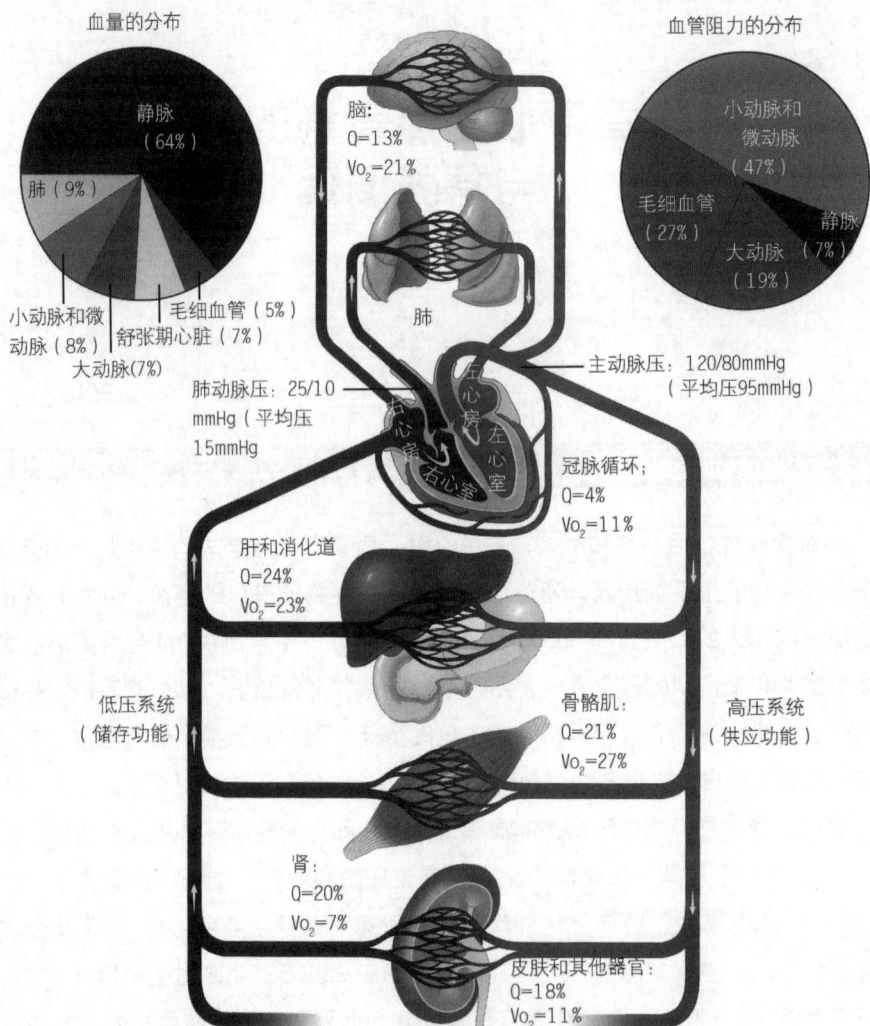

图 7-1　心血管系统示意图

（一）心脑血管疾病的危险因素

1. 不可控制的危险因素

如遗传、年龄、性别等。

2. 可控制的危险因素

如肝脏脂肪代谢障碍、吸烟、酗酒、超重或肥胖、运动过少、情绪异常、饮食不当等。

心脑血管病是一种典型的生活方式病，疾病的高发与日常饮食和营养有密切关系。不良的饮食习惯、不良的生活方式很容易导致心脑血管病的发生和发展。

为什么心脑血管病等"富裕病"日益增多？主要原因为：①饮食过于精细、过于西化，高热量、低纤维。②生活节奏快，三餐不定时。③经常在外面吃饭，重量不重质。④吃自己喜欢吃的食物，而不是吃对自己有益的食物。

在日常生活中，我们经常会把某一条很重要的公路说成是运输大动脉，其实身体内无处不在的血管系统就像国家的公路系统。但血管系统仅相当于公路的路基和两侧的围栏，而路面的铺设、路况的维护和管理、运输车辆的生产和维护都由肝脏承担。例如，为了运输血脂和胆固醇，肝脏制造了载脂蛋白；为了保持血液的容量，肝脏制造了白蛋白；为了防止血管破裂后血液外流，肝脏制造了凝血系统的重要成员；为了防止血液过分凝固，肝脏又制造了与凝血系统相对抗的纤溶系统。总之，在血管的维护过程中，肝脏发挥了及其重要的作用，是肝脏让血管系统得以保持畅通无阻。

由于肝脏功能异常尤其是肝脏脂肪代谢异常，会导致血脂升高、卵磷脂合成减少，显著增加心脑血管病的患病率。所以有学者认为，心脑血管病主要是肝脏脂肪代谢异常的结果。

（二）心脑血管病的营养膳食因素

1. 钠

过量摄入钠盐易引起高血压，其可能机制为：①水钠潴留，致血容量增加，对血管壁压力也增加；②钠盐使血管内皮细胞水分增加，血管壁肿胀。

2. 肥胖

成年人的超重和肥胖可使发生心脑血管病的危险性急剧增加。

3. 酒精

低剂量酒精是血管扩张剂，高剂量酒精是血管收缩剂。

4. 钙和钾

钙可以降低血压，钙摄入量低，可增强高盐饮食升高血压的作用。钾通过直接扩血管作用及促进尿钠排出作用而降低血压。

5. 镁与铬

镁与血压呈负相关，与钙对血压的作用机制相关联。铬可以降低血脂和血压。

6. 脂类

胆固醇、甘油三酯、LDL增加和HDL减少，患心脑血管疾病的几率明显增加。血脂被氧化才容易沉积在血管壁上，才容易导致血管硬化。所以有学者认为，心脑血管病与体内抗氧化营养素尤其是维生素E的不够有很大关系。

7. 膳食纤维

通过减少脂肪吸收，减轻体重，间接辅助降压。

8. 维生素C和蛋白质

是血管壁胶原蛋白的主要组成成分。

营养一定要均衡，膳食中某些营养素过多会导致一些疾病，如因摄取脂肪过多容易导致心脑血管疾病，因摄取食盐过多容易导致高血压，因摄取热量过多容易导致肥胖。

二、常见的心脑血管疾病

（一）高血压病

1. 高血压的诊断标准

收缩压 ≥ 140毫米汞柱，或/和舒张压 ≥ 90毫米汞柱即为高血压。

2. 高血压分类和原因

按发病原因分为原发性高血压和继发性高血压两类。原发性高血压是以血压升高为主要症状而病因不明的独立疾病，占总数90%以上。继发性高血压的原因明确，是某种疾病的临床表现之一。高血压的根本原因是血管壁的弹性变差了。血管弹性差了，该收缩时不收缩，该舒张时不舒张，血管的应变能力减弱了，血压就会升高。

3. 高血压病的流行病学

1958~1959年我国患病率为5.11%，1979~1980年患病率为7.73%，1991年患病率为11.26%，2004年18岁以上成年人患病率为18.8%。2004年我国有高血压患者1.6亿，2013年已有2亿患者，知晓率仅25%，控制率只有5%，有95%的患者未得到有效控制。

4. 高血压的临床表现

可有头痛、头晕等不适，易疲劳、易怒、有神经质表现。长期高血压可引起心、脑、肾和眼底等器官并发症，对生命构成重大威胁。

（二）高血脂

1. 高血脂概述

血脂的主要成分包括甘油三酯 (TG)、胆固醇 (TC) 等，其中一种或两种脂类升高称为高脂血症。2013 年报道，中国大陆已有高血脂患者 2.3 亿。

脂类必须与载脂蛋白及磷脂结合，以脂蛋白的形式存在，才能被运输。体内脂蛋白有五种，包括低密度脂蛋白（LDL）、高密度脂蛋白（HDL）、极低密度脂蛋白（VLDL）、乳糜微粒（CM）和极高密度脂蛋白（VHDL）。脂蛋白结构示意图见图7-2。

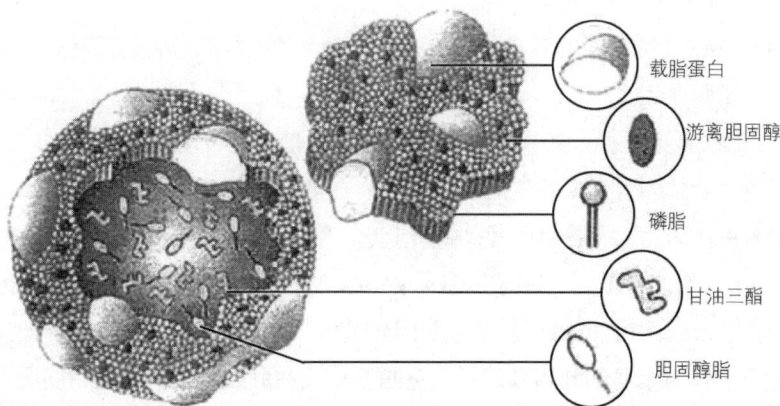

图 7-2　脂蛋白结构图

LDL 的主要脂类是胆固醇，其功能是将肝脏合成的胆固醇运到肝外组织，保证组织细胞对胆固醇的需要，它会沉积在血管壁上，故俗称为"坏胆固醇"。HDL 主要脂类为磷脂，其功能与 LDL 相反，是将肝外细胞释放的胆固醇转运到肝脏；这样可以防止胆固醇在血管中聚积，防止动脉粥样硬化。LDL 与 HDL 的最佳比例是（4~6）:1，有利于维持血脂的平衡。如果您吃太多的食物和热量，过剩的能量就会以甘油三酯的形式存入脂肪细胞，这种储蓄太多就会导致肥胖症和代谢综合征，增加冠心病和脑出血的几率。

2. 胆固醇的作用

（1）胆固醇是合成性激素、肾上腺皮质激素、脑垂体激素的原料。

（2）胆固醇是合成胆汁酸的原料。

（3）胆固醇是细胞膜的重要组成部分。

（4）胆固醇在紫外线的作用下转化成维生素 D。

体内胆固醇的来源有两种，其中 2/3 由肝脏自己合成，1/3 由食物中摄入。肝脏是决定血液中胆固醇浓度的最主要器官。肝脏通过肝细胞上的胆固醇受体来吸收血液中的坏胆固醇 LDL，并在肝内代谢 LDL；肝脏还合成和转移胆固醇，并合成卵磷脂。胆固醇受体就好比一扇门，没有它血液中的胆固醇就进出不了细胞。肝脏功能异常，胆固醇代谢将出现严重紊乱，导致胆固醇浓度过高、卵磷脂含量不足，引起心脑血管病高发。

3. 高脂血症的常见原因

（1）摄入脂肪过多：饮食中如果摄入了大量的高胆固醇食物或高脂肪食物，可以引起高脂血症。

（2）饮食不规律：如果饮食不规律、节食禁食也容易引起高血脂，如每天少吃一餐时，体内大量储存的脂肪便会注入血液中，可使血液脂肪量增加高达正常量的 6 倍。因此，心脏病患者，如果少吃一餐、节食禁食是非常危险的。

（3）肝脏功能异常：由于肝脏是体内脂肪代谢的中心，当肝脏受损时、脂肪代谢就会出现问题，导致肝脏合成胆固醇过多、卵磷脂过少，胆固醇的排泄不畅；也会导致人体对脂肪的利用障碍，大量脂肪积聚在肝细胞内，导致脂肪肝；同时由于脂肪利用障碍，大量脂肪堆积在体内，导致高血脂和肥胖的发生。

（4）压力和药物：体内脂肪含量高的人如果遭遇到压力或服用强的松等药物时，其体内储存的脂肪也会大量地进入血液中，引发危险的情况。

（5）遗传基因缺陷：由于先天的遗传问题，一些人的胆固醇受体出现了问题，胆固醇不能有效地运进细胞里"消化"，这些胆固醇就以脂蛋白的形式在血液中"流浪"，导致血液胆固醇浓度增加、并在血管壁上沉积。

血脂高，通俗地讲就是血管里的油多了，就容易往血管壁上贴，贴的越多血管腔越窄，相应器官的血液供应越不足，发生在心脑时，就会出现心肌供血不足和脑供血不足，导致冠心病和脑血管疾病。

（三）冠心病

1. 概述

冠心病指由于冠状动脉硬化使管腔狭窄或阻塞导致心肌缺血、缺氧而引起的心脏病。

冠心病最关键的基础性病变是冠状动脉粥样硬化。冠状动脉粥样硬化在小孩时即可出现，成人则有很高的发病率。研究发现 10 岁之前的孩子有一半冠状动脉已受到损害；而到 15 岁的时候，便 100% 患有轻微的动脉硬化症；解剖 300 位平均年龄为 22 岁的青年人尸体，发现 77% 已有明显的心脏疾病。动脉粥样硬化发生和发展见图 7-3，这一过程往往需要几年到几十年的时间，是一个发展的过程，防治一定要趁早。

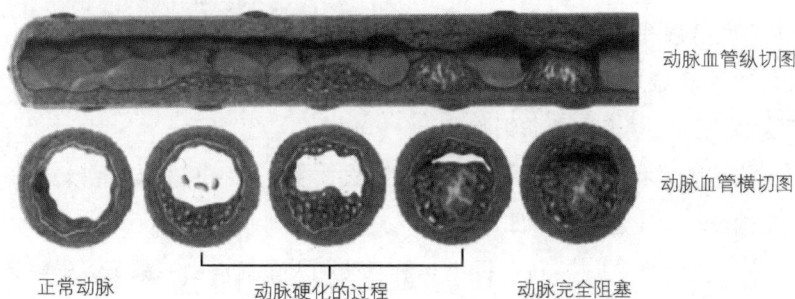

动脉血管纵切图

动脉血管横切图

正常动脉　　　动脉硬化的过程　　　动脉完全阻塞

图 7-3　动脉硬化发生发展示意图

2. 冠心病的流行病学

我国 1991~1995 年冠心病年平均死亡率为 33.6 人 /10 万。据世界卫生组织 2008 年统计，中国冠心病年平均死亡率已达 291 人 /10 万；而同年美国冠心病年平均死亡率为 188 人 /10 万，日本为 106 人 /10 万，我国心血管病发病率和死亡率已经超过了美国和其他西方国家，成了名符其实的"冠心病王国"。可悲的是，中国冠心病的发病率还在呈现不断上升的趋势，对国民健康已经构成了重大威胁。

3. 冠心病的根本原因

冠心病的基本病变是动脉硬化，动脉硬化的罪魁祸首是血管炎症，而不是胆固醇。减轻或消除血管炎症的最好方法就是补充营养，在补充优质原料后，发挥自身强大的修复能力才可以平复血管炎症。

引起血管炎症的原因包括 LDL、同型半胱氨酸以及氧自由基。血液中的 LDL被自由基氧化，变成氧化型 LDL（ox-LDL）才容易沉积在血管壁上，形成血脂斑块，引起动脉粥样硬化和管腔狭窄，导致供血不足，引发心脑等重要脏器疾病。从图 7-4 可见冠状动脉内膜不规则增厚，粥样斑块形成，管腔狭窄达 67%。

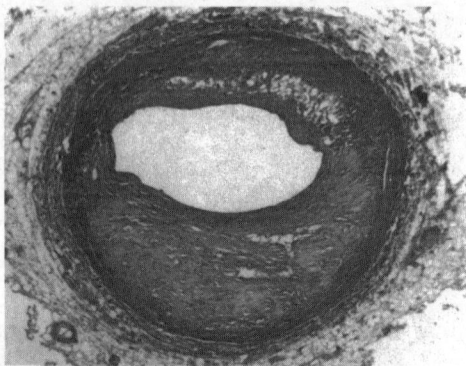

图 7-4　冠状动脉硬化示意图

LDL 胆固醇被捕获到血管内皮下层，进而被巨噬细胞吞噬。巨噬细胞塞满了 ox-LDL 后，变成脂质细胞，导致内皮细胞结构和功能受损，动脉硬化过程发生、并不断发展。引起动脉粥样硬化的血管炎症反应包括以下四个步骤：

（1）内皮细胞受损：LDL、同型半胱氨酸和大量氧自由基都可以导致氧化压力增加，破坏血管内皮细胞。

（2）炎症反应形成：内皮细胞受到伤害时，LDL 透过内皮细胞渗入内皮下间隙，单核细胞迁入内膜、吞噬 LDL 等敌人，以减少 LDL 对内皮细胞的进一步伤害。ox-LDL 与单核巨噬细胞表面的清道夫受体结合而被摄取，吞噬了大量 LDL 的巨噬细胞形成巨噬细胞源性泡沫细胞，形成脂质条纹，在动脉内膜形成数毫米大小的黄色脂点或数厘米长的黄色脂肪条纹，此乃动脉硬化的最初病变。动脉粥样硬化发病机制，详见图 7-5。

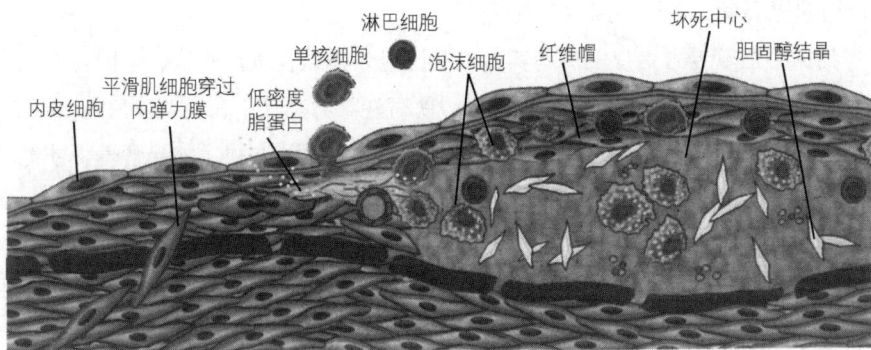

图 7-5　动脉硬化发病机制示意图

（3）慢性炎症反应：上述病变不断加重，会逐渐导致动脉内皮层附近区域的慢性炎症反应。炎症吸引更多的单核细胞，单核细胞吞噬更多的 LDL，导致巨噬细胞源性泡沫细胞增多，脂质斑块变厚；动脉中膜的平滑肌细胞（SMC）经内弹力膜窗孔迁入内膜，吞噬脂质形成肌源性泡沫细胞，增生迁移形成纤维帽；ox-LDL 使泡沫细胞坏死崩解，形成糜粥样坏死物，粥样斑块形成。斑块突入动脉腔内引起管腔狭窄，动脉硬化加重。动脉粥样硬化发病机制示意图，详见图7-5。

（4）斑块破裂：斑块发生出血、坏死、溃疡、钙化、附壁血栓形成，甚至斑块破裂。破溃的斑块进入血流成为栓子，可引起重要部位的梗死。

研究发现，并非所有冠心病患者胆固醇均有异常，约有半数冠心病患者胆固醇水平正常；另有部分冠心病是由同型半胱氨酸水平过度升高所致。同型半胱氨酸是身体在代谢蛋氨酸的过程中产生的副产品。在正常情况下，我们身体可以把同型半胱氨酸转换为半胱氨酸或重新变为蛋氨酸；但这一转换过程必需叶酸、维生素 B_{12} 和维生素 B_6 的参与；也需要提供足量的甲基供体，以使体内的甲基化反应能正常进行。如果缺乏这些 B 族维生素，同型半胱氨酸的转化就会出现障碍，从而导致血液中的同型半胱氨酸水平升高。

血液同型半胱氨酸水平维持在 7~9 微克／升以上时，患心血管疾病的可能性就大。同型半胱氨酸水平越低越好。研究发现，同型半胱氨酸水平升高者心脏病发作的可能性是水平低者的三倍，证实高水平的同型半胱氨酸可以显著增加动脉狭窄的发病率。因此认为，同型半胱氨酸血症是一种独立的心血管疾病致病因素，可以引起冠心病、中风和周围血管疾病。

临床心血管专家治疗的患者实际上都已经处在血管炎症的最后阶段，他们不得不把绝大多数的时间花在"灭火"上，所有注意力都集中在晚期疾病的治疗上、即对症治疗上。实在没有时间去教育患者必须改变生活方式、加强营养，才能减缓甚至消灭这种破坏性的疾病。

冠心病的根源是由氧化压力导致的血管炎症，故从本质上来说，冠心病是一种炎症性疾病，而不是胆固醇疾病；LDL、同型半胱氨酸和大量氧自由基等只是导致血管炎症的几种常见原因。

4.冠心病的临床分型

动脉粥样硬化会导致冠状动脉狭窄，尤其是血管分叉处狭窄，从而影响心肌的血液供应，出现心肌缺血、损伤甚至坏死。冠状动脉狭窄导致心肌缺血坏死即心肌梗死的情况，详见示意图7-6。

临床将冠心病分为五型，包括隐匿型、心绞痛、心肌梗死、缺血性心肌病和猝死型。临床最常见的是心绞痛型，表现为发作性胸闷、胸痛，有濒临死亡的感觉。

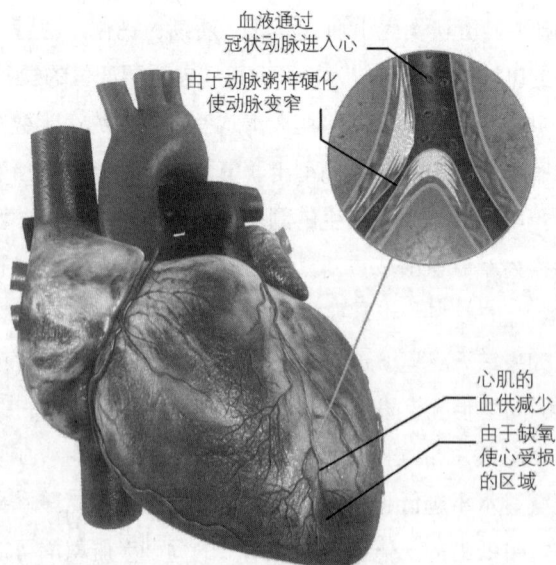

血液通过冠状动脉进入心

由于动脉粥样硬化使动脉变窄

心肌的血供减少

由于缺氧使心受损的区域

图7-6　冠状动脉狭窄致心肌梗死示意图

（四）脑血管病

我国脑血管患者已经超过 1000 万，脑血管意外死亡已跃居死因第一位，而且发病率和死亡率还在呈现不断上升的趋势，对国人的健康构成重大的威胁。脑血管病分为两种，包括缺血性脑血管病和出血性脑血管病。缺血性脑血管病比较常见，占 2/3；包括脑梗死和脑血栓形成。出血性脑血管病仅占 1/3，主要为脑出血。图 7-7 为脑动脉造影放大图，血管像气球般膨大形成动脉瘤，壁相当薄，很容易破裂引起脑出血。

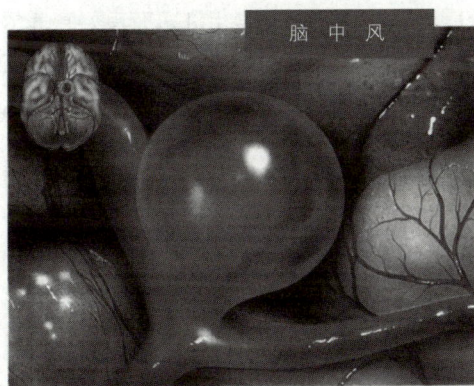

图 7-7　脑动脉造影放大图，显示动脉瘤

三、心脑血管病的防治和营养调理

（一）保持能量平衡

控制体重，限制能量，增加活动，避免肥胖。

（二）改进膳食结构

做到合理膳食。

（1）清淡饮食、限制钠盐。正常人每天仅需食盐 0.5 克就能维持健康，营养学会建议每日盐的摄入少于 6 克。现代人普遍食盐太多，钠盐会吸收水分以维持正常的渗透压，从而增加了体内的血容量，容易导致或加重高血压。

（2）增加钾的摄入：如新鲜绿色蔬菜、豆类和根茎类、香蕉、杏、梅等。

（3）增加钙、镁的摄入：多摄入含钙的食物，如牛奶和豆类等。

（4）限制饱和脂肪和胆固醇的摄入：保持良好的脂肪比例：多不饱和脂肪酸/饱和脂肪=1~1.5，胆固醇摄入<300毫克/天。

脂肪不能摄入太多，但也不能太少。研究发现，吃太少的脂肪或胆固醇可能对身体也有害处，其中最主要的危险因素可能是引起必需脂肪酸的摄取不足。给患动脉粥样硬化的患者吃低脂肪食物，他们会感到饥饿，通常食欲会大增，因此便会吃更多的淀粉和甜食，使体内过多的热量迅速转变为脂肪，导致血液中脂肪及胆固醇急剧地增高；给这些患者吃低胆固醇的饮食所得到的结果也常常与我们期望的相反。由于低胆固醇饮食限制了食用许多有良好营养的食物，从而使有利于脂肪及胆固醇分解与利用的营养素也摄入减少了；而且食物中胆固醇摄入减少，肝脏合成的胆固醇就会相应增加。观察发现，北欧人吃奶油很多，而患心脏病的人却很少；奶油等脂肪对人体所产生的危害，只有在对其分解的营养素摄入不足时才会产生影响。

（5）动植物蛋白质要合理调配，植物蛋白应占总蛋白的50%~70%。每天可饮脱脂牛奶250毫升，一周2~3个鸡蛋，多吃鱼和豆制品。

（6）限制饮酒，戒烟，多喝绿茶，不饮浓茶。

（7）糖类以多糖为主，多食粗粮、杂粮和土豆。

（8）多吃蔬菜水果，膳食纤维每天摄入25~30克。可多吃芹菜、洋葱、大蒜、胡萝卜、菠菜、山楂、香蕉、苹果、桃、梨，以及菊花、海带、木耳、香菇、玉米、坚果类食物。

（三）食疗配方

1. 鱼腥草红枣汤

适合寒性体质、虚性体质用。材料：鱼腥草（干品）40克，红枣15粒。做法：先将鱼腥草洗净，红枣洗净切开留籽。两者加水3000毫升入锅合煮，大火煮沸，小火再煮20分钟，滤渣当茶饮。

2. 鱼腥草薄荷茶

适合热性体质、实性体质用。材料：鱼腥草（干品）40克，薄荷叶（干品）5克。做法：先将鱼腥草洗净，加水3000毫升入锅煮，大火煮沸，小火再煮20分钟。放入洗好的薄荷叶，立即关火，焖5分钟，滤渣即可饮用。

鱼腥草味辛，性寒凉，能清热解毒、消肿疗疮、利尿除湿、消炎止痢、健胃消食。现代药理实验表明，本品具有抗菌、抗病毒、提高机体免疫力、利尿和抗过敏等作用。实验发现，用鱼腥草提取物灌流蟾蜍肾，能使毛细血管扩张，增加血流量及尿液分泌，从而具有利尿的作用；其作用可能由其中有机物所致，钾对利尿仅起附加作用。鱼腥草也有抗过敏作用，研究发现鱼腥草油能明显拮抗过敏性慢反应物质、组胺、乙酰胆碱等所致的豚鼠回肠的过敏性收缩，并对豚鼠过敏性哮喘有明显的保护作用。动物实验发现鱼腥草还有一定的降压作用，将鱼腥草水溶液20~40毫克/千克 静注于犬，可使其血压下降40~50毫米汞柱，能抑制离体蟾蜍心脏。此外鱼腥草还有镇痛和止血等作用。

薄荷性凉，味甘辛，药食两用。有疏散风热，清利头目，利咽透疹，疏肝行气等作用。薄荷主要食用部位为茎和叶，也可榨汁服。在食用上，薄荷既可作为调味剂，又可作香料，还可配酒、冲茶等；加薄荷做的食物有薄荷粥、薄荷豆腐、薄荷鸡丝、薄荷糕、薄荷汤、薄荷凉茶等多种。此外，薄荷茎叶有特殊香味，可用于制作口香糖、牙膏等，起到清凉提神、泻火的功效；薄荷还可酿蜜，其蜜蜜色深，呈深琥珀色、具有较强的薄荷特殊气味。

3. 五汁饮

富含酵素，清凉退火，可以加速气血循环，特别有助于利尿排毒。材料：苹果1个（200克）、大黄瓜1/4条（150克）、凉瓜1/4条（100克）、青椒100克、西洋芹菜2片（150克）。冬天可以加些姜片。做法：苹果、大黄瓜去皮切块，苦瓜、青椒、西洋芹洗净切块。所有的材料用分离式榨汁机榨出原汁，现榨现喝。

（四）心脑血管病的药物防治和器械治疗

阿司匹林可以堪称医学史上的一个伟大发明，有人说它的发现是世界的第八奇迹。阿司匹林不仅能够退烧、治头痛，还能预防急性心肌梗死。近年来，还有研究发现阿司匹林可以预防癌症。研究发现，阿司匹林可以抑制一种叫前列腺素的激素，从而使血小板不会粘在一起。急性心肌梗死和脑梗死都和血小板凝聚有关。美国疾病预防学会建议，45岁以上有冠心病高危因素的男性，55岁以上有缺血性脑血管疾病高危因素的女性，应该每天口服阿司匹林预防心脑血管病。

高血压的根本原因是血管弹性变差。因此，治疗高血压正确的方向应该是改善血管的弹性，使之恢复到正常状态。

市面上很多降压药都是血管扩张药，通过强行扩张血管来降低血压，暂时起降压作用。但强行扩张血管的时间一长，血管就累了，就想回到原来状态，那样的话血压就会再次升高。所以，为了让不听话的血管继续保持扩张状态，就只能增加降压药的用量。一开始每天吃一片降压药就行了，时间一长就要加到两片，还不行就要两种甚至几种药物联合起来使用，目的很简单，就是让血管要保持在扩张状态。血管由此变得很疲劳、很累，长期下去就会导致血管壁的一些成分改变甚至消失。

人长期劳累致死，被称为过劳死；而人体的成分长期劳累致死，则称为营养不良性萎缩。血管在降压药的作用下，长期被动扩张，就会导致血管壁内的某些成分，尤其是血管壁内平滑肌萎缩、血管壁变性，使血管壁柔韧性越来越差、越来越脆，血管就很容易破裂出血。

现在医院常用的解决血管狭窄的方法有几种，包括球囊扩张术、放支架以及冠脉搭桥术。这些医疗手段有一定的近期疗效，能够暂时起缓解作用；但由于它只是解决某一个或几个地方狭窄的问题，而当血管有问题时，往往是很多地方都有问题、甚至是很多个脏器都有问题。所以这些治疗方法，从原则上来说都是对症治疗，只是暂时解决某一段血管狭窄的问题，没有从根本上解决血管狭窄的问题，没有办法治愈心脑血管病。

所有降压药物的治疗以及介入治疗原则上都属于对症治疗，都没有解决高血压患者血管弹性变差这一根本问题；也没有解决血管病的血管狭窄问题；只有营养调理，才能解决心脑血管病的上述根本问题。

（五）心脑血管病的营养调理

心脏营养的主要作用是保持它的强大动力，把营养物质转化为它需要的能量。这种转化是在细胞内线粒体中实现的，线粒体是心脏的发电厂，通过呼吸作用氧化分解营养素，产生的能量储存在三磷酸腺苷（ATP）这种能量小分子中，供给心脏细胞动力。

线粒体直接利用体内的氧气产生能量，但是同时受到氧化反应副产品氧自由基的伤害。线粒体损伤超过一定限度，细胞就会衰老死亡。所以，心脏营养的第二个作用就是保护线粒体不受自由基的伤害，充足的脂溶性抗氧化剂如维生素E和脂溶性植物营养素是线粒体正常工作的保护伞，都是保护心脏健康需要的营养。

维持体内血管健康的营养调理主要针对三个方面：构建健康的血管壁，保持血液的清洁，保证微循环通畅。健康的血管壁首先是要保持血管弹性，充足的蛋白质和维生素C是构成血管壁胶原蛋白的重要原料；其次是要防止血管受到损伤，比如毒素、自由基等的损伤，所以需要及时排除体内毒素、合理摄入对抗自由基的营养素。

1. 改善血管弹性

前面已述，高血压发生的根本原因是血管壁的弹性变差了。血管壁的弹性变差一定是血管壁在结构上受到损伤或在组成成分上出现了一些问题，那就给血管提供改建所需的营养素就行了。将营养素给足后，血管壁就会依赖其自身的修复能力将自己修补好。结构好了、弹性恢复了，高血压也就自然而然地治愈了。

用营养素治疗高血压，患者治愈所需的时间有很大出入。有的人半年就行了，有的人要一年多，还有的人需要几年甚至更长的时间；这主要取决于血管壁的损伤程度，损伤轻者所需的修复时间就短，损伤重所需的修复时间就长。全身血管系统非常庞大，严重受损时需要大量的营养素来修复，耗时也需要长一些。用营养素治疗高血压，即使在短期内血压没有明显下降，也具有特别重要的意义，因为随着营养素的不断使用，您血管的柔韧性就会大大改善、就不容易发生脑溢血，可以阻止并进一步缓解高血压眼底病变、高血压肾病等严重并发症。只要坚持使用，一定有一天会将高血压及其并发症治愈。

高血压病应重点增补血管壁胶原蛋白的原料，以改善血管弹性、舒缓血压，比如蛋白质粉、维生素C等。蛋白质和维生素C是血管壁胶原蛋白的主要合成原料；维生素C还可以预防血管硬化，减少中风机会，防止血栓形成。如果是由于压力引起的高血压，还要重点补充释放压力的营养素；如果是由于动脉硬化、血管变窄引起的高血压，则应重点补充防治动脉硬化的营养素。

2. 降低低密度脂蛋白胆固醇和甘油三酯

茶族软胶囊含茶多酚和茶黄素，有降低低密度脂蛋白胆固醇（LDL-C）的作用。茶多酚（Tea Polyphenols）是茶叶中多酚类物质的总称，包括黄烷醇类、花色苷类、黄酮类、黄酮醇类和酚酸类等。其中以黄烷醇类物质（儿茶素）最为重要。茶多酚是形成茶叶色香味的主要成分之一，也是茶叶中有保健功能的主要成分之一。研究表明，茶多酚等活性物质具解毒和抗辐射作用，能有效地阻止放射性物质侵入骨髓，并可使放射性物质迅速排出体外，被健康及医学界誉为"辐射克星"。

茶黄素（Theaflavin）是存在于黄茶、红茶中的一种金黄色色素，是茶叶发酵的产物。经过临床试验，验证了茶黄素具有调节血脂、预防心血管疾病的功效，而且无毒副作用。茶黄素不但能与肠道中的胆固醇结合，减少食物中胆固醇的吸收，还能抑制人体自身胆固醇的合成。

深海鱼油具有降低甘油三酯和 LDL-C 的作用，以降低甘油三酯的作用为主。深海鱼油预防冠心病的作用要从 ω-3 脂肪酸说起。鱼油中的有效成分是一种叫 ω-3 的脂肪酸，它是人体无法合成的一种多不饱和脂肪酸。在人体内它被代谢成 HDL-C，它的作用是将血液中的脂肪运离血管，运到血管外细胞中被代谢利用掉，或者运回肝脏处理后排出体外。此外，ω-3 脂肪酸还有抗氧化和消炎功能，并且有预防癌症和抗凝的功效。美国哈佛医学院研究 ω-3 脂肪酸的权威专家康景轩博士认为，深海鱼油是补充 ω-3 脂肪酸的最好方式。市面上深海鱼油品种很多，质量残差不齐。把深海鱼油产品放到冰箱冷冻室存放一夜，劣质鱼油可能就会凝结、形成絮状物，而好的鱼油不会凝结。

卵磷脂也是由肝脏产生，并随同胆汁进入肠内后再被体内吸收。卵磷脂是构成人体细胞的材料；也可以帮助脂肪的运输，是一种强乳化剂，可将血液中胆固醇及中性脂肪乳化分解成细微分子，使它们能顺利地通过血管，而为身体内各种组织细胞所吸收和利用。卵磷脂可以减少脂肪在血管内壁的滞留时间、降低血液粘稠度，加快血液循环速度，提高血液运输效率，减少血管堵塞、改善微循环，有效防治血管病。

卵磷脂的合成需要必需脂肪酸、维生素 A、胆碱、肌醇、维生素 B_6 及镁等营养素作原料；其中任何一种营养素的缺乏，都会限制卵磷脂的合成。研究发现，持续使用卵磷脂制剂三个月，患者血液中胆固醇的浓度可显著降低。因此，卵磷脂对高血脂、血管硬化及脑中风的防治均有很大帮助。

美国詹姆斯·安德森研究报道，食用蛋白质粉明显减低了 LDL 的浓度。大蒜精有降低胆固醇、甘油三酯的作用。纤维片也可以降低胆固醇，增加饱腹感，有助于控制体重。

3. 降低血液同型半胱氨酸水平

临床研究发现，有些冠心病、脑血管病患者血脂一直不高，但血液同型半胱氨酸水平升高；进一步研究证明同型半胱氨酸在体内的高水平是潜在心血管疾病的标志，也是中风的危险因素。

有效降低血液同型半胱氨酸水平有三个办法，一是控制饮食中蛋氨酸的量，即控制蛋氨酸含量较高的食物，如肉类和蛋奶制品的摄取量，但这样易引起蛋白质摄入不足。二是补充甲基供体，如甜菜碱、也称三甲基甘氨酸，对降低同型半胱氨酸水平也有效；可以每天增加摄入 1~5 克三甲基甘氨酸。三是补充足够的叶酸、维生素 B_6 和维生素 B_{12}，这样用来代谢同型半胱氨酸的酶系统就能有效地工作。

专家建议每天摄取 1000 微克叶酸，50~150 微克维生素 B_{12} 和 25~50 毫克维生素 B_6。许多临床研究表明，每天补充维生素 B 族就能有效而且大幅度地降低同型半胱氨酸水平；但起效需要一定的时间，一般在补充维生素 B 族 6~8 周以后，同型半胱氨酸水平才开始逐渐降低。

4. 对抗氧自由基，防治血管炎症

研究发现，服用抗氧化剂就可抑制 LDL 的氧化反应，减少其在血管壁上的沉积，减轻动脉粥样硬化；通过对抗氧自由基，减轻自由基引起的血管炎症，减轻动脉粥样硬化，从而预防冠心病和脑血管病的发生发展。增加抗氧化剂的摄入是保持心脏健康的一种新方法。

Packer 教授的研究团队发现，体内抗氧化网络防御系统保护心血管健康作用最重要的成员是辅酶 Q_{10} 和维生素 E，谷胱甘肽和 α–硫辛酸也有很强的支援作用。诺贝尔奖获得者 L. J. Ignarro 博士在有关一氧化氮有益心血管疾病的研究中发现，α–硫辛酸正是促成一氧化氮生成的关键原料之一。在对抗自由基、防治心血管疾病方面，抗氧化网络中的各个成员经常互相支援、协同作战，其联合抗氧化效果要比任何单一抗氧化剂好很多。

比如，维生素 E 可以在 LDL 周围形成一个保护性屏障，预防自由基侵袭 LDL。维生素 E 通过捐献一个电子给自由基，牺牲自己，之后变成前氧化物，从而被暂时性"预氧化"，分子变得不稳定；此时血液中流动的维生素 C 就会给予支援、协同作战，及时捐献一个电子给维生素 E，维生素 E 在获得了电子以后，立即被还原，恢复了抗氧化功能，恢复了战斗力，可以再去中和血液中更多的自由基。

通过上述机制，维生素 E 能够防止 LDL 被氧自由基破坏，可以提升血液中卵磷脂浓度、降低胆固醇，减少血脂在血管壁沉积的机会。维生素 E 还有消除血管壁上疤痕的作用，可以减少胆固醇在动脉壁上淤积；此外，维生素 E 还可以大幅度地降低氧的需求，缓解心肌氧供不足的矛盾，对冠心病等心脏病的康复有很大帮助。

β－胡萝卜素位于血管壁，可以防止 ox-LDL 的摄取，预防脂质斑块的形成。从上可见，维生素 E、维生素 C 和 β－胡萝卜素有协同抗氧化作用，联合使用效果更好。

银杏叶提取物的主要成分是黄酮类物质，黄酮类物质是氧自由基的清除剂，能防止细胞膜的脂质过氧化，特别是它能与细胞膜脂双层相互作用和穿过脂双层；银杏也有抑制血小板活化因子的作用，能够帮助改善全身血液循环。所以，银杏对防止心脑血管病也有很好的作用。

5. 补充辅酶 Q_{10} 增加心肌营养

1957 年美国科学家发现人体内有一种物质具有抗氧化功能，同年英国爱丁堡大学彼得·麦克博士因在研究该物质与细胞能量关系方面的突出贡献而获得诺贝尔奖，这种具有抗氧化功能的物质，就是辅酶 Q_{10}（CoQ_{10}）。

CoQ_{10} 也称泛醌，是人体内广泛存在的脂溶性醌类化合物，其结构类似于维生素 K。人体内需要使用酪氨酸、8 种维生素和一些微量矿物质做原料才能合成 CoQ_{10}，缺少上述任何一种营养素，身体都无法自然生成 CoQ_{10}，就会导致 CoQ_{10} 严重缺乏。

CoQ_{10} 最重要的功能就是帮助细胞产生能量，提高产能效率。细胞的能量是在线粒体内生成的，线粒体是体内能量制造工厂；而线粒体产生能量所需要的三种非常重要的酶都需要 CoQ_{10} 的参与。

线粒体需要大量氧气来制造能量，有氧燃烧营养物质才能产生大量能量，因此线粒体也是体内氧化压力和氧自由基形成的地方。CoQ_{10} 也是一种强效抗氧化剂，对中和线粒体内的自由基非常重要。CoQ_{10} 还可以抵制血液中自由基对低密度脂蛋白的进攻，预防动脉硬化。心脏病和中风产生了突发的自由基（局部缺血性再灌注引起），这能导致广泛的组织损害，而具有较高 CoQ_{10} 含量的患者可以较少地遭受这些病症的损害。

近 40 多年来科学家已对 CoQ_{10} 进行了数百次的临床研究，证明这种营养物质对人体健康是必需的。人缺乏 CoQ_{10} 通常易患心力衰竭，心律失常，中风，高血压，心脏病发作，动脉硬化，肌肉萎缩等疾病。实验表明，心力衰竭的程度与 CoQ_{10} 的缺乏程度直接相关。到目前为止，全世界至少有九次对照实验证明 CoQ_{10} 对心肌炎、心力衰竭患者有很好的疗效。用辅酶 Q_{10} 能够成功地预防和治疗这些疾病。

另有研究显示，患有充血性心力衰竭的患者和其他心血管疾病的患者，在他

们的心脏组织中 CoQ_{10} 含量比健康人明显低，而每日 100 毫克的补充已显示能明显地改善它们的状况。另有报道心肌炎、心力衰竭患者补充大量的 CoQ_{10}（每天 300~500 毫克），额外添加抗氧化剂和矿物质，3~4 个月后心脏功能和健康状况都会得到显著的改善。

日本的研究人员发现在体外循环心脏手术之前或之后立即补充 CoQ_{10}，对预防再灌注损害等并发症是很有益的。CoQ_{10} 现在被列为健康食品行列中最珍贵的心脏保健产品，盛行于欧美和日本等地，被誉为保护心脏的灵丹妙药，辅酶 Q_{10} 在日本已被批准用于治疗充血性心力衰竭，是日本医学界最广泛使用的心脏保养剂。

辅酶 Q_{10} 对高血压的治疗也是有益的。阿根廷神经科学研究所的研究显示，高血压患者 1 小时内口服 100 毫克的辅酶 Q_{10} 可增强大脑的敏捷性。一项有 109 位原发性高血压患者参与的研究，发现平均每天补充 225mg CoQ_{10} 可改善功能状况，使一半的患者停止了降血压药物的治疗，使心脏收缩压平均从 159 到 147 毫米汞柱，而舒张压从 94 降到 85 毫米汞柱。

在功能性的心脏保健产品中，公认最好的补充剂是 CoQ_{10}。CoQ_{10} 是一种内源性营养素，在人体的总含量仅为 500~1500 毫克，并随年龄增长而减少。在 40 岁时，心脏中辅酶 Q_{10} 浓度只是 20 岁时的 68%。天然食物中辅酶 Q_{10} 的含量极少，所以中年以后额外补充辅酶 Q_{10} 是非常必要的。

辅酶 Q_{10} 在治疗各种疾病时需要相当高的剂量，已报告每日补充剂量高达 300 毫克发现了明显的益处。辅酶 Q_{10} 应与含有脂肪的膳食一起服用，这可增加它的吸收。辅酶 Q_{10} 安全可靠，即使长时间、口服大剂量辅酶 Q_{10}，患者也能很好耐受。

在美国，辅酶 Q_{10} 是十大膳食补充剂之一，年销售额超过十亿美元，大约有 600 万名消费者每天服用辅酶 Q_{10}。日本是最早开发应用辅酶 Q_{10} 的国家，早在 1977 年即已开始生产，辅酶 Q_{10} 的风行是日本成为心血管疾病低发病率国家的最主要原因之一。

6. 综合调理心脏和血管功能

心脑血管病与压力有很大关系，增加抗压力营养素摄入、及时释放压力，对心脑血管病的调理有好处；血液脂肪代谢紊乱的病根在肝脏，增补护肝营养素的摄入，对纠正高脂血症、脂肪肝等心脑血管病也有实际的帮助。应根据个体需要，合理补充维生素 C、维生素 B 族、钙镁片等相关营养素。

研究显示，牛磺酸、三甲基甘氨酸、姜黄素、肉碱、氨基酸螯合镁、钾和硒等天然抗氧化剂，在心脏保护和调理方面也具有很好的效果，可以根据个体的需要选用。

心脑血管病的营养调理配方，应根据不同的疾病及不同个体的需要，分别选用茶族软胶囊、深海鱼油、维生素 B 族、CoQ_{10}、维生素 C、维生素 E、蛋白质粉、银杏、钙镁片、卵磷脂、纤维素、大蒜素等营养素。

（六）典型案例分析

1. 高血压病

王先生，41 岁，外企高管，2013 年 6 月因胸闷、高血压来博益机构咨询。

（1）临床诊断：高血压病（舒张压升高为主、心动过速），脂肪肝，高血脂（甘油三酯、LDL-C 均高），高尿酸血症，失眠，高度近视、视疲劳、视网膜脱离治疗后，骨关节炎。

（2）膳食营养合理性评价：膳食不合理。主要是每天摄入的食物种类太少，只有十几种；膳食结构不合理，豆类、蔬菜、薯类太少，红肉、白米饭摄入太多；三餐分配比例不合理，午餐食物种类太少、质量太差，晚餐吃的太多、吃的太好；烹调方法不当，主要吃熟食；每天食物总量太多，食物比例不当，能量摄入过多，超过身体需要，导致肥胖。

（3）营养评估：中央型肥胖（体重超标 12 千克、BMI 26.6、腰围 100 厘米、体脂含量 28.3%）；营养素摄入不均衡；人体营养组成不合理，体内脂肪超标 10 千克，骨质量约低 0.75 千克，蛋白质正常偏低值，体内钙等矿物质构成比不足。

（4）膳食营养指导：科学选择食物，食物种类每天要超过 30 种。多选用热量低、血糖生成指数（GI）低、纤维含量多、体积大及有饱腹感的食物。近期每天吃 1 斤蔬菜，多吃豆腐等豆制品、每天至少 2 两以上，每天吃 3 种水果、水果总量要控制，每天 4~8 两。1 周吃 2 次鱼，不吃或少吃红肉、虾蟹，最多 1 周吃 1 次红肉（牛肉最佳），不吃猪肉和羊肉，不吃动物的皮。禁食高热量、高脂肪及纯能量食物。吃粗粮杂粮，包括糙米、黑米、红米等，晚餐不吃主食。先吃果蔬后吃饭，饥饿时可以吃些黄瓜和西红柿。每天喝 3 杯蔬果汁。蔬果汁常用的较好食材有西红柿、胡萝卜、芦笋、芹菜、甜菜根、蓝莓、樱桃、草莓、枸杞、蔓越橘、杏仁、亚麻籽、芝麻、姜、蒜头等。合理烹饪，少油煎、油炸，多用蒸、煮或凉拌等烹调方法。控制进餐速度，细嚼慢咽。早餐要吃好，早餐要摄入较多纤维和蛋白质。每天走 1 万步，用计步器计数。合理补充缺乏的营养素。

（5）随访结果：经过 1 个多月的膳食营养调理，胸闷明显好转，精力增加。体重减轻 5 千克（89 至 84），腰围缩小 4 厘米（100~96），化验甘油三酯从 4.4 毫摩尔 / 升减至 2.4 毫摩尔 / 升，LDL-C 恢复正常，尿酸从 560 减至 440。调理第一阶段取得较好效果。至今已经 1 年多了，王先生身体指标完全恢复正常，胸闷等症状完全消失，重新过上了健康而又忙碌的金领生活。

2. 高血压病

陈女士，49 岁，湖南人。因头晕、头胀、头痛去量血压，发现血压明显升高，最高血压达到 180/120 毫米汞柱，医院检查发现有动脉硬化。短期服过一些降血压药物。她女儿建议进行营养调理，因嫌产品贵一直不舍得用，做了许多耐心细致的解释工作，告诉她如果不调理好高血压，以后会有许多并发症，甚至可能会脑出血，那时不但要花更多的钱，而且不一定有效。2010 年底开始实行细胞营养疗法，调整膳食结构，配合食疗，同时额外补充缺乏的营养素，并进行两次断食排毒，调理三个月后取得明显效果，血压降至 140/90 毫米汞柱，半年后血压恢复正常，稳定在 120/80 毫米汞柱，体重也从 80 千克减至 65 千克。至今血压和身材都维系正常。

3. 高血脂

王先生，48 岁，新疆伊梨人。肥胖，血脂升高多年。身高 175 厘米，体重 93 千克，体质指数 30.4，中央型肥胖。医院化验血液，甘油三酯 24.7 毫摩尔 / 升、胆固醇 13 毫摩尔 / 升，血液黏稠度很高。在营养师的指导下，参加了 3 次断食排毒活动，每月 1 次，1 次 3~7 天；同时进行细胞营养疗法，额外补充一些严重缺乏的营养素，包括茶族软胶囊、深海鲑鱼油等，调理 1 个月后显示效果，3 个月后呈现明显效果，体重下降了 23 千克，体质指数降至 22.9，甘油三酯降至 3.5 毫摩尔 / 升，胆固醇恢复正常，精力和精神也恢复正常，身体情况得到极大改善。

4. 冠心病

简厂长，男，58 岁，广州人。有胸闷等不适，去广东省人民医院做心电图检查发现有心肌缺血，行冠脉造影检查，发现冠状动脉狭窄达 70%，医院诊断为"冠心病"。膳食调查发现患者长期以来吃饭很多，每餐平均吃 500 克米饭，而且长期吃精米，饮食中维生素 B 族摄入不够。每年都做体检，血脂都正常。考虑是由于维生素 B 族缺乏，导致体内同型半胱氨酸代谢障碍，血液同型半胱氨酸水平升高，引起血管炎症，导致冠心病。建议实施细胞营养疗法，改善饮食，配合食疗，补充缺乏的营养素，重点是维生素 B 族，综合调理三个月后胸闷消失，精神也明显好转，心绞痛未再发作，基本治愈。

5. 脑梗死

陈大爷，79 岁，广州新塘人。2010 年底出现头晕、左手脚无力去广州中山大学附三院做 CT 检查，发现有右脑梗死，既往有糖尿病、高血压、高血脂、脂肪肝、痛风等 11 种慢性病多年。平时需要用拐杖才能行走，服用多种中西药治疗。2011 年 5 月并发低血糖昏迷，经医院抢救才转危为安；2011 年 8 月再次因并发症入院抢救，出院后家属带来博益机构咨询。告知患者及家属单靠药物只能控制症状，如想要有更好的效果，建议同时进行细胞营养疗法，发挥细胞的修复能力。患者和家属表示理解和同意。他们说能看病的医院都去过了，疗效就是目前这样，他们是慕名来咨询，愿意做新的尝试。

嘱咐家属调整膳食结构，配合对症食疗，重点补充保护血管的营养素，剂量比较大，综合调理 3 个月后显示效果，半年后呈现明显效果，表现为精神明显好转，胃口好，体力显著改善，左手脚更有力，丢掉拐杖可以自行走路，可以上下楼，可以在自家商店帮忙做一些事。

6. 院长的故事

黄先生，男，64 岁，广州某二甲医院院长。患支气管扩张多年，2002 年 8 月因突发急性心肌梗塞收入中山大学附属第一医院心血管监护室住院，当时血压为零、心率 30 次/分钟，病情非常危重。冠状动脉造影检查，发现右冠状动脉主干完全堵塞，左冠状动脉分枝有两处堵塞达到 40%，立即在右冠状动脉主干处放支架。手术后并发肺部感染、急性呼吸窘迫综合征，使用了呼吸机等许多抢救设备，我曾去指导过呼吸机的使用。经过 1 个多月的积极抢救，病情明显好转、生命体征稳定。

患者女儿是内科主治医师，而且还是国家公共营养师，学习营养十年，有很多调理经验，建议患者在服用阿司匹林、胺碘酮、立平脂等药物的基础上，加用保护血管和心脏的营养素，大剂量使用维生素 E、银杏、蛋白质粉、天然维生素 B 族、维生素 C、钙镁片和类胡萝卜素等营养素。由于当时还有支扩咯血，所以没有使用鱼油。1~2 个月后开始起效，感觉咳嗽咯血减少、体力增强，半年后身体恢复得非常好，日常生活完全恢复正常，还可以经常去爬白云山锻炼身体。感觉优质营养素真的可以重塑整个人体，可以使人越活越健康。感叹营养真是太重要了，其重要性远远超过一般人包括我们医务人员的想象，人们再怎么重视都不为过，越重视营养者受益将越大。

黄院长女儿从自己父亲身上看到营养的神奇效果，于2003年加盟广州博益机构，在广州从事营养产业，帮助到很多人调理好了身体，取得了很好的社会效益和经济效益。

7. 心脑血管疾病调理经验

心脑血管疾病最常见的慢性疾病之一，40%以上中国人是因为心脑血管病去世。引起血管病的主要原因是血管炎症，而血管炎症的原因主要是营养不均衡，有3种营养不均衡容易引起血管炎症，包括低密度脂蛋白胆固醇升高；体内氧自由基产生过多、对抗自由基的营养素如维生素E等摄入不够；维生素B族摄入不够导致血液同型半胱氨酸水平升高。简厂长的冠心病主要是维生素B族摄入不够，导致血液同型半胱氨酸水平升高引起的；而陈大爷的脑梗塞主要是高血脂引起的，也与高血压、高血糖等危险因素也有一定关系。

营养咨询时，要通过健康调查、膳食调查和计算，根据国家的判定标准和自己的经验，来分析和判断咨询者究竟是哪种或哪几种原因引起心血管病的。像陈大爷这类患者主要是血脂升高尤其是低密度脂蛋白胆固醇升高引起的血管病，应主要用茶族软胶囊、深海鲑鱼油等营养素等来调理；像简厂长这类患者主要是维生素B族不够，导致血液同型半胱氨酸水平升高引起的血管病，则应重点大量补充维生素B族；许多血管病患者均有维生素E等抗氧化营养素摄入不足，也应及时给予补充。维生素C和蛋白质是血管壁胶原蛋白的主要原料，也应充分补充，以防治高血压和脑出血。银杏有扩张血管的作用，可以增加心脑等重要器官的血液供应，也有较好的调理效果。辅酶Q_{10}对心肌疾病、心肌缺血、心力衰竭等有很好的作用，镁也有营养心肌的作用，钙能增加心肌收缩力，对多种心脏疾病有很好的调理作用。

全身大小血管加起来数量非常多，有些严重的血管病患者可能需要大量的营养素，需要长时间调理才会有明显的效果，药物对血管病只有对症治疗的作用，只有合理补充营养素，发挥血管黏膜细胞较强的修复能力，才有希望把血管病慢慢调理好，有智慧的病友一定要有足够的耐心来调理自己的血管病，不要错过这种恢复血管健康的最好手段，否则心脑血管病患者将无法恢复血管的健康。

本章小结

　　心脑血管病与肝脏的关系最大，在体内血管的维护过程中，肝脏发挥了极其重要的作用，是肝脏让血管系统得以保持畅通无阻。由于肝脏功能异常尤其是脂肪代谢异常，会导致血脂升高、卵磷脂合成减少，显著增加心脑血管病的患病率。心脑血管病可能主要是肝脏脂肪代谢异常的结果，要有效防治心脑血管疾病、必须重视护肝。

　　高血压的根本原因是血管弹性变差所致。因此，治疗高血压正确的方向应该是改善血管的弹性，使之恢复到正常状态。市面上很多降压药都是血管扩张药，通过强行扩张血管来降低血压，暂时起降压作用。所有降压药物的治疗都是对症治疗，没有解决高血压患者血管弹性变差这一根本问题；只有营养调理，才能解决血管弹性变差这一根本问题，才是真正的对因治疗。冠心病的根本原因是血管的炎症，LDL、同型半胱氨酸和大量氧自由基是导致血管炎症的几种常见原因。减轻或消除血管炎症的最好方法就是补充相关营养素，降低 LDL 和同型半胱氨酸，对抗氧自由基，从而减轻血管炎症、根治冠心病。

第八章 内分泌代谢疾病的防治与营养调理

（一）糖尿病的发病现状与发展趋势的预测

我国糖尿病患者 1995 年为 1500 万，2002 年为 4000 万，2007 年为 9600 万，中国成人糖尿病的发病率达 9.7%。中华医学会内分泌分会与中国疾病预防控制中心的长期联合随访调查资料显示，截止到 2013 年 9 月我国 18 岁及以上成人中，糖尿病患病率估测已达 11.6%，约有糖尿病患者 1.139 亿；更为严重的是，中国成年人群中糖尿病前期(IGT)患病率为 50.1%，中国成年人有一半是糖尿病后备军，相关研究论文在线发表于国际顶级医学刊物《美国医学会杂志》。

中国是糖尿病大国，在糖尿病患者绝对数上多年以来都是全球之冠。按照国际糖尿病联合会估计，现在全球共有超过 3 亿的糖尿病患者，新发布的中国糖尿病发病率数据意味着全球三分之一的糖尿病患者来自中国。而这一数字与 2007 年相比，短短 3 年中国就增加了 2200 万名糖尿病患者，几乎相当于澳大利亚全国人口数。新数据进一步说明了糖尿病已经成为我国重大的公共卫生问题，"东亚病夫"的噩梦似乎再次降临，糖尿病已经成为严重危害我国人们健康的慢性疾病。

（二）糖尿病的病因和发病机制

一般认为，糖尿病的发生是因为胰腺受到损伤，无法正常地分泌胰岛素；或者是组织细胞对胰岛素不敏感所致。胰岛素是胰腺分泌的一种激素，主要作用是促使血液内的葡萄糖进入细胞，再转化为精力，满足细胞的能量需要；不然的话葡萄糖就会以脂肪的形式储存起来。

胰岛素作用机理示意图请见图8-1，从图中可见胰岛素先与细胞膜上的胰岛素受体结合域 α 亚单位结合，引起受体构象改变，受体酪氨酸残基自身磷酸化，导致酪氨酸激酶催化域被激活；接着催化域催化含酪氨酸残基的无活性靶蛋白磷酸化为活性靶蛋白，活性靶蛋白引起胰岛素的生物学效应。图8-1 中的每一步工作都需要能量，能量供应不够，就无法继续下去；铬、维生素 B 族等矿物质和维生素是重要的辅酶，缺乏会显著影响工作效率；反应过程中经常遭到体内大量自由基的撞击，体内缺少高效抗氧化剂，如硫辛酸、维生素 E 等，就无法及时对抗和消灭自由基，类似胰岛素作用这样的生命代谢也就无法正常进行，就会影响葡萄糖的利用，影响体内细胞能量的供应，首先呈现胰岛素抵抗现象，就是胰岛素与胰岛素受体结合后没有前面讲的系列反应，久而久之就会导致糖尿病。

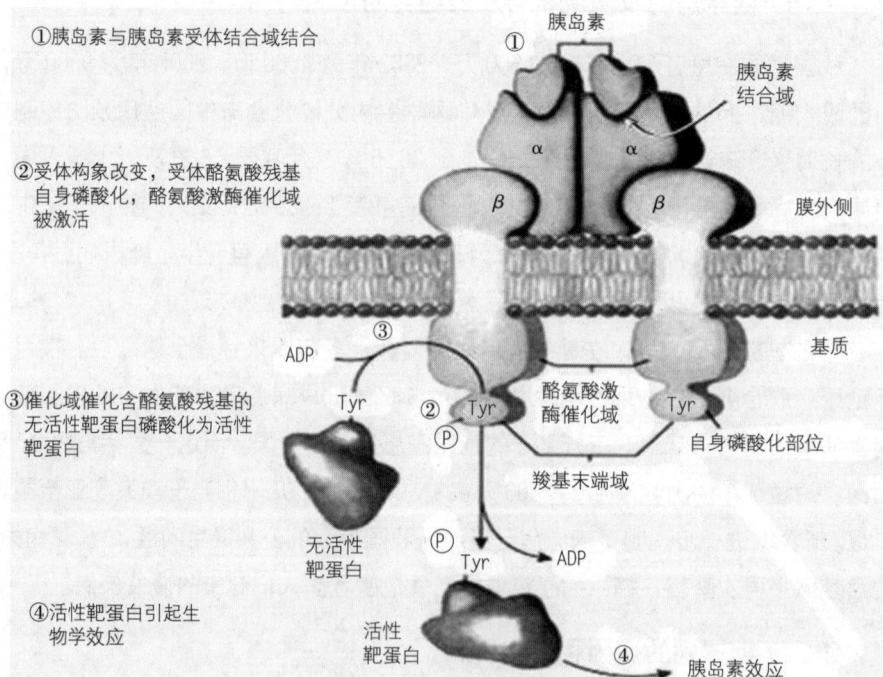

图 8-1　胰岛素作用机制示意图

体内如果分泌胰岛素太少（1型糖尿病），或者对胰岛素不敏感（2型糖尿病），则血糖会升高，出现糖尿病的症状。2型糖尿病又称胰岛素抵抗型，占糖尿病患者的 95% 以上。当身体对胰岛素不再敏感时，就会强制胰腺分泌更多的胰岛素来控制血糖浓度，导致胰岛素过高症，加重体内的代谢紊乱。研究发现，胰岛素抵抗是大多数糖尿病的主要问题。

糖尿病是人体最严重的一种代谢性疾病，患者三大营养物质的代谢都可以出现紊乱。最先出现的是蛋白质代谢紊乱，分解亢进、合成减少；其次是脂肪代谢紊乱或糖代谢紊乱。由于脂肪代谢或糖代谢需要蛋白质代谢产生的酶的协助，酶的合成不足是脂肪代谢紊乱或糖代谢紊乱的主要原因之一。

肝脏是人体糖代谢的管理中心，肝脏通过糖原合成、糖原分解、糖酵解以及糖异生使机体血糖维持在正常水平。所有这些糖代谢过程是通过多种激素，包括胰岛素、胰高血糖素等来进行调节。肝脏是人体三大营养物质的代谢管理中心，只有肝功能异常才会引起三大营养物质的代谢发生这种形式的紊乱，才会导致或加重糖尿病。所以说，糖尿病的病根在肝脏。

糖尿病的发病过程示意图为：肝功能异常→蛋白质代谢紊乱→酶合成减少→糖代谢紊乱→胰岛素抵抗→糖耐量减低→糖尿病。

糖尿病的发病主要与下列因素有关：

（1）营养因素：高能量、高脂、高糖饮食；硫辛酸、维生素 B 族尤其是 B_6 缺乏；矿物质铬、锌缺乏。

（2）生活方式：缺乏运动，熬夜，压力等。

（3）遗传因素和免疫因素等。

糖尿病是一种典型的生活方式病，与营养的关系很大。

（三）糖尿病的诊断和治疗

糖尿病临床表现为"三多一少"，即多尿、多饮、多食和体重减少。糖尿病的危害主要体现在其并发症，包括急性并发症和慢性并发症。急性并发症常见的有酮症酸中毒、高渗性昏迷等，慢性并发症主要有血管病变、神经病变和足病等。由于高血糖会干扰血液中 LDL 的转移，从而使更多的 LDL 沉积在血管壁上，引起动脉粥样硬化。故很多糖尿患者都合并有心脑血管病。

糖尿病的诊断标准为：有糖尿病症状，加上空腹血糖 ≥ 7mmol/L，和（或）餐后 2 小时血浆葡萄糖 ≥ 11.1mmol/L；需要重复一次确认，诊断才能确立。

糖尿病的治疗常用的药物有格列吡嗪、二甲双胍、罗格列酮、阿卡波糖和胰岛素等。几乎所有药物都是对症治疗，没有纠正体内的三大代谢紊乱。所以，糖尿患者用药物很难治愈；只有营养调理，结合改变不良的生活方式，才能根治糖尿病。

（四）糖尿病的膳食指导原则

1. 加强饮食管理

糖尿患者必须重视饮食管理，必须注意食物的选择和搭配，注意控制食物的量。但糖尿病饮食控制太严格也不利于治疗。糖尿病是由于长期营养不均衡导致肝脏的慢性损伤，从而引起体内的三大代谢紊乱所造成。过分限制饮食会使营养不均衡加重，疾病甚至会进一步恶化，所以控制饮食一定要掌握好度。

选用优质蛋白质、脂肪和碳水化合物，按照 50-25-25 供能比搭配，即按照 50% 碳水化合物、25% 蛋白质、25% 脂肪的比例来宏观搭配这些营养成分。

优质蛋白质和脂肪可从豆类、坚果、鱼、橄榄油、菜油、酱油、家畜、牛奶、土鸡蛋等食物摄入。好的碳水化合物可从新鲜的水果、蔬菜、糙米和杂粮中摄入，尽量选择血糖生成指数低的食物。不吃精加工的食物，不吃精米精面，不吃血糖生成指数高的食物。

血糖生成指数（GI）：表示某一食物与葡萄糖相比升高血糖的速度和能力，是衡量食物引起餐后血糖反应的一项有效指标。

按照 GI 可将食物分为三类：

低 GI 食物（GI<55）：胃肠道中停留时间长，缓慢释放糖；葡萄糖进入血液后峰值低、下降速度慢。

中 GI 食物（GI 55~75）

高 GI 食物（GI>75）：进入胃肠道后消化快、吸收完全；葡萄糖进入血液后峰值高、释放快。

低血糖生成指数食物举例：

谷类：大麦、小麦、燕麦、荞麦、黑米、甜玉米。

奶类：牛奶、低脂奶粉。

根茎类：魔芋、芋头、藕粉。

豆类：黄豆、豆腐、绿豆、豌豆、扁豆、四季豆。

水果：橘子、苹果、樱桃、柑子、柚子、杨桃。

饮料：苹果汁、水蜜桃汁（纯）。

采用低 GI 饮食方式的时候，餐后血糖不会剧烈升高，身体不需加速释放胰岛素，反而会加速释放胰高血糖素。胰高血糖素可以利用脂肪、减少甘油三酯和 LDL、升高 HDL 和降低血压。这是一种通过饮食而不是单纯减少能量摄取来实现的荷尔蒙控制方法，这种健康食谱可以维持血糖稳定，显著减肥，保持理想体重。

2. 食疗配方

（1）牛蒡清汤。适合热性体质。材料：牛蒡 1 条。做法：牛蒡洗净后连皮切片，加水 3500 毫升入锅合煮。大火煮沸，小火再煮 45 分钟，滤渣当茶饮。

（2）牛蒡姜汤。适合寒性体质。材料：牛蒡 1 条，生姜 3 片。做法：牛蒡洗净后连皮切片，和生姜一起入锅，加水 3500 毫升合煮。大火煮沸，小火再煮 45 分钟，滤渣当茶饮。

牛蒡属两年生草本植物，具粗大的肉质直根，长达 15 厘米，径可达 2 厘米，外形见图 8-2。牛蒡富含多种维生素及矿物质，其中胡萝卜素含量比胡萝卜高 150 倍，蛋白质和钙的含量为根茎类之首，还含有 Mg、Fe、Mn、Zn 等人体必需的宏量元素和微量元素。

牛蒡根含有菊糖、挥发油、牛蒡酸、多种多酚物质及醛类，并富含纤维素和氨基酸。牛蒡茎叶含挥发油、鞣质、咖啡酸、绿原酸、异绿原酸等。牛蒡有降血糖、血压、血脂，治疗失眠，提高人体免疫力等功效，具有治疗糖尿病、高血压、高血脂和抗癌等作用。动物实验显示，牛蒡提取物能显著而持久地降低大鼠的血糖，能增高碳水化合物耐受量。

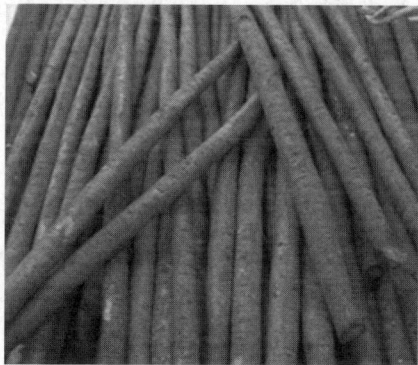

图 8-2 牛蒡示意图

（3）小麦草汁。材料：小麦草 80 克，柠檬 1/2 个。做法：小麦草洗净。用专用的小麦草榨汁机榨取原汁约 30~50 毫升。柠檬榨出原汁，取 5~10 毫升。将小麦草汁和柠檬汁二者混合，即刻饮用，随后吃柳橙一个，以免反胃。

小麦草，是一种独特的小麦。小麦草味辛、性寒、无毒，其嫩叶可以榨汁或晒干磨粉，外形见图 8-3。小麦草含有丰富的叶绿素、维生素 A、维生素 C、维生素 E 及维生素 B 族，和矿物质钾、钙、镁、磷、铁、硒，以及抗氧化剂 SOD、纤维和有益酵素，其中的矿物质碱性程度高，对改善酸性体质有很大帮助。叶绿素的构造和人体血红素相似，据说叶绿素有辅助造血的功能。在国外及香港、台湾，小麦草是十分风行的生机饮食材料之一，在国内也越来越受到大家的重视。

3. 加强体育锻炼，改变不良的生活方式

体育锻炼对糖尿病的防治非常重要。首先是运动可以明显提高患者对自身胰岛素的敏感程度，有助于解决胰岛素抵抗问题。第二是运动能降低血糖，因为肌肉将葡萄糖作为能量利用了。第三是运动消耗能量，从而有利于体重的控制。第四是经常运动能降低并发心脑血管病的危险系数。

所以，运动是糖尿病有效防治及对因治疗的综合措施之一。糖尿病的锻炼应该结合有氧运动和负重锻炼，每周至少 3 次才有更好效果。要改变不良的生活方式，不酗酒，不吸烟，少熬夜，生活规律。

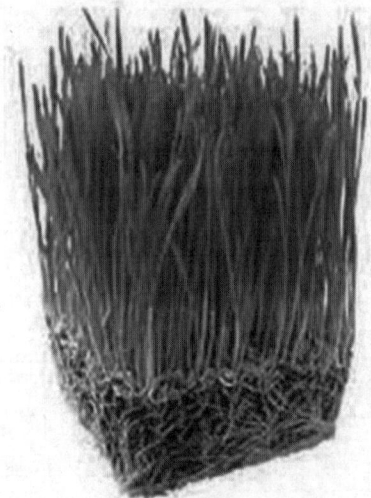

图 8-3　小麦草

（五）糖尿病的营养调理

由于糖尿病主要是肝功能异常造成的。只有纠正肝脏的三大代谢紊乱，使之恢复正常，糖尿病才可以从根本上治愈。要想纠正三大代谢紊乱，只有营养素可以胜任这项工作。一方面，营养素会使受损的肝细胞通过自身修复能力而迅速恢复结构的正常；另一方面，营养素使肝细胞内各种反应所需的酶和辅酶得到充足的供应，所以肝细胞的功能会迅速恢复。

由于胰岛素抵抗是大多数糖尿病的主要临床问题，故我们应该更加关注胰岛素抵抗问题，才能更有效的预防和控制糖尿病。在治疗糖尿病时不能仅仅着眼于控制血糖浓度（对症治疗）；还应积极鼓励人们改变生活方式和加强营养来增加胰岛素敏感度，解决胰岛素抵抗问题（对因治疗）。消除胰岛素抵抗，就能纠正体内的代谢紊乱，就能有效减肥，就能有效防治糖尿病。

临床医生一般只给糖尿病患者用降糖药或打胰岛素来降低血糖、控制糖尿病

的症状，只纠正糖代谢异常的表象，而糖代谢紊乱的核心问题即胰岛素抵抗，以及蛋白质代谢紊乱和脂肪代谢紊乱没有采取任何措施来处理。由于药物不能解决胰岛素抵抗问题，因此糖尿病患者即使严格遵照医嘱，认认真真降糖，而最终还是会发生并发症。从表面上看，似乎患者血糖得到了控制，但事实上病情还在不断恶化。

2003 年 Barringer 等在著名医学杂志 Ann Intern Med 上发表论著，发现长期服用维生素矿物质补充剂能显著减少糖尿病患者感染率，并阐述补充多种维生素矿物质对糖尿病有很多益处，包括改善血糖控制水平、改善血压、调节血脂、改善蛋白尿、降低血液同型半胱氨酸水平等。及时充分补充体内缺乏的营养素，补充身体缺乏的原材料，让身体发挥自己强大的修复能力，才能纠正代谢紊乱，才能治愈糖尿病。

铬是人体必需的微量元素，在机体的糖代谢和脂代谢中发挥特殊作用。它一般与其他控制代谢的物质一起配合而起作用，如胰岛素、激素、各种酶类、细胞的基因物质（DNA 和 RNA）等。铬的主要功能在于维持体内糖类的正常代谢，可将血液中的葡萄糖经由与胰岛素、胰岛素受体三者的协同作用送入体内各细胞中，是活化胰岛素受体所必须的物质。铬又称为"胰岛素增强剂"，它是葡萄糖耐量因子的组成部分，能增加胰岛素的生物活性，增强受体敏感度，可以促进这二者的亲和，使细胞膜通透性加强，血糖就能顺利的进入细胞里，这样胰岛素就可以完成一次降血糖作用。因此，铬对调节体内糖代谢、维持体内正常的葡萄糖耐量起重要作用。

若铬的摄取长期不足，会造成血液中的葡萄糖不能有效的进入细胞内被利用，无法转换形成能量，高浓度的血糖流经肾也无法完全被吸收，就会产生糖尿病的临床症状，而多余的葡萄糖便出现在尿液中。

当血糖长期高于正常值，为了将过量的葡萄糖重吸收进入体内，糖耐量因子的耗损会大幅度的增加，这些因子作用过后便由肾小管至尿液而排出，导致三价铬的严重缺乏，并使肾脏功能逐渐丧失，这也是糖尿病造成的主要并发症之一。

除此之外，繁重的劳动、怀孕、肥胖、年老、酗酒、手术或疾病等各种状况，也会增加体内铬的排出，造成铬的缺乏，导致血糖不易进入细胞而引起 2 型糖尿病之临床症状。铬在天然食品中的含量较低、均以三价的形式存在。上述容易缺乏铬的人群，想预防糖尿病的人群，或已经患糖尿病的人群均需要额外补充铬制剂。人体对无机铬的吸收利用率极低，不到 1%；但是人体对有机铬的利用率却非常高，是无机铬的几十倍。所以，应选择服用有机铬产品如氨基酸螯合铬等，才会有更好的效果。临床研究表明，绝大多数糖尿病患者体内铬很少，有专家建议糖尿患者每天应该补充 300 毫克以上的铬。

维生素 B_6 与糖尿病的发生发展有关。维生素 B_6 过少时，色氨酸无法被正常利用，便会转化成黄嘌呤尿酸，损害胰腺组织，导致糖尿病。如果在胰腺没有严重受损时，及时补充维生素 B_6，则其黄嘌呤尿酸便会立即减少，糖尿病也会因此而消失。故有研究认为，缺乏维生素 B_6 可能是糖尿病的致病原因之一。镁能活跃含维生素 B_6 的酶，可以降低维生素 B_6 的需求，也能使黄嘌呤尿酸减少；低镁是糖尿病关联性强的危险因素，补镁胰岛素功能会明显改善，从而有助于糖尿病的防治。饱和脂肪、高蛋白质、高热量和高糖饮食都会增加身体对维生素 B_6 的需求，体内和尿中排泄的黄嘌呤尿酸会大量增加，显著增加患糖尿病的风险。糖尿病病情越重，体内的黄嘌呤尿酸浓度越高，尿中排泄的黄嘌呤尿酸也越多。糖尿病患者若每天服用 50 毫克的维生素 B_6，其体内和尿中排泄的黄嘌呤尿酸会立即减少，身体不再受到伤害，病情会显著好转。

美国哈佛医学院爱默生博士认为糖尿患者饮食中蛋白质量应大量增加，以弥补体内蛋白质代谢紊乱造成的蛋白质负平衡。研究表明，如果蛋白质、泛酸和维生素 B_2 不足时，会使胰岛素的分泌减少；如果维生素 B_{12} 和钾不足，也会使血糖升高。烟酸是葡萄糖耐量因子的组成物，可以增强胰岛素的作用，增加身体调节血糖的能力。维生素 A、维生素 B_1 也应充分补充，以弥补从尿液中过多的排出。不饱和脂肪酸可以改善血糖应答反应，降低胰岛素需要量，改善血脂水平，降低患大血管疾病的危险性。膳食纤维可以控制血糖上升幅度，降低餐后高血糖、改善葡萄糖耐量和降低血清胆固醇的作用，每天应该摄入纤维 25~35 克。大蒜能降低血胆固醇量，也有抗糖尿病的作用。

许多研究发现，糖尿病患者尤其是有并发症者，体内的氧化压力明显增高、氧自由基明显增多，导致肝脏受损、肝功能异常、三大代谢紊乱。追根溯源发现，糖尿病最根本原因是体内抗氧化力量不够，抗氧化营养素严重不足，抗氧化网络防御系统较弱。充分补充抗氧化物质可以保护肝脏、改善肝功能、改善胰岛素抵抗现象，有效防治糖尿病。研究证明，混合服用数种最佳剂量的抗氧化物质疗效更好，会有协同作用。

　　α－硫辛酸(Alpha-Lipoic Acid)是一种人体能自然产生、类似于维生素的物质，能协助人体抵抗自由基的攻击。美国加州大学柏克莱分校的帕克博士(Dr. Lester Packer)是世界顶尖的硫辛酸和抗氧化剂权威，他发现硫辛酸不像别的抗氧化剂在体内只有一项特定的任务，它具"自由体"的身份，能在其他抗氧化剂短缺时为之"代打"；也就是说，如果您体内缺乏维生素 E 或 C，硫辛酸将暂时接手它们的工作。在抗氧化网络体系中，α－硫辛酸处于中心地位，它对其他四大强抗氧化剂都有强大的支援作用，而且体系中的多个成员也互相支援、协同合作，从而使抗氧化效率大大提高。

　　硫辛酸是机体细胞利用糖类等能源物质产生能量所需的一种限制性必需营养物质，有"抗糖基化"的作用，还可以提高胰岛素受体敏感性，帮助肌酸导入肌肉细胞，因此能让血糖值轻易地变得安定，可显著改善糖代谢。在欧洲和日本被当做糖尿病的治疗品，是用于治疗糖尿病神经系统并发症的药物，在糖尿病和肝病患者中广泛使用。

　　由于人体中的硫辛酸储量非常少，再加上会随着年龄而减少，所以一定要从体外摄取才行。马铃薯、菠菜、花椰菜、蕃茄、红萝卜等蔬菜及肝脏等肉类虽然含有丰富的硫辛酸，但只通过吃这些食物摄取的硫辛酸还是不够(30 克菠菜也仅含 0.005 毫克硫辛酸)，因而国外才有了营养补充剂的出现。糖尿病每天服用剂量为 600 毫克，可分 2 次服用；一般保养每天只需 300 毫克，尽量与食物共服以避免产生胃肠道不适现象，需要服用至少三周才能开始发挥效果。硫辛酸可以提高 2 糖尿病患者细胞对胰岛素的敏感度，因此在使用硫辛酸的过程中，有可能需要调低降血糖药物的剂量，已在服用降血糖药物的糖尿病患者，在刚开始服用硫辛酸的一到两周内，最好能够经常做血糖监测，避免血糖过低。

　　维生素 E 不仅能提供抗氧化防御能力，而且可以帮助身体克服胰岛素抵抗。糖尿病患者每天服用 300~600 国际单位的维生素 E，胰岛素利用率显著增高，病情会明显好转；而且维生素 E 对糖尿病坏疽和动脉硬化引起的并发症特别有帮助，如果加用卵磷脂效果会更佳。糖尿病患者增加维生素 C 的摄取，其胰岛素的分泌便会增加，因为维生素 C 是各种氨基酸合成胰岛素时所必需的。谷胱甘肽也有保肝护肝和改善体内糖代谢的功能，有助于防治 2 型糖尿病。辅酶 Q_{10} 对线粒体的保护和抗氧化作用，有助于防治糖尿病引起的各种心脑血管并发症。

　　糖尿病患者从尿中排出的葡萄糖会增多，尿液也会增多，许多水溶性维生素和其他营养素随尿液排出也显著增加，使得糖尿病患者的营养需求比一般健康人高出许多倍，必须迅速予以补充。充足的营养可以刺激胰岛素的分泌，也可以增加胰岛素受体的敏感性。

所以，我们在治疗糖尿病时，应该积极地治疗胰岛素抵抗本身，而不仅仅治疗由胰岛素抵抗所带来的各种疾病。通过改用低 GI 食谱，加强体育锻炼，合理补充缺乏的营养素，"胰岛素抵抗"这一棘手问题将得到根本性的解决。让人惊奇的是，如此简单的改变竟然可以带来近乎神奇的效果—糖尿病的消失。

从理论上讲，糖尿病都可以治愈。但实际生活中有很多患者治疗效果不好。主要是因为很多患者没有去看医生，即使去看医生也只是给些药物治疗。大部分医生和患者均不相信营养素可以治愈他们的糖尿病，所以他们不用营养素、或者不能坚持服用。

用营养素治疗糖尿病效果不好有两个基本原因，第一是营养配方不对、用量不足，第二是使用时间不够。服用营养素后糖尿病改善的速度因人而异，短者三个月、长者两三年，血糖才开始下降。这是因为不同的人，肝脏受损的程度不同，因此修复所用的时间也不一样。只要坚持使用营养素，结合生活方式的改变，糖尿病一定可以治愈。即使血糖不能在短期内恢复至正常水平，用营养素也很有必要。因为营养素可以防止糖尿病并发症的发生，糖尿病的并发症就是全身的血管病，营养素可以治愈这些血管病。

糖尿病防治的营养调理方案，主要包括有机铬、α-硫辛酸、天然维生素 B 族（含维生素 B_6、维生素 B_2、维生素 B_1、维生素 B_{12}、烟酸），纤维片，蛋白质粉、深海鲑鱼油、维生素 E、维生素 C、大蒜片和多种维生素矿物质。

（五）糖尿病典型案例分析

1. 糖尿病调理效果的对照

蒋女士，59 岁时因体重减轻、多尿、多饮、多食等不适，到医院检查，发现血糖明显升高，空腹血糖达 15mmol/L，医生用二甲双胍等药物进行治疗。营养师建议蒋女士在药物治疗的基础上，加用调理糖尿病的营养素，调理 3 个月就取得明显的效果，半年时症状完全消失，于是停用药物，血糖仍然控制很好，空腹血糖维持在 6~7mmol/L。现在蒋女士已经 68 岁，感觉身体很健康，还能帮忙做家务，这么多年基本没有吃药，复查血糖也一直维持正常，取得显著的调理效果。

徐女士，有多年的高血压病史，也是59岁时发现糖尿病，空腹血糖大于10mmol/L。营养师也建议在药物治疗基础上加用营养素治疗，可能是由于徐女士长期在山东乡下生活，营养观念比较差，觉得可能没什么作用，再加上觉得贵，不舍得吃。3年过去了，徐女士病情越来越重，并开始出现并发症，感觉到单用药物真的无法控制病情了、疾病就要威胁到自己生命了；加上几年的教育，慢慢拥有了一些健康观念，于是接受了营养师的建议，开始进行营养调理，调理3个月后病情也有明显好转，用营养素调理1年时取得显著的效果，血糖、血压稳定了，感觉也很好。

从以上两个由同一个营养师调理的例子中可以看到，同一种病，用不用营养调理的效果完全不一样；同一个患者营养调理前后的疗效也完全不一样。为什么营养素有这么神奇的作用？因为糖尿病是一种代谢性疾病，体内有严重的代谢紊乱，包括蛋白质代谢紊乱、脂肪代谢紊乱和糖代谢紊乱，是代谢紊乱才导致糖尿病的，单用药物治疗糖尿病只是对症治疗，不可能治愈，而且还会出现并发症；加用优质营养素，补充身体缺乏的原材料，让身体发挥自己强大的修复能力，才能纠正代谢紊乱，才能显示营养素的神奇作用。

2. 糖尿病早期调理显示奇效

黄女士，福州人。2010年9月感觉身体不适，体检发现血糖超标。黄女士儿子来广州学习过营养，马上建议母亲进行细胞营养疗法，适当调整饮食结构，使用了几种最缺乏的营养素，2011年4月体检复查，血糖恢复正常，体重也明显下降，身体不适也消失，身体状况明显好转。

3. 糖尿病调理经验

医学认为糖尿病是一种终身性疾病，无法用药物治愈。但是我们用综合调理的方法，调理好了不少糖尿病。为什么会出现这种现象？很多人经常问：糖尿病真能治愈吗？

糖尿病可以治愈，但是是有条件的。如果做到了以下五个条件，糖尿病就有治愈的希望：①注意饮食，改用低GI食谱，控制每天摄入糖的总量；②加强体育锻炼，提高营养吸收利用效率，还可以改善胰岛素抵抗现象；③改变不良的生活方式，减少身体细胞的损伤，减少对原料的需求，有助于做好营养均衡；④合理补充缺乏的营养素，尤其是铬、硫辛酸、维生素B族和蛋白质等。有血管并发症时还要补充深海鱼油、维生素E等营养素，以保护血管。有其他并发症也应补充相应的营养素。研究发现多种营养素，包括铬、硫辛酸、维生素 E 和深海鱼油等均能改善胰岛素抵抗现象，从而有助于糖尿病的治愈；⑤合理的药物治疗。

糖尿病的并发症比较多，而且严重。很多糖尿患者都是死于并发症。所以要特别重视并发症的防治。有些严重的糖尿患者，尤其是并发症多的人，可能需要大量的营养素，需要长时间调理才会有明显的效果，药物对糖尿病只有对症治疗的作用，只有合理补充营养素，发挥身体细胞强大的修复能力，才有希望把糖尿病慢慢调理好。

本节小结

糖尿病是一种代谢性疾病，体内三大代谢都出现紊乱。而肝脏是三大代谢的管理中心，只有肝脏功能异常才会引起三大代谢紊乱，才会导致或加重糖尿病。所以说，糖尿病的病根在肝脏。糖尿病的防治最重要的一点就是护肝。

糖尿病的发病过程示意图为：肝功能异常→蛋白质代谢紊乱→酶合成减少→糖代谢紊乱→胰岛素抵抗→糖耐量减低→糖尿病。

糖代谢紊乱的核心问题是胰岛素抵抗，是由于胰岛素抵抗导致了高血糖等临床症状。我们应该更加关注胰岛素抵抗问题，才能更有效地预防和治愈糖尿病。目前研究发现，解决胰岛素抵抗问题的有效方法有以下两种：①有氧运动；②合理补充某些营养素，包括铬、硫辛酸、维生素 E 和深海鱼油等。药物不能解决胰岛素抵抗问题，所以用药物治不好糖尿病；只有用上述两种方法才能解决胰岛素抵抗问题。消除胰岛素抵抗，就能纠正体内代谢紊乱，就能有效防治糖尿病。

糖尿病患者体内的氧化压力明显增高、氧自由基明显增多，导致肝脏受损、肝功能异常、三大代谢紊乱。追根溯源发现，糖尿病最根本原因是体内抗氧化力量不够、抗氧化营养素严重不足。充分补充抗氧化物质可以保护肝脏、改善肝功能、改善胰岛素抵抗现象，有效防治糖尿病。

二、痛风的防治与营养调理

（一）痛风概述

痛风是体内嘌呤代谢紊乱及／或尿酸排泄减少所引起的一组疾病。当细胞核被分解后，其中的嘌呤分解代谢产物是尿酸；倘若体内泛酸等营养素充足，尿酸会及时转化成尿素和胺，并很快随尿排出体外。若尿酸结合钠则产生尿酸钠晶体，这种结晶类似针会破坏组织细胞，且会在关节周围的软组织内游移，引起关节发炎，并感觉有如千万只针在刺痛一般，所以痛风是一种挺痛苦的疾病。

痛风的发作是身体对尿酸的代谢能力下降造成的。尿酸的代谢很有可能是在肝脏进行，肝脏的功能下降尿酸代谢将受影响，从而导致痛风。肝是人体大多数物质代谢的中心，维护健康的第一要诀是护肝。

（二）痛风产生的主要原因

1. 饮食营养因素

高嘌呤饮食，酒精尤其是啤酒，饥饿可以诱发或加重痛风。饮食中缺少泛酸和维生素 E 等也是痛风产生的主要原因。

2. 生活方式

痛风是一种生活方式病，是一种压力性疾病。压力大时，泛酸等抗压力营养素消耗很大，如果泛酸等营养素没有得到及时补充，将造成尿酸无法转化成尿素，遂使尿酸积存而产生痛风。事实上，痛风的间歇性阵痛往往是因为压力出现与消失的缘故。

（三）痛风的诊断和治疗

痛风主要表现为高尿酸血症、特征性急性关节炎反复发作，在关节滑液的白细胞内可找到尿酸钠结晶，有痛风石形成。严重者可导致关节活动障碍和畸形，肾尿酸结石及／或痛风性肾实质病变。

如果有上述表现，伴有高尿酸血症，可以诊断为痛风。X 线检查、CT 或磁共振扫描对明确诊断有一定价值。临床常用抑制尿酸生成药物别嘌呤醇，排尿酸药物丙磺舒，消炎药秋水仙碱及激素治疗。治疗效果欠佳，且容易复发。

（四）痛风患者的膳食指导原则

1. 控制膳食能量、保持适宜体重，养成良好的生活方式。

2. 合理饮食。素食为主，多吃含钾较多的食物，如香蕉、西兰花、西芹等。钾可减少尿酸沉淀，有助将尿酸排出体外。多摄取充足的碱性食物，如海带、海藻、白菜、芹菜、黄瓜、苹果、番茄等海产品和新鲜蔬果，多喝些蔬果汁，碱化尿液有利于尿酸钠晶体溶解和排泄。

多吃粗粮杂粮，多吃酵母粉，少吃精米精面，从食物中多摄入一些维生素B族。多吃小麦胚粉，富含维生素E，也含维生素B族。多吃坚果和种子，如核桃、松子仁、杏仁、榛子、芝麻、西瓜子仁、南瓜子仁、葵花子、花生仁、去皮熟黄豆等，富含维生素E。多喝酸奶，可以增加肠内有益菌、促进肠内细菌的生长；肠内细菌可利用尿酸，从而降低血尿酸，减轻痛风带来的不适。每天多饮水，也有助于排泄尿酸钠晶体。虽然大豆的嘌呤略高于瘦肉和鱼类，但豆腐、豆腐干等经过加工后，挤去了"黄浆水"，排走了很大一部分嘌呤，它们的嘌呤含量已经大幅度降低，比肉类鱼类还要低，因此，痛风患者完全可以用豆制品来部分替代鱼肉类。避免饮酒尤其是啤酒，避免高嘌呤食物如动物内脏、沙丁鱼、小鱼干、牡蛎和老火靓汤，避免吃虾蟹等海鲜类食物。不完全蛋白质要与完全蛋白质一起吃，以预防氨基酸的不均衡。

（五）痛风的营养调理

痛风是代谢性疾病，是体内代谢紊乱、代谢障碍引起的疾病。因为药物治不好代谢紊乱，所以药物治疗痛风效果不好。但营养调理的效果很好，只有营养调理才能纠正体内的代谢紊乱和代谢障碍，才能彻底治愈痛风。

研究发现，多种营养素与痛风的发生发展密切相关，应注意及时补充。维生素E对保持细胞膜的完整性很重要，缺乏维生素E，细胞核易因氧化而受损，产生过多的尿酸；而且组织中破坏细胞的酶也会比平常多出15~60倍。研究表明，缺乏维生素E一个月，尿酸的产生量便会比平常高出7倍；而补充维生素E，尿酸就会减少。

动物实验发现，让动物吃太多或太少的氨基酸，或吃不完全蛋白质，结果都会使其尿酸分泌增加，诱发或加重痛风。因此，患痛风的人必须适量摄取优质蛋白质，以达到体内蛋白质的平衡。

维生素 B 族可以促进全身代谢，包括促进尿酸的代谢和排泄；研究表明，充分补充维生素 B 族，尤其是泛酸、维生素 B_1、维生素 B_2 等，可以有效促进尿酸的排泄。压力大者，抗压力营养素如维生素 C、钙镁片等也要及时补充。适当补充钙镁片，还可以碱化血液和尿液，促进尿酸钠排泄。

痛风的营养调理方案，包括天然维生素 B 族（含泛酸、维生素 B_2、维生素 B_1），维生素 E，蛋白质粉，维生素 C 和钙镁片。

本节小结

　　痛风是体内嘌呤代谢紊乱及／或尿酸排泄减少所引起的一组疾病，是身体对尿酸的代谢能力下降造成的。尿酸的代谢很有可能是在肝脏进行的，肝脏功能下降、尿酸代谢将受影响。肝是人体物质代谢的中心，防治痛风的第一要诀是护肝。

　　痛风是一种生活方式病，是一种压力性疾病。补充抗氧化营养素如维生素 E，和抗压力营养素如维生素 B 族、维生素 C 和钙镁等对痛风的防治有很好的效果。

第九章 癌症的防治与营养调理

　　21 岁的金伯莉是个漂亮的女学生，在美国加利福尼亚州的威士茂学院念大四。一天她忽然感到腹痛和膀胱区不适，随后出现恶心和呕吐，医生检查时在其下腹部触到了一个柚子般大小的肿块，很快确诊为卵巢癌。手术后医生建议她进行大剂量化疗。金伯莉找到雷·斯丹博士，咨询化疗时应该怎样补充营养。她在整个化疗过程中的表现都非常出色，医生都称赞她不仅看上去气色很好，而且治疗耐受力很高。她的头发脱落了，不过她并没有耽误功课，完成了大学全部课程。治疗快结束时，肿瘤专家问金伯莉"别的患者都在呕吐，你却在看书，你吃了什么？"，金伯莉告诉专家自己一直在服用营养补充剂，专家震惊了。一晃几年过去了，金伯莉早已长出了美丽的秀发，身体状况都很正常，过上了快乐的生活。

　　癌症患者虽然越来越多，但治愈的患者也越来越多，特别是营养治疗与临床治疗有机结合，给越来越多的癌症患者带来了福音。以往很多人谈癌色变，现在癌症成了一种常见病、多发病，也成了一种可治可医的慢性病。虽然每一个人都有可能患上癌症，但懂营养和不懂营养的人可能有不同的结果。如何有效防癌是每个人都很关注的话题，癌症防治方面的医学和营养学知识也是每个人必须掌握的实用知识。

一、癌症概述

　　2001 年中国卫生部公布，恶性肿瘤为居民死亡原因的第一位，每四个人就有一个人死于恶性肿瘤；当时男性十大癌症是肝癌、肺癌、结肠癌、胃癌、口腔癌、鼻咽癌、前列腺癌、膀胱癌、食道癌、皮肤癌；女性十大癌症为子宫颈癌、乳房癌、结肠癌、肺癌、肝癌、胃癌、甲状腺癌、皮肤癌、卵巢癌、肾癌。

　　世界卫生组织在 2014 年发表的《世界癌症报告》称，癌症已经成为全世界人类第一大致死原因，发病率与死亡率均呈持续上升趋势；2012 年约有 1410 万癌症病例，因癌症死亡人数高达 820 万。中国肿瘤登记中心 2013 年发布的《2012 中国肿瘤登记年报》显示，中国每年新发癌症病例约达 312 万，死亡病例超过 200 万，每分钟有 6 个人被确诊为癌症，每天有 8550 人成为癌症患者。肺癌、胃癌、直肠癌、肝癌、食管癌成为中国人最常见的癌症，乳腺癌、结直肠癌等癌症患者亦呈明显上升趋势。其中死亡病例最多的癌种是肺癌。大陆第三次居民死亡原因调查结果显示，肺癌死亡率在过去 30 年间上升了 465%，取代肝癌成为中国致死率最高的恶性肿瘤，排在因癌症死亡病例数据的首位。中国癌症上升，环境污染是主因。世界卫生组织预测在未来 20 年内，世界癌症病例将增长 75%，达到近 2500 万。大家都谈癌色变，因为得了癌症一切都完了，所以 100% 的人都想不得癌症。

人体患癌症的危险主要来自慢性炎症和慢性损伤，因此最有效的防癌措施是治愈慢性炎症，解除慢性损伤。在医院里最难治的疾病之一就是慢性炎症，用药物治疗慢性炎症效果往往不好。但用营养调理结合药物治疗，慢性炎症就很容易治愈。

大家都知道，我们机体的修复能力极其强大，可以说是无所不能，而一个慢性胃炎修复几十年都修复不好，主要是因为体内修复细胞用的原料不足。当我们把原料即优质营养素给足后，慢性胃炎的症状一般可以在两周内消失，胃黏膜炎症全部修复好也仅需 3 个月至半年的时间。事实上调理慢性炎症是营养素的拿手好戏，尤其是慢性胃炎、慢性咽喉炎、慢性支气管炎、慢性鼻炎、慢性鼻窦炎、慢性结肠炎、慢性盆腔炎、慢性宫颈炎等，而这些慢性炎症单用药物却是很难治好的。而慢性损伤很多都源于不良嗜好和不良的生活方式，如吸烟、酗酒、熬夜、吃垃圾食品、长期服药过多和精神压力大等。改变不良的生活方式和不良嗜好，充分补充相关营养素，慢性损伤也很容易得到康复。

总的来讲，所有疾病都源于损伤，而损伤分为两种，包括急性损伤和慢性损伤。急性损伤的病因明确，强度大；而慢性损伤的病因很分散，往往是病因不明确且复杂、种类多样，是经常性的轻度损伤，是由轻度损伤积累到重度损伤的过程。慢性损伤给了机体修复的时间，所以身体处在边伤边修、边修边伤的反复过程中，而修复是需要营养素为原料的，所有慢性损伤的修复都以消耗营养素为代价的，直到把体内的营养素消耗光，再也不能修好时，疾病的症状才慢慢表现出来。

因此，包括癌症在内的所有慢性病，不管病因是什么，本质上都是相关营养素极度缺乏和不均衡造成的。是由于营养素的极度缺乏影响身体自身的修复能力和自愈能力，导致慢性炎症和慢性损伤不能及时得到修复，于是各种损伤不断累积，最后引起基因突变，癌症发生和发展。所以，要治愈慢性病包括癌症，补充足量的相关营养素是第一位的，是最重要的工作，而不是去探索引起癌症的病因，因为癌症的致病原因太多、太复杂，根本不可能把引起癌症的病因都找全，这是无法完成的工作。

二、癌症的病因和发病机制

1. 化学致癌物

多环芳烃，苯，石棉等。

2. 食源性致癌物

黄曲霉素，亚硝基化合物，杂胺环，脂质过氧化物等都是较强的致癌物。腌制食物包括酸菜、泡菜、咸菜、咸鱼、火腿、香肠等，含有大量的硝酸盐和亚硝酸盐，易致肝癌。高脂肪食品摄入过多，易患乳腺、大肠、子宫内膜、卵巢、前列腺、胆囊等部位的癌症。酗酒惹癌，酒精可能是致癌剂，又是促癌剂；酒精会损伤黏膜，也是许多致癌物的良好有机溶剂；易导致肝硬化，可引起染色体畸变，酿酒原料还可能含致癌物等。

3. 病毒感染

乙肝病毒，乳头状瘤病毒。

4. 辐射

前苏联切尔诺贝利核电站爆炸造成的核辐射，导致当地一段时间内癌症高发。

5. 遗传

小部分的癌症与遗传有关，呈现家族聚集现象。

癌症往往是多种病因、长期作用引起的，80%的癌症发病与不良的生活方式和环境因素有关。

从某种意义上讲，癌症的发生源于适应。比如吸烟得肺癌的过程，香烟中的有毒物质，损伤了气道黏膜上皮细胞的纤毛；破坏了纤毛驱除痰液，驱赶粉尘、细菌和病毒等有害物质的功能。若持续吸烟，毒物将继续破坏黏膜上皮细胞，导致上皮细胞不断坏死。为了适应这种生存环境，就会在黏膜上长出鳞状上皮，我们身体表面的皮肤就是鳞状上皮，但黏膜上皮细胞原来是单层上皮，由单层上皮变成多层上皮的过程叫做鳞状上皮化生，而鳞状上皮化生就是癌前期病变。如果伤害继续，那就会长出癌细胞来。因为只有癌细胞长得特别快，能适应这种生存环境，能适应身体的需要。

很多病因导致身体细胞受到伤害，细胞损伤若不能得到及时修复就易引起局部的慢性炎症，慢性炎症容易导致癌症的发生。为什么呢？

当身体某个部位有损伤发生时，炎症就出现了。炎症出现的目的，一方面是为了把损伤部位那些死亡的组织细胞清除掉，为修复做准备；另一方面，炎症细胞会产生很多的物质来刺激甚至是启动修复；第三方面，因为组织有损伤，会不时有外来的异物，包括细菌和病毒，从损伤部位侵入人体。炎症细胞的存在也是为了及时消灭这些异物，以防它们入侵后对机体产生更广泛更严重的损伤。修复就是在这种炎症环境下开始的。修复其实包括多个层面，即系统层面、器官层面、组织层面和细胞层面的修复。而细胞层面的修复包括受损细胞的自我修复和细胞再生。通过细胞再生，把细胞死亡后留下的空缺补上修复好，系统紊乱纠正，炎症细胞消退，这样疾病就治愈了。当营养素不足时，损伤总是不能及时修复，一些地方修好了，而另一些地方还是残缺不全，这样炎症细胞就会长期存在，形成慢性炎症。且在慢性炎症过程中，不断有修复发生，也不断有损伤发生。因为可能会不断地有各种有害物质进入受损部位，这些有害物质会导致损伤扩大，而慢性炎症的长期存在也破坏了这些部位的细胞原有的生存环境，也会造成进一步的损伤。当有一些营养素到位后，身体就又会启动这个部位的修复，细胞又开始再生。这就有点像一场持久的小型战斗，一会儿打起来了，死了一些士兵，战斗就停下了；当后援战士补上时又打起来了，又死了一些士兵，战斗就这样不断反复发生。而癌症也正是在细胞死了再长，长了再死的过程中逐渐孕育形成的。

慢性炎症的过程是原有部位的组织细胞不断增生修复的过程。在慢性炎症这种恶劣的环境下细胞增生有很大风险。因为在这种环境里有大量的有害物质，比如氧自由基等，很容易导致这些增生活跃细胞的基因受损。本来细胞是不怕一些基因受损的，因为细胞自己有自我修复能力，在细胞核内有一整套用来修复基因损伤的酶，在这些酶供应充足、原料充足和细胞核内反应环境良好的情况下，修复基因异常并不是什么难事，而且基因修复还遵循一个原则，就是能修的就修，不能修的就启动细胞自杀机制，以清除这些受损细胞的潜在危害。这是何等精妙且完整的细胞修复计划，其前提只是要及时提供足量的营养素。当营养素不足时，细胞增生就很危险，因为在慢性炎症的环境中细胞进行一批接一批的增生，当基因异常且营养素不足时，细胞不能及时启动修复或自杀机制，就会导致基因异常一代一代传下去，而且每一代的增生都有可能会产生新的基因异常，所以这种基因异常的范围会不断扩大，直到最后不可收拾。细胞核内基因之间相互制约的平衡被打乱，细胞出现异常无度的增生，癌症也就发生了。

在我国河南林县食管癌发病率很高，中美营养学家联合开展了一个营养干预试验，结果发现林县食管癌高发主要是因为他们饮食里缺乏维生素、矿物质引起，补充维生素、矿物质后发病率明显下降。许多大型的研究都证明，营养缺乏确实会导致癌症的高发。

三、氧自由基理论

前面已述，氧自由基是由体内氧化反应产生的对身体有害的物质。这种被称为氧自由基的物质相当于人体的核废料，必须予以排除，以解除危险。能够使自由基失效的化学物质被称为"抗氧化剂或抗氧化酶"。抗氧化剂或抗氧化酶是清除氧自由基或阻止、抑制氧自由基产生过氧化物的物质。

如果我们体内拥有足够的抗氧化物质，氧化压力就不会发生或能够得到及时释放，细胞核内的 DNA 就不会受到破坏，癌症就能得到有效预防。如果体内抗氧化物质严重不够，氧自由基就会破坏染色体上的基因，导致癌症的发生和发展。

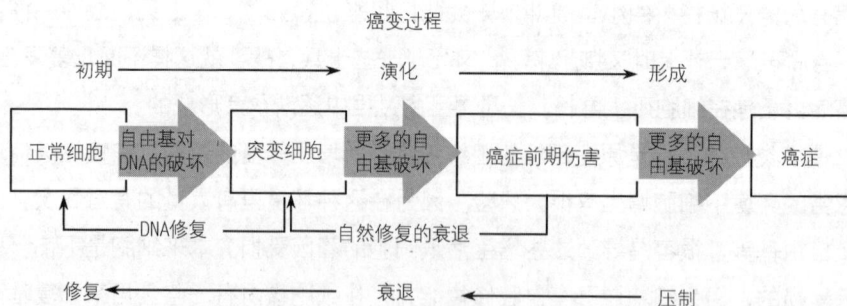

图 9-1　癌症多级进程示意图

许多研究均证明，氧化压力可能是癌症产生和发展的重要原因。上述多种致癌病因，导致体内自由基明显增多。2011 年 8 月我在北京卫视《养生堂》节目讲课时，放了一段有关自由基的视频，当自由基攻击 DNA 中的某一个点上万次时，损伤累加就有可能导致基因突变。自由基过多可导致细胞 DNA 明显受损，染色体基因突变。研究还发现，癌症通常是一个需要数十年去完成的多级进程，详见图 9-1。癌症在成年人可能需要 10~30 年，才能从最初的 DNA 突变发展为最后的完整表现。儿童由于细胞分裂更快，所以癌症进程可能会更快。临床发现，有特定基因缺陷的个体比其他人更容易受到氧化压力的伤害，这也许是许多癌症有家族聚集现象的原因，因此他们比常人需要更多的抗氧化营养素。

四、癌症的临床诊断

不同的癌症有不同的临床表现，需要用不同的方法来确诊。早期发现、早期诊断是提高治愈率的关键。要特别注意癌症的早期征象，有疑问时要及时去医院验血、做 B 超或 CT 检查。

上海中医药大学肿瘤专家何裕民教授在专著《癌症只是慢性病》中提到，一个癌细胞要分裂增殖到一亿个以上，才可形成直径 1 厘米的肿瘤，成为临床可诊断的肿瘤病灶。

研究发现，多数癌细胞的倍增时间是 30 多天，从一个细胞癌变倍增到一亿个癌细胞，最快也需要 2~3 年的时间。也就是说癌症发现和确诊时，癌细胞在体内发生发展至少已有几年的时间。此时即使确诊，要清除和控制癌细胞的恶性增殖已经很不容易，导致许多癌症的治愈率不满意，才会有现在几乎人人谈癌色变的现象。

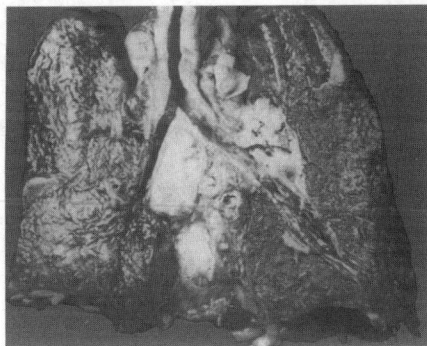

图 9-2　肺癌（中央型）
近肺门部巨大癌组织包绕管壁增厚的支气管

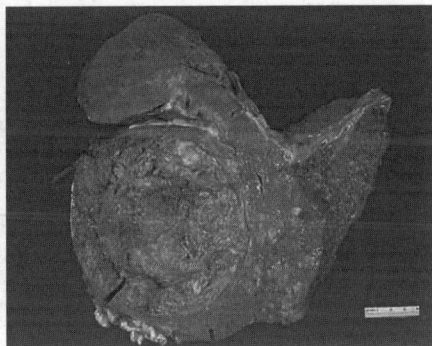

图 9-3　肝细胞癌

图 9-2 是一个发生于肺中央的鳞状细胞癌，它阻挡左主支气管，肿瘤质地坚韧，切面呈浅白色。患者常有咳嗽、咯血、胸痛、气促等不适。到医院做胸部 X 光照片、CT 检查或纤维支气管镜检查较易确诊。

图 9-3 是一例肝细胞癌，肿瘤体积巨大，且因含有胆汁而呈绿色。病毒性肝炎和肝硬化是中国肝癌最常见的原因。患者常有上腹痛、腹胀、黄疸、消瘦等不适。到医院验血查甲胎蛋白、做腹部 B 超检查或 CT 检查较容易确诊。

五、癌症的治疗

癌症的治疗手段包括外科手术治疗，化学药物治疗，放射治疗，免疫治疗、中医中药治疗和营养治疗。不同的癌症需要采用不同的治疗方法，应该由有经验的专业人士来确定治疗方案。早期诊断，早期治疗是关键。

图 9-4 显示了肿瘤的发生发展过程和干预的最佳时期。从图 9-4 中可见，从正常细胞基因突变到不典型增生、再到原位癌这个阶段是细胞修复的最佳时期，但一般人都看不出来，所以没有人相信，也没有人会重视，更没有人去做营养修复。癌细胞经过大约 30 次倍增，就从原位癌发展到了浸润癌，癌细胞逐渐向周围浸润和扩散，这是医疗干预的最佳时期，手术治疗的效果特别好，90% 可以控制甚至治愈。再继续发展，癌症就开始远处转移，这个时候治疗的效果就比较差了，治疗后复发的机率也比较大。当癌细胞经过 40 次倍增时，90% 的患者已经处于中晚期，基本上失去根治的机会了。

从基因突变到癌前病变这个阶段的时间一般是 10~30 年，发展非常缓慢，因为人体有抵抗力、免疫力，压制或抑制癌细胞生长，癌细胞与免疫力处于一个相持阶段，人体抵抗力弱时癌细胞就生长一阵，抵抗力强时又停止生长，这种现象也叫 "带癌生存"，这是一种很普遍的现象，这个时期营养防癌的作用最大、效果最好。当癌细胞倍增 30 次时肿块已经有相当大了，一般 CT 等检查多数能够发现，但这在临床上还算早期诊断；如果此时还没有发现，癌细胞就继续生长。大部分癌细胞倍增时间是 30 多天，再经过 300 多天、也就是一年左右的时间，癌细胞就倍增 40 次了，已经发展到癌症的中晚期了，这时治疗效果已经差了，甚至没有机会治疗了。所以，我们说癌症预防要尽早，营养修复最重要。

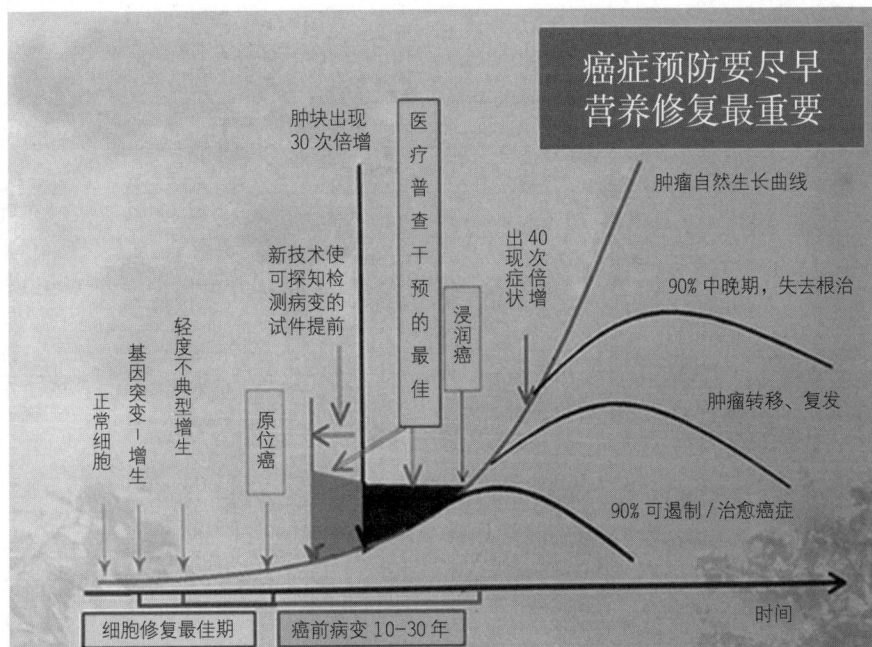

癌症预防要尽早
营养修复最重要

肿块出现
30 次倍增

医疗普查干预的最佳

新技术使可探知检测病变的试件提前

出现40次倍增

肿瘤自然生长曲线

浸润癌

90% 中晚期，失去根治

轻度不典型增生

基因突变－增生

正常细胞

原位癌

肿瘤转移、复发

90% 可遏制 / 治愈癌症

时间

细胞修复最佳期

癌前病变 10～30 年

图 9-4　肿瘤发展的过程和干预时机示意图

六、癌症患者的膳食指导原则

1. 合理膳食

食物多样化，以植物性食物为主；多吃一些抗氧化物质含量较多、抗癌作用强的食物。常见食物的抗氧化剂含量请见表 9-1。

表 9-1　常见食物的抗氧化剂含量表

最佳的全面抗氧化食物后面标的星星最多。下面的食物是按照它们抗氧化能力顺序排列的。要确保你的饮食中有很大一部分是由这些食物构成的。

食物	富含		
	维生素 A	维生素 C	维生素 E
甘薯	★★★	★	★★★
胡萝卜	★★★	★★★	
豆瓣菜	★★★	★★★	
豌豆	★	★★	★★

椰菜	★★	★★★	
柠檬	★	★★★	
芒果	★	★★★	
肉类	★★	★★	
瓜类	★★		★★
辣椒	★★	★★	
南瓜	★	★★★	
草莓	★★	★★	
卷心菜	★★★		
柚子	★	★★	
猕猴桃	★	★★	
橙子	★	★★	
种子以及竖果			★★★
西葫芦	★★★		
金枪鱼、鲭鱼以及大马哈鱼			★★★
麦胚			★★★
杏		★★	
豆类			★★

2. 食疗配方

（1）半枝莲白花蛇舌草茶。半枝莲（干品）50克，白花蛇舌草（干品）50克。材料洗净后加水3750毫升，煎煮1小时，滤渣当茶饮。可再煎煮第二次，药渣加水2500毫升，小火再煮1小时，滤渣可继续饮用。半枝莲全草入药，具有清热解毒、活血祛瘀、消肿止痛、抗癌等功能。性寒味酸，全草含多种维生素、微量元素及氨基酸等成分，外形见图9-5。

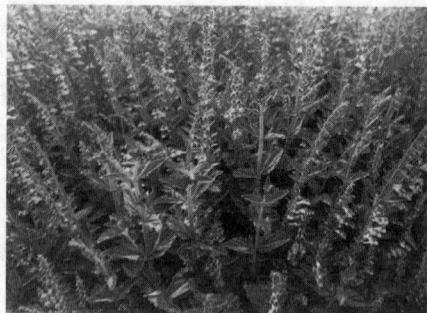

图9-5 半枝莲

白花蛇舌草的功效包括清热解毒，增强机体的免疫力，抑制肿瘤细胞的生长，抑制细菌的生长等，外形见图9-6。

（2）小麦草汁：属于碱性食物，碱化酸性体质。材料：小麦草80克，柠檬1/2个。做法：小麦草洗净。用专用的小麦草榨汁机榨取原汁约30~50毫升。柠檬榨出原汁，取5~10毫升。将小麦草汁和柠檬汁二者混合，要即刻饮用，随后吃柳橙一个，以免反胃。

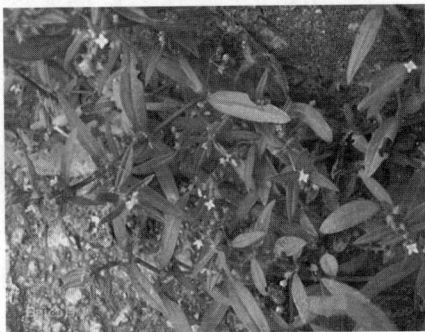

图9-6 白花蛇舌草

自从安·威格摩尔博士提倡小麦草汁医病之后，世界各地患者获益者不计其数，有轻症重症，也有疑难杂症。包括各类癌症、糖尿病、低血糖症、心脏病、关节炎、风湿症、过敏症、便秘、头痛等。小麦草何以对那么多种病有不可思议的疗效，科学家仍未有足够时间查明原委，相信假以时日，世人对其中奥秘，将会有比较深入的认识。

诺贝尔奖获得者奥托·沃伯路（O Warburq）医生的研究发现：癌细胞在氧份不足的环境中最活跃。他指出癌症是由于身体内的细胞缺氧，大量分裂繁殖，失去控制所造成。深呼吸，饮用小麦草汁、新鲜蔬果汁都非常有效的把氧气带入人体内，刺激血液循环，又增加红血球数量，可以提高血液氧的成份，改善细胞缺氧，对防治癌症有一定作用。

（3）蔬果汁：材料：胡萝卜1条（250克）、西洋芹2片（150克）、大西红柿1个、柠檬半个。冬天可以加些姜片。做法：所有材料洗净，胡萝卜去皮切块，大西红柿去蒂切块，西洋芹切段，柠檬去皮、对切。将胡萝卜、柠檬、芹菜与西红柿，用分离式榨汁机榨出原汁，趁鲜饮用。

3. 改变不良的生活方式

戒烟、不酗酒、减少日晒、少吃垃圾食品、减少食物中脂肪含量、减少与致癌物质的接触。改善烹调方式，不要吃烧焦的食物。保持理想体重，保持生活规律，坚持体育锻炼。

七、癌症的营养防治

（一）癌症的营养预防及其机理

癌症重在预防，一旦得了癌症治疗就很棘手，花钱多、人辛苦，还不一定能够救到命，很多时候是人财两空。

预防癌症有三种方法，第一种方法就是减少体内自由基的产生，降低患癌风险。比如戒烟、减少日晒、减少食物中脂肪含量、减少与致癌物质的接触等，就是前面讲的要改变不良的生活方式，详见图9-7。第二种方法是最大程度地增强身体的抗氧化和免疫系统。多吃新鲜的水果蔬菜，额外充分补充抗氧化营养素。第三是建设好体内抗氧化修复系统，当体内有很多自由基导致基因损伤时，体内能及时合成充足的抗氧化修复酶，及时修复受损的基因，可以减少患癌症的机会。减少自由基产生，主要是靠我们自己改变不好的生活方式；而要增强免疫系统和修复系统，主要靠营养素，若有足够的原料，身体就会根据需要及时合成有关的酶，合理补充有关营养素（原料）是其中的关键。

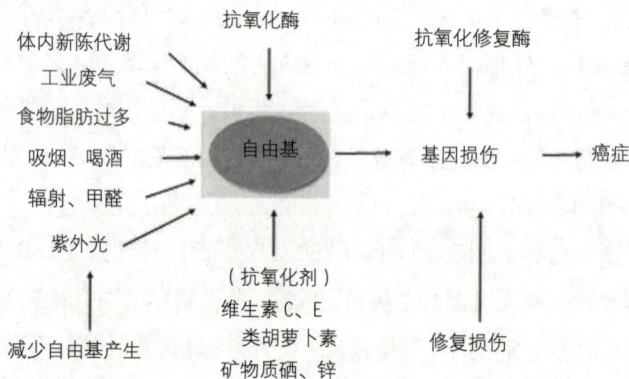

体内新陈代谢
工业废气
食物脂肪过多
吸烟、喝酒
辐射、甲醛
紫外光

减少自由基产生

抗氧化酶

自由基

（抗氧化剂）
维生素 C、E
类胡萝卜素
矿物质硒、锌

抗氧化修复酶

基因损伤 → 癌症

修复损伤

图9-7 预防癌症三步骤示意图

癌症是一个多级的进程，有一个逐步发展的过程，是一个量变到质变的过程。而癌症前期的肿瘤，也即是癌前期病变，已经属于相对后期的阶段，这个多级进程的下一个阶段就是真正癌症的形成。

许多研究已经证明，合理使用抗氧化物质能够有效预防癌症。哈林达·盖尔沃医生研究发现，抗氧化物质不仅能预防口腔癌症，而且可以逆转黏膜白斑病；

每天补充 30 毫克 β 胡萝卜素使 71% 患口腔黏膜白斑病患者的病情得到改善，而在每天补充 20 万国际单位维生素 A 的患者中，有 57% 的患者病情得到完全好转。黏膜白斑病是典型的癌前期病变，说明抗氧化物质不仅能够阻止癌症形成的进程，而且可以增强身体的自我修复系统来逆转细胞损害。

一项仍在美国持续进行的研究中，患者同时服用 β 胡萝卜素、维生素 C 和维生素 E 治疗癌前期病变的有效率显著提高，不正常的癌前期细胞可以转变为正常细胞。联合使用维生素 C 和 β 胡萝卜素能够减少并逆转子宫颈非典型增生的发生和发展。

黏膜白斑病和子宫颈非典型增生都已是癌症多级进程中比较晚的阶段了，但当我们为身体提供最佳水平的一些特定的抗氧化物质时，我们的身体仍然可以自我修复。多种抗氧化物质协同发生作用才有更好的效果。

（二）癌症的营养治疗及其原理

癌症的各种治疗手段，如果结合营养治疗，则有非常好的效果。但是，有些临床医生不主张患者在接受癌症治疗时使用抗氧化物质。为什么呢？因为他们担心抗氧化物质会为癌细胞建立起抗氧化防御系统，而导致抗肿瘤化疗和放疗无效。

美国科罗拉多州立大学吉达·普拉塞得医生研究发现，癌细胞对抗氧化物质的吸收方式与正常细胞不同。正常情况下，健康的细胞只会适量吸收它们所需要的抗氧化物质和辅助营养，这是细胞营养非常重要的一条规律。然而，癌细胞却会持续不断地吸收抗氧化物质和辅助营养。这种超量吸收抗氧化物质的行为，实际上会导致癌细胞更快死亡。

抗氧化物质不仅能够帮助消灭癌变细胞，增强传统疗法的作用；而且还可以使健康细胞的防御系统得到改善，免疫力得到提升；还可以保护健康细胞少受放射疗法和化学疗法的伤害，减少药物的毒副作用。抗氧化物质已被证明能保护正常细胞的 DNA 不受这些癌症传统疗法的破坏。

研究发现，癌症与自由基和慢性炎症有密切关系，抵抗自由基和消除慢性炎症是控制癌细胞突变、发展和转移的关键。Packer 等在专著《抗氧化物的奇迹》中提及的完备抗氧化网络防御系统，是抵抗自由基和消除慢性炎症的最主要武器；抗氧化核心网络中的五大强抗氧化剂，包括维生素 C、维生素 E、α－硫辛酸、谷胱甘肽和辅酶 Q_{10}，它们在抗癌过程中都起着重要的作用。由于癌症是一种发展很快的恶性疾病，外源性抗氧化剂的需要量比其他任何疾病都要多得多。因此，大量补充具有强抗氧化作用的植物营养素，将对核心抗氧化网络形成强大的支援作用，各成分协同作战，将使抗氧化防治癌症的效率大幅度提升，可以显著提高癌症的治愈率。

（三）癌症的营养调理配方

癌症的营养调理方案，以加强体内的抗氧化力量最为关键。癌症患者体内的维生素 A 含量普遍较低，研究发现维生素 A 含量偏低会使患肺癌的可能性增加一倍；大量摄入 β 胡萝卜素会减少患肺癌的可能性。患癌症的老鼠，喂给它们大量的维生素 A，可抑制其癌细胞的扩散。曾经有 218 位不能施行手术的癌症患者，每天补充 30 万国际单位维生素 A 及 1000 毫克维生素 C，持续 6 个月，他们的恶性肿瘤都受到控制或减少。

维生素 C 也有肯定的抗癌作用。现在由病毒引起癌症的例子越来越多了，而维生素 C 可以抑制病毒所造成的伤害。癌症引起的重大压力也需要大量的维生素 C 来纾解。无法动手术的癌症患者，如果能每天摄取 4~6 克维生素 C，其癌细胞的扩散便会停止。维生素 E 对预防癌症特别有效，癌症患者加用大剂量维生素 E 也有很好的调理效果。科学家在动物身上试验，发现吃维生素 E 最多者癌细胞最少，扩散速度也最慢。

葡萄籽精华素有极强的抗氧化作用，它的作用强度可达维生素 C 的 20 倍、维生素 E 的 50 倍，可以极大限度的降低各种癌症的发病率和复发率。葡萄籽里面含有丰富的原花青素，它能保护细胞膜，加强细胞膜的自卫能力，阻止自由基对人体细胞的攻击和破坏，从而达到有效预防癌症，或减少癌症转移的效果；它也能够通过血脑屏障，清除脑内的自由基，预防脑癌，或防止癌症脑转移；它还能保护免疫系统不受伤害，修复受损的免疫细胞，减少 DNA 受损的可能性，直接或间接抑制诱癌因子和促癌因子对细胞变异的影响；有些癌症如乳腺癌等，会产生溶解酶和蛋白酶，溶解组织和细胞物质，造成更多细胞受损或癌症转移，原花青素能保护蛋白质不受蛋白酶的影响，抑制乳腺癌等癌症的发展和转移。

α－硫辛酸 (Alpha-Lipoic Acid) 被称为"万能强力抗氧化剂"，它具有 400 倍的维生素 C 和 E 的抗氧化作用，是人类已知的天然抗氧化剂中效果最强的一种，再加上又兼具水溶性及脂溶性，能在身体内到处游走，保护的范围很广，能大范围内防自由基，起到很好的防癌作用。

辅酶 Q_{10} 也是一个强抗氧化剂，可以抵制血液中自由基对 DNA 的进攻，有效防治癌症。近年来的研究表明，辅酶 Q_{10} 有抗肿瘤作用，临床对于晚期转移性癌症有一定疗效。体外实验发现抗氧化剂辅酶 Q_{10} 可以保护哺乳动物细胞免于线粒体氧化应激引发的凋亡，而肿瘤坏死因子或癌基因抑活药均没有这种作用。在丹麦进行了一个研究，有 32 位乳腺癌患者参与，用大剂量的维生素、矿物质、必需的脂肪酸和辅酶 Q_{10}（90 毫克/天），加到常规的治疗中，显示出较好的有益作用；在试验中，肿瘤没有退化的两位患者，他们的辅酶 Q_{10} 剂量分别增加到 390 毫克/天，结果他们的肿瘤在三个月内完全消失。补充辅酶 Q_{10} 还可以减少化疗患者的心脏毒性。随年龄增长的免疫功能下降是自由基不断攻击的结果，辅酶 Q_{10} 作为一种强抗氧化剂单独使用或与维生素 B_6 结合使用，可抑制自由基对免疫细胞上的受体及细胞分化活性相关微管系统的破坏作用，从而增强免疫系统的功能。

2003 年美国食品药品管理局（FDA）明示："硒能降低患癌风险"和"硒可在人体内产生抗癌变作用"。在中国硒有防癌抗癌作用已被写入高等院校医药教材，"硒能抑制癌细胞生长及其 DNA、RNA 和蛋白质的合成，抑制癌基因的转录，干扰致癌物质的代谢"。微量元素硒是谷胱甘肽过氧化物酶（GSH-Px）的组成成分，此酶的作用是催化还原性谷胱甘肽（GSH）与过氧化物的氧化还原反应，所以可发挥抗氧化作用，是重要的自由基清除剂（是维生素 E 的 50~500 倍）。在体内，GSH-Px 与维生素 E 抗氧化作用的机制不同，两者可以互相补充，具有协同作用。

科学界研究发现，血硒水平的高低与癌的发生息息相关。大量的调查资料说明，一个地区食物和土壤中硒含量的高低与癌症的发病率有直接关系。科学界已经认识到硒具有预防癌症作用，是人体微量元素中的"防癌之王"。美国亚利圣那大学癌症中心 Clark 教授对 1312 例癌症患者进行了 13 年对照试验，结果表明每日补硒 200 微克，癌症死亡率下降 50%，癌症总发病率下降 37%，其中肺癌下降 46%，肠癌下降 58%，前列腺癌下降 63%。普通人缺硒，身体患肿瘤的机率大大增加；体内缺硒的肿瘤患者多有远处转移、多发性肿瘤、肿瘤分化不良、恶性程度高及生存期短的可能。硒能抑制肿瘤血管形成，预防肿瘤生长，转移。

综上所述，"硒"是人体必需的，又不能自制，因此世界卫生组织建议每天补充 200 微克硒，可有效预防多种疾病的高发。世界营养学家、生物化学会主席，巴博亚罗拉博士称："硒"是延长寿命最重要的矿物质营养素，体现在它对人体的全面保护，不应该在生病时才想到它。已经患癌症的患者，每日需要补充更多一些，可能每天需要补充 400 微克以上。

国内外已有众多研究发现，多不饱和脂肪酸 EPA、DHA 有防治慢性炎症和癌症的作用。赵丽君 2011 年 9 月在《肠外与肠内营养》杂志上发表的综述中提到，已有许多研究表明 $\omega-3$ 多不饱和脂肪酸能增加肿瘤细胞对化疗药物的敏感性，逆转肿瘤细胞对化疗药物的耐受性。饮食如果缺乏蛋白质，也会增加癌症的患病率；喂给老鼠低蛋白及低胆碱的食物会产生癌症；充分补充蛋白质，可以防止癌症的产生；有关人类的病理研究，结论也是一样。如果摄取热量过多，会使各种癌细胞快速成长；而低热量饮食，便可抑制癌症产生。

癌症防治的营养调理配方，应包括葡萄籽精华素、辅酶 Q_{10}、硒、类胡萝卜素、维生素 C、维生素 E、维生素 B 族、蛋白质粉、α 硫辛酸、深海鱼油、多种维生素多种矿物质。

（四）典型案例分析

1. 肝癌复发

夏女士，68 岁。2011 年 6 月因肝部不适做 CT 检查发现肝癌，一年内先后在上海两家医院做过 5 次介入治疗，2013 年 6 月又发现肝脏有新的小肿块，伴胃胀痛。抱着一线希望，由几个家属带着患者专程从安徽来广州博益机构咨询。伴有失眠 30 年，输血感染丙肝 20 余年，有高血压病 6 年余，服药后血压基本正常。现在甘油三酯稍升高。

（1）临床诊断：肝癌介入治疗后，丙型肝炎、继发性甲减、高血压病、失眠、高甘油三酯、糖耐量异常。

（2）膳食调查和计算：每天蛋白质摄入量为 35~50 克，每天钙摄入量为 656 毫克。维生素 B 族、维生素 A、维生素 C、维生素 E、钙和锌等多种维生素和矿物质摄入量明显不足，不能满足身体的需要。

（3）人体成分检测：体重 74.5 千克，其中蛋白质 9.6 千克，低于正常范围；体脂肪率 37.6%，体内脂肪 27.5 千克，较正常均值增加 10 千克；骨质量 3.09 千克，低于正常范围；体质指数 30.2，腰臀比 0.98。

（4）膳食合理性评价：膳食不合理。主要是每天摄入的食物种类太少，只有不到 10 种；食物量过大。膳食结构不合理，面等主食摄入过多，远超身体需要；

豆类食品摄入过少；大部分时间水果摄入较少。

（5）营养状况评估：中度肥胖（中央型），营养素摄入不均衡、人体营养组成不合理。具体表现为蛋白质、维生素B族、维生素A、维生素C、锌和钙等多种营养素摄入量明显不足，体内骨质量低于正常，脂肪量明显增加。患多种营养相关性富贵病，包括肝癌、高血压病、高脂血症、肥胖症和失眠等。

（6）营养问题与健康问题的关系（主要讲肝癌及失眠问题）：由于夏女士长期患丙型肝炎，丙肝病毒长期损伤肝细胞，诱发肝细胞基因突变；而夏女士抗自由基、对抗基因突变的抗氧化营养素，如维生素A、维生素C、维生素E和锌等摄入量明显不足，不能满足身体的需要，不能及时预防基因突变、修复基因突变，逐渐导致肝癌的发生和发展。长期失眠也主要是由于营养不均衡造成的，主要是安神镇静的营养素如钙镁等摄入不够引起的；压力大，抗压力营养素如维生素C、维生素B族，摄入不够；蛋白质摄入不够，脑内褪黑素合成不足，上述多种因素综合起来影响睡眠。

（7）膳食指导原则：科学选择食物，食物种类每天要超过30种。主食多样化，副食多样化。多吃防癌作用比较强的食物，比如西兰花、番茄、花椰菜、燕麦、大蒜、卷心菜、芹菜、木耳、香菇等。多吃富含维生素C的水果和蔬菜，包括橙、葡萄、柠檬、猕猴桃、番石榴、鲜枣、莲藕和辣椒等。多吃富含维生素E的食物，包括各种坚果类（果仁、杏仁、花生等）。多吃富含维生素A的食物，如动物肝脏；胡萝卜等深绿色或黄色蔬菜，这类蔬菜含有大量的胡萝卜素，经人体吸收后，在肝脏内转变为维生素A。增加蛋白质摄入量，多吃豆类，适量肉类。每天2两豆类、半个鸡蛋、250毫升酸牛奶。合理烹饪，少油煎、油炸，多用蒸、煮或炖等烹调方法。

坚持生机疗法，用2200瓦超高速料理机将食物打烂、破细胞壁，将其中营养成分、尤其是植物营养素、酵素释放出来，可以明显提高营养的吸收利用率。每天喝2~4杯蔬果汁。蔬果汁常用的较好食材有西红柿、胡萝卜、芦笋、芹菜、甜菜根、蓝莓、樱桃、草莓、枸杞、蔓越橘、杏仁、亚麻籽、芝麻、姜、蒜头等。可在果汁中加蛋白粉，以中和蔬果的寒性。

（8）营养补充方案：大剂量补充多种抗癌营养素，太少没有用，因为患者已经转移，是晚期癌症。使用的营养素包括抗氧化组合（含葡萄籽精华素等）、顶级免疫精华、硒质E、小麦胚芽油、类胡萝卜素、维生素C、维生素B族，大蒜片、深海鱼油、护肝片和蛋白质粉等。

（9）长期随访结果：2013年9月，夏女士又到上海医院去做了一次针对肝脏新肿块的介入手术。到2014年底，患者一直坚持抗癌营养治疗，同时积极进行食疗，病情一直比较稳定，生活能够自理，其生存时间已经远远超过当时医生的预期，取得了比较满意的效果。

2. 食管癌

贝总，男，51岁，东莞工作。2008年底发现食管癌，2009年1月开始治疗，总共做了5期化疗及放疗。随后用中药治疗半年，疗效不好。治疗结束后到医院复查胃镜，发现病变食道有明显疤痕、硬化、肥厚。当时吞咽已经不顺畅，对冷热食物均感刺激，易感冒，易疲劳，记忆力下降明显，胃口不好，半年体重下降14斤。2010年10月27日来博益机构咨询，同意进行细胞营养疗法，适当调整膳食结构，额外补充较大剂量抗癌营养素，调理3个月复查胃镜疤痕逐渐变得平滑，免疫力提升，感冒减少。半年后再次复查胃镜，病变食道变得完全平滑，食道弹性好，医生都看不到手术痕迹，体重恢复到正常，身体素质全面改善，现在仍然十分健康，能够正常上班。

3. 鼻咽癌

梁老板，男，48岁，珠海工作。因流鼻血、咽喉痛，去医院检查发现鼻咽癌，做过两个疗程的化疗，未做放疗。因副作用大，自己坚决不再做放疗化疗。珠海林永贵医生带来找我咨询。当时患者一般情况差，体质消瘦。建议进行细胞营养疗法，补充较大量的抗癌营养素，营养调理取得很好的效果，患者精力改善、精神好转，可以正常的工作和生活。如今8年过去了，患者仍维系较好的健康状况，过着舒适的生活。给梁老板治病的林永贵医师，从自己身边的案例中看到了许多有这样神奇效果的故事，遂加盟广州博益机构，在珠海从事营养产业，自己也帮到许多人增进健康，取得了很好的社会效益和经济效益。

4. 肠癌

古老，男，100岁，广州人，离休干部，爱好运动。7年前发现直肠癌，在广州市第一人民医院住院，医院从来没有给这么高龄的患者做过手术，不准备采用手术治疗，但患者求生欲很强，坚持要进行手术治疗。肠癌切除术后十天，并发肠梗阻再次手术治疗，医生认为可能是九死一生。术前、术后进行抗癌营养治疗，配合食疗，古老身体迅速恢复，主管教授都觉得非常神奇。术后半年时间体重及身体已经恢复到术前状况，100岁都能去爬山，生活完全自理。现在古先生身体依然健康，并不断向周边的朋友分享营养的重要性。

5. 肺癌

吴永志，男，70多岁，营养学博士，台湾人。大学接受的是西方传统医学训练，三十岁时即患肺癌（第三期期末），积极使用了很多最新、最强的药物治疗，都不见效；在手术台上发现已经转移到别的器官，只好被迫缝合，被宣布只有几个月的生命。吴永志医生拒绝化疗，毅然放弃传统医学方法，决定采用食疗和自然医学疗法来治疗。天天吃蔬果和喝干净的水，阳光浴30分钟，或快步走路30分钟，也练气功和吐纳调息，生活上多休息，早睡早起，午睡半小时，天天洗冷热浴。如此生活6个月后，感到精神饱满、精力十足，于是信心大增，加倍的吃蔬菜，尤其是西洋菜、香菜、老姜、紫苏、薄荷叶、黑胡椒粉、青柠檬，也吃少量水果和全生的杏仁、核桃、南瓜子、发芽的各种豆类和苜蓿芽，百分百全生食，每天3~4次大便。9个月后体检，身体完全正常，身上没有发现任何癌细胞，晚期肺癌治愈。此后潜心研修自然医学，获得了美国自然医学博士、营养学博士和另类医学博士。著有畅销书《不一样的自然养生法》，经常被邀请至世界各地演说，传播自然医学和生机饮食，学员遍布全世界，受惠人数达到数十万，成为全球著名的抗癌食疗大师。

6. 岳父的故事

我岳父，2006年底出现腰腿部剧烈疼痛，以为是骨质增生、腰椎间盘突出压迫神经引起，在珠海的几家医院做过一段时间的封闭治疗，没有任何效果，于是来到中山大学附属第一医院骨科住院，经过CT及磁共振等检查，发现后腰部有一个巨大的肿瘤，经过肿块穿刺诊断为恶性淋巴瘤（弥漫大B型），与中央电视台著名主持人罗京患的是同一种病，而且是同一个病理类型。后面在医院全面检查时，发现还有脑转移，当年67岁。立即在中山大学肿瘤医院住院，化疗6个疗程，放疗1个多月，同时加用大剂量抗氧化营养素，包括类胡萝卜素、维生素C、维生素E、维生素B族、蛋白质粉、深海鱼油和大蒜片，并托人从国外买来葡萄籽精华素和硒质E，结合饮食调整，治疗效果非常好。营养素的应用使得治疗效果明显增加了，副作用减少了90%以上，使一个老人能够顺利完成全程的化疗放疗，能够耐受化疗放疗严重的副作用，给体内的癌细胞予以沉重打击。很多同时住院的、患同种疾病的病友包括一些年轻的病友都陆续去世了，后来患病的罗京先生也去世了。我岳父患病到现在已经九年了，已经过了治疗后5年容易复发的危险期，后面多次复查，身体恢复正常。只是最近2年，因脑转移放射治疗并发的副作用，导致左侧肢体活动不便，但人的精神都很好，吃饭胃口也很好，真正治愈了恶性淋巴瘤。所以，癌症其实并不可怕，并不是不可治愈的，关键是看怎么治疗、治疗是否恰当和合理。

当癌症有效化疗完成一个疗程后，体内的癌细胞被杀死了百分之九十几，第二次化疗又杀死了剩下癌细胞的百分之九十几，第三次化疗再杀死剩下癌细胞的百分之九十几，依此类推，在完成六个疗程后，体内还剩下一些癌细胞，化疗不可能把癌细胞全部消灭掉。手术治疗切除癌症肿块，并做局部清扫，但仍有一些癌细胞清除不干净，甚至有些已经转移到远处了，而现有的检查也未必能发现。放疗及一些其他治疗方法，也同样不能够杀死所有癌细胞。这个时候就需要我们身体的免疫系统来参与作战，把剩下的敌人全部消灭掉，癌症就能彻底治愈。抗氧化营养素能显著提升体内的免疫能力。

患者化疗放疗的副作用相当大，有些患者体质已经非常差，根本不能再接受治疗，如果这个时候还强行放疗化疗，则有可能体质完全被摧毁，体内免疫系统也完全被击垮，使患者过不了治疗关，这样过度治疗不但没有好处，还会加快患者的死亡，这样的例子实在太多了。但是，如果没有完成全程的化疗放疗，就给剩下的癌细胞以喘息的机会，它就会卷土重来，造成癌症复发，复发后癌症的治疗就困难得多，治疗效果也很差。最后往往是前功尽弃，多数患者人财两空，前面所有的努力都化为泡影。

所以，在临床经常面临两难选择，继续治疗患者耐受不了，再治疗的话可能会因严重副作用致死；而停止治疗，又会很快复发，也是死路一条。如果癌症患者使用大剂量抗氧化营养素，能显著提升体内的免疫能力，极大地提高治疗效果；同时副作用减少90%以上，使患者能够顺利完成全程的治疗，有机会给癌细胞予以持续打击，可以明显提高治愈率。

因此，癌症患者使用营养素的钱是必须花的，是绝对不能省的；否则的话，很容易人财两空。其实，也用不了多少钱。我曾经仔细算过这笔帐，记得我岳父大量服用营养素有十个月的时间，每个月服营养素花费大约3000多元，加起来3

万多元；而他在肿瘤医院放疗化疗 8 个月，用了 40 多万元。有时我想如果不花这 3 万元吃营养素，那治疗花费的 40 多万元有可能白花了，而且还从死神手中抢回了一条命，这个价值是无法用金钱来衡量的，这 3 万元投资价值非常高，是那个阶段最有价值的投资。

但是，在临床上经常见到，很多患者愿意花十万甚至一百万来治疗癌症，却不舍得花一点钱来补充营养素，来补充增强免疫系统的原料，来补充修复药物治疗受损细胞的原材料，等于主动放弃自己生存的权利，真的是很可惜，有时也很无奈，因为很多患者没有这方面的知识，他们不相信真的有用，这是个人营养观念认识上的问题，我感觉是一个很难解决的问题，需要长时间的教育。

4 年前，我有个初中同学得了癌症，也来中山大学肿瘤医院治疗，我建议他使用药物治疗的同时服用大剂量的抗氧化营养素，以提高治疗效果、提高治愈率。他没有全信，服用了 1 个月觉得效果一般就停用了，后面又去了北京 301 医院住院，过了半年多就去世了，当时年仅 43 岁。这个同学是当地有名的矿老板，他不缺钱，缺少的是营养观念和健康知识，看着他这么年轻就走了，觉得很可惜、也很遗憾。

感觉一个人的营养观念真是太重要了，有时重要到会马上决定一个人的生与死。我们国家的很多老百姓现在都不缺钱，只是太缺少营养观念和健康知识了，这门必修课一定要尽快补上，也殷切希望各级政府和领导重视营养教育，争取用十年的时间在全国扫盲，这样的话百姓受益了、健康了，政府也节省了医药费，一定程度上缓解了医患矛盾。单靠我们专家的力量可能太小了，影响力有限，可能忙碌一百年，也不一定能做好这项重要的工作，大家一起努力才行。

7. 癌症营养调理经验

引起癌症的原因很多，有时防不胜防；但是许多致癌原因都是通过引起体内自由基的增加而起致癌作用的。所以可以通过对抗自由基，减少自由基对基因的损伤，达到有效防治癌症的目的。对抗自由基的营养素包括葡萄籽精华素、辅酶 Q_{10}、硒、维生素 C、维生素 E、类胡萝卜素、蛋白质粉、大蒜片和多种维生素矿物质等，维生素 B 族可以促进全身的代谢，也有助于有效防治癌症；深海鱼油也有确定的防癌作用。癌症患者使用营养素来调理身体，需要补充的量一定要大，剂量太小，起效很慢，可能还没有起效患者就没有了，所以剂量小调理效果差，最好请专业人士计算剂量。

本章小结

氧化损伤可能是癌症产生和发展的重要原因。多种致癌病因，会导致体内氧自由基明显增多。自由基过多可损伤组织细胞，导致体内出现慢性炎症和慢性损伤，当身体营养素极度缺乏时将会严重影响慢性炎症和慢性损伤的修复，最后引起细胞DNA明显受损，染色体基因突变，癌症发生和发展。

所以，包括癌症在内的所有慢性病，不管病因是什么，本质上都是相关营养素极度缺乏和不均衡造成的。因此，预防和治愈癌症的关键是减少自由基的产生和对身体的伤害；从而减少或消除体内的慢性炎症和慢性损伤，增强身体的免疫系统和修复系统。

药物没有对抗自由基、并消除自由基引起的慢性炎症和慢性损伤的作用。只有抗氧化营养素才有这些作用，所以及时补充足量的抗氧化营养素是癌症防治成功与否的关键。

抗氧化物质不仅能够帮助消灭癌变细胞、增强传统疗法的作用；而且可以使健康细胞的防御系统得到改善、免疫力得到提升；还可以保护健康细胞少受放射疗法和化学疗法的伤害，减少药物的毒副作用。

第十章　骨关节病的防治与营养调理

　　骨骼约占健康人体体重的 1/5，每人平均有 206 块骨头。骨是活的组织，具有自我修复的能力，也能根据身体的需要进行重塑。骨骼的生理功能，包括以下几个方面：①承重；②运动；③骨髓造血；④钙磷储存库；⑤保护重要器官。

　　骨骼是一种结缔组织，它的组成成分包括以下三部分：①骨细胞，占 2~5%，包括骨细胞，成骨细胞和破骨细胞；②矿物质，占 65%，包括钙、磷等；③有机质，包括骨胶原等。骨骼的结构中骨皮质占 80%，骨松质（骨小梁）占 20%。骨骼系统包括骨，软骨及附属结构。

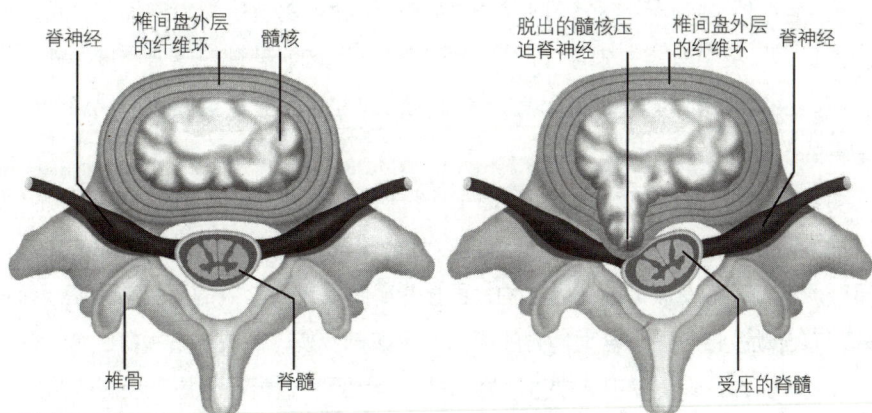

脊神经　椎间盘外层的纤维环　髓核　脱出的髓核压迫脊神经　椎间盘外层的纤维环　脊神经

椎骨　脊髓　受压的脊髓

正常的椎间盘
椎间盘外层的纤维环完整，并完全封闭其中央的髓核。椎间盘的位置介于相邻椎体之间。

脱出的椎间盘
当椎间盘受压时，髓核从外层纤维环的薄弱处突出，压迫脊神经引起疼痛。

图 10-1　椎间盘脱出症示意图

影响骨骼健康的因素，包括营养不良、激素分泌不足（也是营养不良引起）、缺乏锻炼、体重过重及年龄因素。骨骼常见的疾病有多种，包括大家熟悉的骨质增生、骨质疏松症、骨关节炎和椎间盘脱出症等。

椎间盘脱出是介于上下两个脊柱椎体之间吸收震荡的软骨垫的突出，椎间盘由纤维环和髓核组成，纤维环破裂后，髓核容易脱出。椎间盘脱出引起疾病的示意图，详见图10-1。突出的髓核可以压迫临近的脊神经根，引起钝痛和肌痉挛，以及背部受累区域的僵硬、疼痛、麻刺感；或导致受神经支配的上下肢无力。及时提供足量合成椎间盘相关的营养素，如维生素C、蛋白质粉、葡萄糖胺和钙镁片等，让身体自己及时修复椎间盘，是防治椎间盘脱出症的最有效方法。

一、骨质增生的防治与营养调理

（一）骨质增生的原因与发病机制

很多老百姓都认为骨质增生是体内钙多了，其实这是完全错误的认识，骨质增生的根本原因是缺钙。

那缺钙为什么还会骨质增生呢？这得从骨的应力反应说起。应力反应是骨骼的一个很重要的特性。大家都知道，骨是一个承重的器官，它对力的变化特别敏感，而且还会根据受力情况不断改建自己的结构和形状，以适应受力的变化，使自己在新的受力情况下有能力去最大限度地承受力量，这就是骨的应力反应。简单地讲，应力反应就是骨骼根据自己受力的情况来改建自己。而实现应力反应的基础就是骨的改建能力。

骨改建过程包括骨吸收和骨形成两个步骤。骨吸收是由破骨细胞来完成，而骨形成则是由成骨细胞完成。新骨形成或骨骼改建过程类似建框架结构的房子，先是胶原纤维互相交联形成孔腔结构，再接受矿物质沉积。人的一生中骨骼一直在改建，有自动改造长得不合理地方的能力。比如打沙袋，每天用右手打沙袋，三个月后去拍X光片，则会发现经常击沙处的骨质会增厚，这就是骨应力反应的结果。

那为什么骨质增生会长在骨头的边缘，而且还长成骨刺状呢？答案还得从应力反应讲起，下面以脊椎骨质增生为例。从脊椎的结构和功能特点可以知道，椎体的中央比周边受力要大，所以当体内缺钙时，机体要调动椎体的钙入血时，会先从椎体的周边调钙入血。因为中央受力重，调钙就会从相对负重轻的周边开始。

当钙质不断从椎体周边动员流入血液时，周边部位就会越来越软，越来越不能承重，但椎体周边部位也不是一点力都不承受，这些部位也会时常受力，尤其身体在前倾、后仰、侧弯时，周边部位受到的力就会更大。这时椎体周边部位感到力不从心、支撑不住，骨质必须得到加强，于是钙质再回流、再重新分布。身体遵循用进废退的原则，哪个部位动得多，营养素就流向这个地方，骨头周边动得最多，所以骨刺就长在周边且呈唇样外突。医学上称这种增生为营养不良性增生，补充相应营养素，增生才能减轻或消失。

　　长出来的骨刺怎样去掉呢？由于骨有改建能力，待钙等营养素给足后，骨会迅速改建，把原来长得不合理的地方吸收掉，骨刺也就消失了。利用应力反应和骨的改建能力，可以对人体进行重塑，O形腿都可以慢慢变直。

（二）骨质增生的临床表现和诊断

　　骨刺会压迫并刺激临近的神经和肌肉韧带，患者常有头晕、颈痛、手麻、腰痛、腿痛、腿麻及活动受限的症状。骨质增生等变形性脊椎病发病示意图，详见图 10-2。颈椎照片，胸椎照片和腰椎照片有助于诊断。

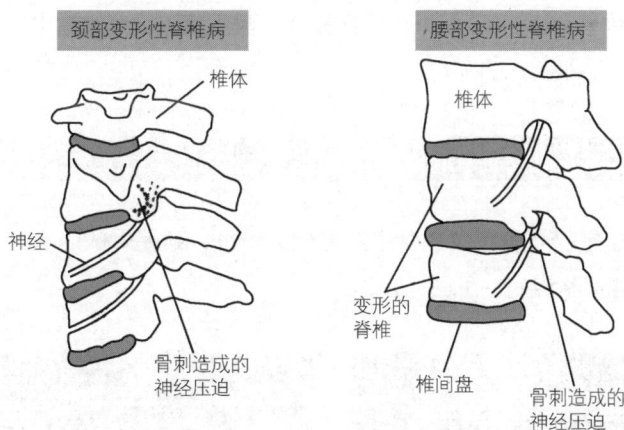

颈部变形性脊椎病

椎体

神经

骨刺造成的神经压迫

腰部变形性脊椎病

椎体

变形的脊椎

椎间盘

骨刺造成的神经压迫

图 10-2　脊椎病示意图

（三）骨质增生的营养调理

　　虽然骨质增生药物治疗及其他治疗效果都不好，但用营养调理的方法却会有很好的疗效。为什么呢？因为骨质增生属于营养不良性增生，只有补充缺乏的营养素，骨质增生才能减轻或消失，别无他法。

人体身体有各种各样的营养库，比如能量库、蛋白质库和钙库等，各种营养库的重要任务之一就是供给生命器官营养物质，身体会竭尽全力保证生命器官的营养需要。当营养素缺乏时，身体会从营养库里、从非生命器官调动各种营养素给生命器官。以钙为例，当人体缺乏钙时，身体会调动骨头等非生命器官里的钙进入血液，以满足心脏等生命器官钙的供应。此时，血液中的钙可能正常，但身体已经严重缺钙；其他的很多营养素也是如此。所以不要以为到医院化验，血液里的各项检查指标正常就真的正常了、就不缺乏营养素了，可能还需要请专业营养师来判断是否缺乏特定营养素。

骨质增生属于营养不良性增生，只有补充缺乏的营养素，才能减少生命器官对骨骼营养素的调动，才能减少因应力反应引起钙的重新堆积，才能彻底治愈骨质增生，才能有效预防骨质增生。因此，治疗骨质增生引起的各种疾病包括腰椎病、颈椎病、膝关节疼痛等，最有效的办法就是补充钙、维生素C和蛋白质等相关营养素，补足这些建造骨骼的基本原料，骨骼就能发挥其改建能力，半年至一年后骨质增生就会有明显减轻、甚至消失。

骨质增生的营养调理配方，包括钙镁片、维生素C、维生素D、蛋白粉和维生素B族等。

二、骨质疏松症的防治及营养调理

骨质疏松症是以骨量减少、骨小梁退化为特征，致使骨的脆性增加、易于骨折的一种全身性骨骼疾病，见图10-3。

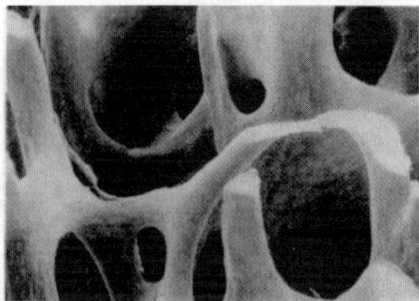

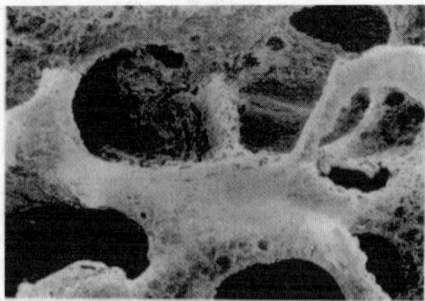

健康的骨骼　　　　　　　　　　　骨质疏松的骨骼

图10-3　骨质疏松症骨骼示意图

中国骨质疏松患病率男性为 11.5%，女性为 19.9%；60 岁以上女性 1/3 患有骨质疏松。骨质疏松症已经严重威胁我国中老年人的健康，尤其对绝经后女性健康的威胁很大、甚至可能比癌症还要大，应引起各方高度重视。

骨质疏松在人体内发展到一定程度，患者一不小心滑倒、摔倒便可能造成脊柱、髋部等部位骨折，由此将产生严重后果，甚至导致终身残疾。脊柱骨折示意图见图 10-4，图中可见椎体压缩、韧带撕裂。压缩性骨质疏松患者，大多骨折以后方醒悟。

新生儿体内含钙 25~30克，20 岁时已达 1000~1200克，即在 20 年中平均每日要蓄积 150 毫克钙，20 岁以前获得 90% 以上的骨量。

青春期骨的生长加速，骨量也增长最快。Ilich 研究报道，11~12 岁女孩每日有 300 毫克正钙平衡，1 年可蓄积 108 克钙。在骨的纵向生长停止后，骨的矿化并未最终

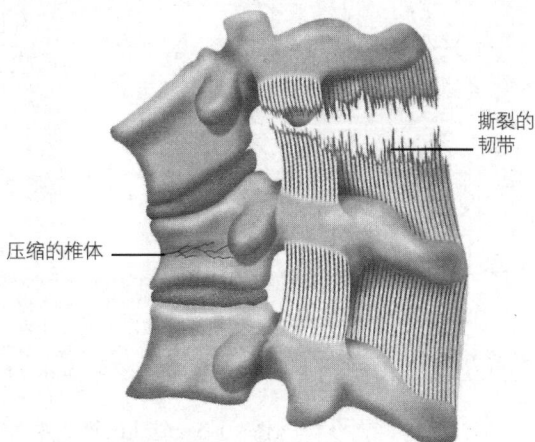

撕裂的韧带

压缩的椎体

图 10-4 椎体压缩性骨折示意图

完成，其后的 10~15 年还有一个骨的加固阶段，这期间骨量还要增加 5%~10%，达到骨量的峰值。绝大多数人 30~35 岁左右达到峰值骨量。骨密度达到峰值以后，骨的形成和吸收保持平衡。随着年龄的加大，尤其是女性绝经期后，骨骼丢失速度逐渐加快。

骨质疏松的发生与年轻时峰值骨量的高低和年老时骨丢失速率密切相关。骨质疏松症的防治目标是年轻时要尽量增加峰值骨量，中老年时要尽量减慢骨峰值的下降速度。

（一）骨质疏松症的病因

1. 营养因素

钙，维生素 D，维生素 C 和蛋白质等营养素，与骨质疏松的发生和发展关系最大。骨组织在建造时，矿物质（主要为钙盐）沉积于胶原纤维的网架中，为了

促进骨的生长和修复，骨组织不断进行溶解、吸收和重建。当细胞溶解吸收的速率超过新骨形成的速率时，便产生骨质疏松症。骨质疏松症发生的详细机制，请参见图10-5。

长久以来，人们都认为骨骼变得松脆是年岁增长的自然现象。然而动物实验证明，如果有充分的营养，它们的骨骼会随年龄的增长而变得更坚硬。

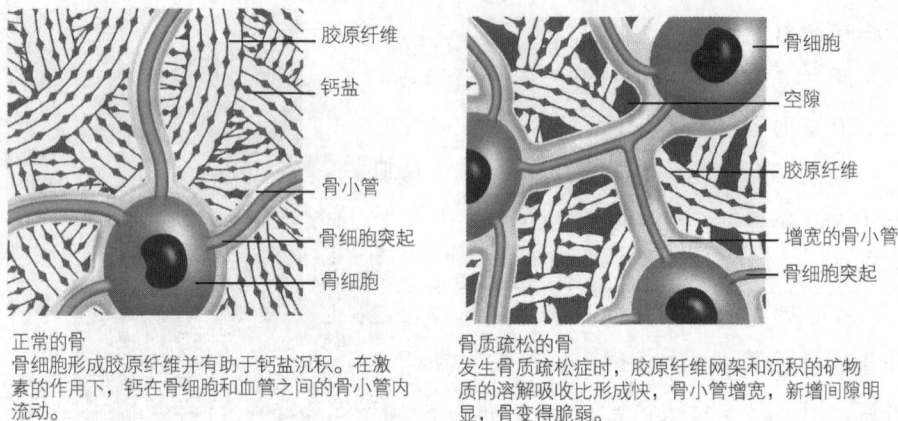

正常的骨
骨细胞形成胶原纤维并有助于钙盐沉积。在激素的作用下，钙在骨细胞和血管之间的骨小管内流动。

骨质疏松的骨
发生骨质疏松症时，胶原纤维网架和沉积的矿物质的溶解吸收比形成快，骨小管增宽，新增间隙明显，骨变得脆弱。

图10-5 骨质疏松症发生机制示意图

2. 激素

甲状旁腺激素，降钙素，雌激素等激素与骨密度的调控有关。雌激素能维持成骨细胞的正常功能，减弱破骨细胞的活性。绝经后女性体内雌激素水平降低，故易发生骨质疏松。

3. 运动

适量运动和负重可以增加骨密度，减慢骨峰值的下降速度。

4. 遗传因素

骨密度也受遗传因素的影响。

（二）骨质疏松症的临床表现及检查

1. 骨质疏松症患者常感腰酸背痛；身长会逐渐缩短，甚至驼背，严重者可缩短10~15厘米；易骨折，特别是髋部骨折和胸椎腰椎压缩性骨折，严重者可致残疾；经常感觉气短，肺活量减少。

2. 骨质疏松症患者化验时血钙正常或降低，血磷增高，尿钙增加，骨密度明显减低，骨骼 X 线检查有骨质疏松表现。

女性在怀孕与月经期钙质很容易流失，故骨质疏松症较易发生在女性身上。

（三）骨质疏松和骨折的预防

1. 营养素摄入充足

如钙，维生素 D，维生素 C，蛋白质等营养素与骨质疏松的关系最大。应该多喝牛奶，多吃豆制品；奶糖或乳糖、酸奶都能促进钙的吸收，糖、其他甜食和任何精加工的食品都不利于钙的吸收。预防骨质疏松要正确地选择食物，并及时补充缺乏的相关营养素，以满足当时的营养需要。

许多人骨质疏松，致脊椎骨无法负荷身体的重量，而感到背部疼痛。如果平时就能适量摄取有益于骨骼的营养素，则由此而引起的背痛是可以预防的。

2. 消除危险因素

戒烟，避免酗酒，减少咖啡因的摄入，少用激素等。

中国人的饮食习惯与西方国家不同，喝牛奶较少，其他食物含钙量较少。中山大学营养系教授蒋卓勤研究发现，骨头即使在高压锅里熬 10 小时，一碗骨头汤中的钙含量也不过 10 毫克；而同样一碗牛奶中的钙含量达到 200 毫克，远远高于骨头汤。因此，大多数人通过饮食摄入的钙往往严重不足。2004 年公布的全国营养调查资料显示，中国人钙的每日平均摄入量仅有 391 毫克，没有达到需要量的一半。专家提醒单纯食疗难以满足人体钙的需要，很多人需要额外补充钙片。

3. 食疗配方

高钙精力汤。材料：绿豆芽 30 克，有机小白菜约 80 克，苹果 1 个，菠萝 100 克，香蕉 1 条，黑芝麻粉 5 克，花粉 8 克，糖蜜 15 毫升，腰果 5 粒，温开水 200~300 毫升。做法：苹果、菠萝与香蕉均去皮、切小块，腰果洗净。所有材料放入果汁机充分搅拌，拌匀后要立即趁鲜饮用，做一次可供两人吃。

4. 适量运动

适当进行体育运动，可减少骨质疏松的发生。

（四）骨质疏松症的营养调理

就像体内任何组织器官一样，骨骼也是有生命力的活组织，骨细胞也会不断地坏死和再生。骨骼通过成骨型和破骨型的活动进行着自我的重塑。骨骼并不仅仅是一些钙结晶的聚合，而是不断进行许多生物化学反应的活组织，并且依赖于各种各样的微量营养成分和辅酶系统。

因此，与任何活体组织一样，骨骼也有各种各样的营养需求，不能足量摄取维持骨骼健康所需要的任何营养素都会导致骨质疏松症。研究发现，骨质疏松症的发生与钙、维生素C、蛋白质和分解钙磷的酶缺乏有较大关系。

新骨形成或骨骼改建过程类似建造框架结构的房子，先是胶原纤维互相交联形成孔腔结构，再接受矿物质沉积。维生素C和蛋白质是胶原纤维的主要原料，对骨骼框架的搭建很重要；钙等矿物质相当于砖头，填充于框架内，对骨密度、骨硬度影响很大。葡萄糖胺对骨骼、韧带、肌腱和软骨的形成很重要的，而维生素K会影响骨钙素蛋白的形成。

所以，为防止骨质疏松，不仅需要补钙，还需要补充各种其他的必需营养成分。蛋白质和维生素C是骨基质的主要原料，应得到充分合理的补充。蛋白质摄入不足会阻碍骨的形成，人的身高将受影响；如果体内缺少蛋白质和维生素C，骨骼基质的形成将受很大影响，骨骼的成长或修补将会停止，骨头会变得脆弱。

体内钙代谢的影响因素较多，在骨病的防治时要进行认真的分析，搞清楚究竟是哪些因素影响到特定个案的钙代谢平衡。许多骨病的治疗效果很差或很慢，除了钙等原料不足以外，大多数是由于各种原因影响患者对钙的吸收所致。磷和钙对骨骼同样重要，但过多的磷却会使钙随尿液流失；而镁不足时，钙随尿液流失得更多。维生素D可促进钙在肠壁的吸收，并促进钙在肾小管的再吸收，而且它也能控制酶，使钙储存在骨骼中。所以，维生素D对钙的代谢影响很大，其缺乏容易导致钙缺乏病。因此，治疗骨病时，不但要注意补充钙质，还要注意补充维生素D、维生素C、镁和维生素B族等相关营养成分，以促进钙的吸收和利用。

不同年龄补钙的目的不同。30~35岁以前补钙的主要目的是增加峰值骨量，30~35岁以后主要是减慢骨峰值的下降速度。补钙的总体目标是达到钙的平衡。我国钙的适宜摄入量，成人为每天800毫克，最高摄入量为每天2000毫克。美国有营养学家建议，绝经妇女钙的适宜摄入量应为每天1500毫克；美英两国的补钙实验确定，12岁女孩补钙后骨密度会显著增加。

骨质疏松症防治的营养配方，主要包括钙镁片、蛋白粉、维生素C、维生素D、葡萄糖胺等相关营养素。

三、骨关节炎的防治与营养调理

（一）骨关节炎概述

骨关节炎是一种关节退行性疾病，是由于关节部位覆盖骨骼末端的软骨发生退化，造成骨骼与骨骼产生直接摩擦，从而产生慢性炎症的一种病症。软骨一旦损毁，骨头的尾端就暴露出来，引起关节僵硬、肿胀和疼痛，最终导致关节活动能力丧失。负重关节症状比较明显，是一个常见的老年人关节病。随着老年人的增多，我国的发患者数逐渐增多，西方国家发患者数更多。超过 50 岁的美国人，70%~80% 都在某种程度上患有退行性关节炎。

骨关节炎主要是关节软骨的退化所造成的。关节表面有一层软骨，非常光滑平整且富有弹性，让关节在活动的时候只有很小的磨擦力。关节软骨是由 1~2mm 厚度的胶原纤维、糖蛋白、透明质酸酯聚集而成，起垫子样作用，以吸收和分散所承受的负重和机械力量。病理表现有关节软骨退行性变，同时伴有新骨形成；关节软骨变薄、破裂，关节囊增厚，关节缝隙变窄，骨质增生。

（二）骨关节炎的病因和发病机制

骨关节炎是一种炎症性疾病，细胞因子是导致关节炎症的主要原因之一，蛋白酶、中性粒细胞加重了关节炎症。炎症导致大量的自由基产生，关节内的氧化压力增加，给抗氧化防御系统带来很大的冲击。自由基会破坏关节软骨，导致关节炎。

各种原因包括关节的氧化压力增加、相关营养素的供应不足等，均可导致关节软骨的合成代谢障碍；过度肥胖、骨密度下降和外伤等原因导致关节软骨的磨损和破坏加速，上述原因都会导致关节软骨的代谢障碍，引起或加重骨关节炎。人体软骨组织一直经历着合成和磨损的循环。要维护关节健康，则身体合成软骨的速度必须赶得上磨损的速度。如果软骨合成速度减慢或磨损速度加剧，就会得关节炎。

（三）临床表现和治疗

症状主要出现在承重关节，包括髋关节和膝关节，但可以影响到身体的每个关节，例如颈部和后腰。出现关节肿胀，活动受限，关节响声。感觉关节胀痛，浑身僵硬。活动时加重，休息时好转。症状多数会逐渐加重，严重者甚至会残疾。

传统治疗关节炎的方法，除了减轻关节的负荷、休息、使用辅助器与复健治疗以外，就主要靠消炎止痛药了。长期以来，很多关节炎患者都使用非类固醇类的消炎药物，如阿司匹林、消炎痛、芬必得、优布芬等。的确，这些药物对于缓解由于骨关节炎造成的剧烈疼痛非常有效。很多患者以为疼痛消失了，病也就好了，其实不然。非类固醇类消炎药仅仅是止疼药，对于治疗骨关节炎却没有任何效果。不仅如此，过多的使用非类固醇类消炎药还会加重骨关节炎的病情。因为软骨需要蛋白聚糖来吸收水分，而这些药物恰恰抑制了蛋白聚糖的合成。也就是说，我们服用的这些止疼药在减轻疼痛的同时，实际上也减少了蛋白聚糖的合成、降低了蛋白聚糖的作用。若想中年以后还能腿脚轻便，从二、三十岁起就应针对性的补充合适的营养元素，保护关节健康。

（四）骨关节炎的调理方法

1. 控制体重，可减轻关节软骨的磨损和破坏。

2. 运动疗法，增强肌肉力量，减轻关节软骨的负重。

3. 及时合理补充相关营养素。

骨关节炎营养调理的原则主要是减轻氧化压力、补充缺乏的相关营养素，促进受损关节软骨的及时修复，恢复关节软骨的正常代谢，从而达到预防和治疗骨关节炎的目的。

葡萄糖胺（Glucosamine）是一种氨基葡萄糖，集中于关节软骨处，首先形成长链氨基酸黏多糖，然后形成更大的结构——蛋白聚糖。蛋白聚糖的作用是吸收水分和液体到关节处，用以润滑软骨。

科学研究显示，骨关节炎患者关节部位的氨基葡萄糖含量通常都较正常人低。而且，在步入老年或过度运动的情况下，会呈现耗用过多的现象。很多患有退化性关节炎的人，无法忍受长期使用消炎止痛药，都希望能有可以防止关节退化，又没有副作用的产品面市，关节软骨保护剂葡萄糖胺，就是全球对付退化性关节炎的最佳营养补充品。葡萄糖胺是一种简单的氨基酸糖，它是合成玻尿酸(Hyaluronic Acid)与关节软骨素(Chondroitin)的原料。葡萄糖胺可以使软骨的代谢趋于正常，防止软骨的分解；同时它会促进关节滑膜制造玻尿酸，而玻尿酸可以抑制发炎反应，在临床与体外的研究显示它可以减低关节疼痛与促进关节活动。

多项研究证明，氨基葡萄糖增补剂不仅能缓解关节炎的疼痛，甚至能遏制病情的恶化，因为它能逐渐重建损坏的软骨，真正解决关节炎的病因。众多研究结果表明，服用氨基葡萄糖后，和服用安慰剂的人群相比，关节的疼痛、紧张和肿胀等症状都得到了显著且全面的缓解，关节功能和身体状况都得到了改善。服用氨基葡萄糖和服用非类固醇类消炎药的人群相比，尽管起效较慢，但却能更好的减轻疼痛和改善关节机能。经过充分的补充后，能恢复坐卧蹲跳等活动。同时氨基葡萄糖极为安全，完全没有副作用；而非类固醇类消炎药则有较多副作用。

硫酸软骨素（Chondroitin）大量集中于动物关节附近的软骨内，将体液引至关节内的细胞里，提供润滑作用，协助骨头随着各个动作来顺利滑动。此外，软骨素可与氨基葡萄糖合作来制造软骨所需的胶原蛋白和弹力蛋白等成份。

人体内含有多种消化酶，其中有些消化酶会"吃掉"软骨，导致软骨过早损坏，而软骨素可以抑制这些消化酶的活动，保护软骨免受消化酶的侵害，同时刺激蛋白聚糖、糖胺聚糖和胶原蛋白的产生，而他们正是软骨的基体分子，也就是构成健康新软骨的基本物质。

多项研究表明，关节炎患者在服用软骨素之后，疼痛症状不仅大为减轻，活动能力也增加。研究证明，摄取软骨素对于人体正常利用氨基葡萄糖也非常重要；在补充葡萄糖胺的同时补充软骨素，是修复并维护关节和软骨健康的最佳组合。最近有医学研究显示，氨基葡萄糖和软骨素在许多方面抑制疼痛的效果超过处方止痛药。

甲磺酰甲烷（MSM）是一种存在于各种物体中的有机硫化物，硫是结缔组织形成所必需的，而在受关节炎影响的软骨中，硫的水平普遍较低。MSM是一种人体的组成物质，人体的主要结缔组织、肌肉组织都是含硫元素的蛋白质成分。MSM对于身体组织，包括酵素、荷尔蒙、抗体和抗氧化物质的合成和运作起到重要作用。所以我们需要补充足够的MSM来维持身体正常运作。人体肌肉筋骨受伤、退化性关节炎、肌腱炎等，都需要大量硫元素来修补、恢复组织结构。

MSM能够直接为软骨组织提供水分及养份，并能抵抗对软骨组织有伤害的酵素，MSM有巩固结缔组织，维持关节健康，强力止痛，减少发炎，大幅度减轻肩颈及其他关节的疼痛，并使血管扩张，增强血液循环，消除自由基，帮助肌肉复原，减少肌肉抽筋和肩颈腰背疼痛，加速伤口痊愈，以及疏缓关节炎等作用。MSM是现在欧美国家最畅销的治疗筋骨肌肉酸痛的配方，常被运动员健美爱好者广泛使用，用于减轻受伤，扭伤及过度拉伸关节等导致的疼痛、酸胀、发炎。

市面上有一些产品比如维骨力等，将葡萄糖胺、硫酸软骨素、MSM三种修复关节的有效原料组合在一起，合成一个产品，具有更好的调理效果，可以有效防治骨关节炎、消除关节肿痛、修复关节软骨，适宜人群包括骨关节炎患者、关节劳损的中老年人、关节软骨伤患者、骨折患者，以及想较好保养关节的健康人。

姜黄精华也是天然的抗炎止痛剂，有强效抗氧化作用，可以保护关节部位的细胞免受自由基伤害，同时还可迅速缓解关节部位的疼痛。补充抗氧化物质维生素E和维生素C可以对抗氧自由基、减轻氧化压力、减轻炎症。补充深海鱼油，可以在体内合成某些前列腺素，协助消炎、减轻关节炎症，缓解关节疼痛。补充钙镁增加骨密度，补充维生素C和蛋白质，增加骨胶原的合成，可以增加骨基质的量。

骨关节炎防治的营养配方为葡萄糖胺、硫酸软骨素、MSM、维生素C、蛋白质粉、钙镁片、维生素E、深海鱼油等相关营养素。

四、典型案例分析

1. 张女士的故事（腰椎间盘突出）

张女士，38岁，南昌人。反复腰腿痛多年，加重半年余，伴双腿乏力，不能久行、久坐、久站，不能负重，伴失眠、尿频。CT及磁共振检查发现，腰5至骶1椎间盘突出，腰3-4、腰4-5膨出，腰部、胯部筋膜和韧带均受损，中药调理、物理治疗均无效，上班只能坐1~2小时，再坐下去腰痛的就很厉害，基本上不能正常上班，也做不了家务，严重影响工作和生活。

（1）临床诊断：腰椎间盘突出及膨出，腰胯部筋膜、韧带受损；失眠、尿频、压力大。

（2）膳食调查和计算：每天蛋白质摄入量为22克，每天钙摄入量为250毫克，蛋白质、钙、维生素C和维生素B族等多种营养素摄入量严重不足，不能满足身体的需要。

（3）膳食合理性评价：膳食不合理。主要是每天摄入的食物种类太少，只有十几种；膳食结构不合理，豆类、鱼肉、牛奶等高蛋白食物摄入太少，早餐和午餐食物种类太少、质量太差。

（4）营养评估：BMI 20.8 在正常范围，整体营养状况正常；但营养素摄入不均衡，主要表现为蛋白质、钙、维生素 C 和维生素 B 族等多种营养素摄入量严重不足，而这些营养素就是胶原蛋白和软骨合成的主要原料。腰椎间盘突出或膨出，腰胯部筋膜、韧带受损这类疾病主要就是胶原蛋白和软骨合成或代谢等方面出现了问题引起的。

（5）发病原因分析：由于患者长期缺乏胶原蛋白、软骨及其辅酶的合成原料，从而影响体内胶原蛋白及软骨的合成和代谢，导致椎间盘、筋膜韧带严重受损，并且不能及时修复而引起疾病。影响骨骼、椎间盘及韧带健康的因素有多种，包括营养不良、激素分泌不足（也是营养不良引起）、缺乏锻炼及年龄因素等。

筋膜韧带也主要是胶原蛋白合成的。胶原蛋白是一种细胞外蛋白质，它是由 3 条肽链拧成螺旋形的纤维状蛋白质，胶原蛋白是人体内含量最丰富的蛋白质，占全身总蛋白质的 30% 以上，示意图见图 10-6。

一个成年人的身体内约有 3 千克胶原蛋白，主要存在于人体皮肤、骨骼、眼睛、牙齿、肌腱韧带、全身筋膜、内脏（包括心、胃、肠、血管）等部位，其功能是维持皮肤和组织器官的形态和结构。胶原蛋白合成不足就会导致上述器官生病，包括软骨和韧带。

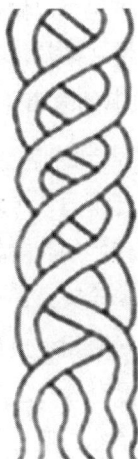

图 10-6 胶原蛋白立体结构示意图

人体身体有各种各样的营养库，比如能量库、蛋白质库和钙库等，各种营养库的重要任务之一就是供给生命器官营养物质，身体会竭尽全力保证生命器官的营养需要。当营养素缺乏时，身体会从营养库里、从非生命器官调动各种营养素给生命器官使用。补充一些营养素，如果量不够时，身体会优先供应生命器官。只有体内营养素充足时，才能充分供应到皮肤、毛发、骨骼、椎间盘及筋膜韧带等非生命器官。

（6）膳食指导原则：科学选择食物，食物种类每天超过 30 种。适当多摄入一些含骨骼、椎间盘及韧带合成原料，如蛋白质、维生素 C 和钙等较多的食物。

（7）营养补充配方：根据张女士营养评估的结果，重点补充她明显缺乏的营养素。首选维骨力，内含葡萄糖胺、硫酸软骨素、甲磺酰甲烷，三者均是合成椎间盘、软骨的主要原料，有利于椎间盘的修复；次选胶原蛋白合成原料蛋白质粉和维生素C，促进胶原蛋白的合成，修复椎间盘周边的筋膜韧带；补充缺乏的维生素B族，促进体内代谢，让细胞修复工作能高效率地进行；补充抗氧化营养素，包括葡萄籽精华素、阿尔法硫辛酸和维生素E，减少自由基对细胞的伤害，加快修复过程，减少复发；钙镁片有安神镇静、改善睡眠、舒缓压力的作用，也可以保持椎体骨密度、减轻韧带负担。营养调理的目的是希望协助张女士做到营养均衡、原料均衡，发挥其自身的修复能力，促进多个椎间盘和周围筋膜韧带的修复，加快身体康复的进程。

（8）长期随访结果：张女士调理至4个月时，腰腿痛明显好转，基本可以正常上班，也可以做些家务活；调理到10个月时已经基本恢复正常了。到2014年底已经快2年了，身体状况一直都维系的很好。

2. 佩琪的故事（外伤性骨关节炎）

佩琪是一位非常美丽的年轻女士，但她的膝盖退化得非常明显，以至小腿外偏，有髋部不适，走路很困难。疾病是由于佩琪十几岁时的一次滑雪意外所致。那次意外使她的膝盖软骨受损，而且不久之后她不小心再次弄伤了它。当时外科医生手术摘除其大部分严重受损的软骨，并建议她右膝戴个支架起到一定的保护作用，同时服用消炎止痛药来止痛，必要时进行膝盖移植手术。佩琪知道人造膝盖的寿命只有8~12年，她还这么年轻，这辈子可能得做四五次这样的手术。

她该怎么办呢？佩琪到处寻找有效方法，阅读了大量营养方面的书籍，她开始服用一些有效的抗氧化物质和矿物质，并补充一些葡萄籽精华素、必需脂肪酸、钙和镁，每天还口服2000毫克的硫酸葡萄糖胺。佩琪同时改善饮食，并遵循医生的治疗方案。坚持几个月后，病情明显好转，慢慢可以增加活动量，恢复正常的生活。两年后，佩琪去医院复查X光片，医生告诉她膝盖骨间距离增大了，意味着已经重新生长出了软骨。这消息令她无比高兴。佩琪现在又像以前一样活跃，又重新滑雪了。

3. 股骨头坏死

周同学，女，现年15岁，学生，新疆伊梨人。因先天性髋关节脱位，在当地医院两次手术后并发左股骨头坏死，多次去北京的专科医院治疗，效果均不好，孩子一直不能正常走路。小时候很容易感冒、发烧，平均每1~2个月就要感冒一次，时常要晚上去看急诊，严重影响学习和生活。2007年我去新疆讲课时由孩子母亲带来咨询。当时只有7岁,可看病已经看了5年,母女已经有点绝望。听完我讲课后,同意进行细胞营养疗法,调整膳食结构,进行针对性食疗,同时较大量补充骨骼、软骨和韧带相关的原料。营养调理三个月以后,感冒就开始减少了,免疫力逐渐提升,面色开始变得红润一些;调理9个月后到医院拍片发现左股骨头开始长骨质,骨小梁开始增加,骨密度开始增高,母女都非常开心,也给她们带来很大的信心。调理4年后,孩子身体有了根本的改善,左股骨头骨小梁及骨密度显著增加,发育基本恢复正常。现在孩子身高已经达到161厘米,不用拐杖可以正常行走。北京主诊医生都觉得很神奇,恢复得比预想的要好、比别的患者好,建议外出时再坚持用几年拐杖,以减轻左股骨颈负担,减少损伤,顺利完成骨骼的发育,18岁时完全可以丢掉拐杖,正常走路,正常工作和生活。

4. 老妈的遗憾(骨质疏松症)

我母亲姓毛,今年72岁。一共生养了5个小孩,三男两女。小时候家境较差,孩子又多,加上那个时代吃的东西紧缺,像肉之类的基本食物都要凭票供应,每个月我家猪肉供应量是1斤,全家就餐人口一般是8个人,计算了一下,大约每人每天平均可以吃到2克肉,比国家标准少了一百倍。一到吃肉的时候,小孩就流口水,嘴太馋了,肉真好吃,众小孩也不客气,就都抢着吃,可想而知我妈是很难吃到肉的。

现在我和小弟吴学群是医生,三个兄弟加上大妹妹都是国家公共营养师,大家都学会了计算每天的营养素摄入量。经仔细计算发现老妈当时存在严重的营养不良,除了纤维以外,其他营养素全面缺乏,尤其以钙及蛋白质缺乏最厉害。记得老妈40岁的时候就开始有轻微驼背、肝肿大、哮喘和腰酸背痛,并经常感冒咳嗽。50多岁的时候,来广州中山大学附属第一医院做过几次检查,X线胸部照片有慢性支气管炎,但化验血钙等指标每次都正常,她自己以为不缺钙,不愿意补钙片。

像我妈这样的例子很多,有严重缺钙的表现,可是验血结果正常,就以为真的正常了。很多人也有这样的观念,认为验血正常就不需要补充营养素了。其实这是一种错误的认识,因为人体内的钙99%是存在骨头里面,在血液中的钙只占1%。所以,不要以为到医院化验,血液里的各项营养成分正常就真的正常了、就不缺乏了,可能还需要请专业营养师来判断您是否缺乏特定的营养素。

像我妈虽然化验血钙正常,但其他检查包括X线腰椎照片及骨密度检查均提示有明显的骨质疏松、骨质增生及腰椎4/5椎体压缩性骨质。几年前又摔一跤,明显加重了腰椎压缩性骨质，卧床三个月才能起床，她很不高兴，说是别人羡慕我们家里有那么多子女做医生和营养师，但又有什么用呢，连老妈都帮不上。我们都哑口无言、无话可说，因为不知道该怎么解释；即使解释也没有用了，以前的欠帐是没办法弥补了。近年看到老妈驼背又有少许加重，回想30年前她可是当地的妇女干部，身材完全不是现在这个样子，是因为没有及时补钙、几十年下来才导致现在这个样子，作为子女倍感无奈和无能，留下了诸多遗憾。

35岁以后补钙的主要作用是，减少每天从骨头里溶解的钙量，延缓体内骨量及骨密度下降的速度，防止骨质疏松加重。30岁以前补钙的主要作用是增加骨量和骨密度，增加骨头的硬度。因此，两个不同年龄段的人补钙的作用和效果完全不一样；补钙一定要趁早，补得太晚了，前面的欠帐是没有办法还上的。按照我们中国人的饮食习惯，几乎全民缺钙，必须终身补钙才行。

其实我妈大概十年前就已经开始补钙，遗憾的是开始补钙的时间还是太晚了，因为再早的时候我们也没有这方面的意识，虽然我们是医务人员，但绝大多数医务人员都没有学习过营养，我读了十年大学，读到博士毕业也没有学习过营养，因为从小就不重视营养，也没条件重视营养。压根没有想过选修营养学，更绝对没有想到营养这么有用。后面在医院ICU病房工作了多年，ICU病房的医生知识面要广一些，什么科室的患者都有可能碰到。有些ICU患者还不能吃不能喝，所以才去学习危重患者的营养调理，包括肠内营养和肠外营养。当时也只是想，危重患者不能吃不能喝当然需要补充营养，我们健康人肯定不需要补充营养，那时也不知道国家还有营养素摄入标准。现在是知识爆炸时代，要学的知识太多了，做医生的更惨，需要终身学习，即使有很好的学习态度，也只能学习自己专业方面的知识，所以很多医务人员知识面其实很窄，您千万别以为博士教授就什么都懂，其实博士教授也有很多东西是不懂的。

所以，我妈50多岁才开始补钙确实是太晚了，已经很难改善她的骨密度、很难治愈她的骨质疏松；但这十年她每天补钙约800毫克，再加上食物里每天有200毫克，每天摄取的钙都在1000毫克左右，能够满足当天的需要，这样骨质疏松就不会再加重了。补钙的目标是达到钙的平衡，也就是说每天补够您当天的需要量。按照这样的方案补钙不到半年，老妈腰酸背痛就有了明显的好转。除了补钙以外，老妈每天还补充维生素C、维生素B、蛋白质粉和深海鱼油。补充营养素半年以后，感冒咳嗽少了很多，痰也少了很多，哮喘基本上不发作了，体质也明显好转。十年过去了，她的健康状况越来越好，做子女的都感到很开心，我们在外地工作也很放心。

本章小结

　　骨关节疾病都属于营养不良性疾病，是营养不良导致骨质增生，也是营养不良导致骨质疏松，还是抗氧化营养素不足才导致骨关节炎。所以。骨关节疾病用药物及其他方法治疗效果都不好，但用营养调理的方法却有很好的效果。

　　骨质增生属于营养不良性增生，只有补充相应的营养素，才能减少生命器官对骨骼营养素的调动，才能减少因应力反应引起的钙的重新堆积，才能彻底治愈骨质增生，才能有效预防骨质增生。因此，治疗骨质增生引起的各种疾病包括腰椎病、颈椎病、膝关节疼痛等，最有效的办法就是补充钙、维生素C和蛋白质等相关营养素，补足这些建造骨骼的基本原料，骨骼自身就能发挥其改建能力，半年至一年后骨质增生将会明显减轻、甚至消失。

　　骨骼是有生命力的活组织，骨细胞会不断地坏死和再生。骨骼有各种各样的营养需求，不能足量摄取维持骨骼健康所需要的任何营养素都会导致骨质疏松症。所以，为防止骨质疏松不仅需要补钙，还要注意补充维生素D、镁和维生素B族等相关营养成分，以促进钙的吸收和利用。此外，还要补充骨骼的其他必需营养成分。蛋白质和维生素C是骨基质的主要原料，也要得到充分的补充。按照中国人的饮食习惯，几乎全民缺钙，必须终身补钙才行；而且补钙一定要趁早，补得太晚了，前面的欠帐是没有办法还上的。

　　骨关节炎是一种炎症性疾病，炎症导致大量的自由基产生，破坏关节软骨，导致关节炎。各种原因包括关节的氧化损伤增加、抗氧化营养素的供应不足等，均可导致关节软骨的合成代谢障碍，引起或加重骨关节炎。骨关节炎营养调理的原则主要是减轻氧化压力、补充缺乏的相关营养素，促进受损关节软骨的及时修复，恢复关节软骨的正常代谢，从而达到预防和治疗骨关节炎的目的。

第十一章 自身免疫性疾病的防治与营养调理

美国雷·斯丹博士在其畅销书《别让不懂营养学的医生害了你》中描述了他妻子莉兹患"纤维肌痛"，全身持续疼痛、极度疲劳、严重过敏、反复鼻窦炎和肺部感染，长期用阿米替林、消炎镇痛药、肌肉松弛药物、吸入性抗过敏药和特非那丁等药物治疗，经常使用抗生素、皮质类固醇激素治疗，病情不但没有缓解，反而逐年加重，以至生活不能自理，需要家人请假轮流照顾。在使用抗氧化剂维生素 E、维生素 C 和 β 胡萝卜素 3 周后，莉兹感觉明显好转，精力旺盛，停用了类固醇激素和雾化治疗；3 个月后就有精力在马棚中做事，而且不再对干草、霉菌和尘土过敏，开始有精力熬到半夜才睡觉。亲眼目睹妻子的神奇改变，雷·斯丹博士开始相信是"氧化应激、氧自由基引起了莉兹的纤维肌痛"，服用最佳剂量的抗氧化剂对抗氧自由基，优化了自身的免疫系统，从而慢慢调好了疾病。接着雷·斯丹博士挑选了 5 位病情最严重的纤维肌痛患者，他们都自愿参与雷·斯丹博士的临床研究，补充优化量抗氧化维生素，3~6 个月后病情均有明显好转。从此以后，雷·斯丹博士在行医的同时，开始认真系统地研究疾病营养，后来成为美国著名临床营养学家，写出了影响全球的名著。

一、自身免疫性疾病概述

（一）免疫系统概述

1. 免疫系统及其功能
免疫是指人体免除罹患疾病，抵抗特定病原体的能力。

免疫系统是由专门的细胞所组成的复杂网络，能刺激抗体和淋巴细胞的形成，起到捍卫身体、抵抗外来病原体的入侵、防止癌症的形成等作用。免疫系统的作用归纳为两方面，一方面是消灭外来病原体，另一方面是清除体内癌变的细胞、衰老的或死掉的细胞。医学研究显示，人体90%以上的疾病与免疫系统功能失调有关。

免疫系统是体内最重要而且最复杂的系统之一。当我们意识到，它每分钟能制造上百万的抗体，又能制服数以亿计不同的入侵者时，我们会顿时觉得提高自身的免疫力有多么的重要。

2. 免疫系统的组成

人体的免疫系统由三大部分组成：

（1）免疫器官：如胸腺、骨髓、脾和全身淋巴结，黏膜免疫系统和皮肤免疫系统。

（2）免疫细胞：血干细胞、淋巴细胞系、单核吞噬细胞系、粒细胞系、肥大细胞等。

（3）免疫分子：免疫球蛋白分子、补体分子、细胞因子等。

人体的防火墙有三道，第一道包括皮肤、黏膜、扁桃体；第二道包括淋巴、血液系统；第三道包括肝脏、脾脏、胸腺。

3. 免疫系统的分类：

（1）按照免疫发生的机制可将免疫系统分为：

● 细胞免疫：T淋巴细胞分泌淋巴因子、细胞因子等。

● 体液免疫：B淋巴细胞分泌抗体。

（2）按照免疫的特点可将免疫分为：

● 特异性免疫：又称获得性免疫，具有识别自身物质和外来入侵物质的能力，正常时机体对自身抗原产生免疫耐受，以保护组织器官不受自身免疫系统的攻击。特异性免疫具记忆性、专一性。平时我们打疫苗，就是属于特异性免疫。

● 非特异性免疫：又称先天性免疫，是生来就有的。皮肤、黏膜、胃酸和纤毛等生理屏障，溶菌酶，吞噬细胞，补体系统等都属于非特异性免疫。

4. 免疫细胞的作用

吞噬细胞广泛分布在血液及肝脏、肺泡、脾脏、骨髓和神经细胞里，它们象巡逻兵一样，监视并攻击入侵的细菌和病毒，并把它们吞噬掉。辅助型 T 细胞会附着在吞噬细胞上面，帮助吞噬细胞判断它捕获的是敌人还是朋友。如果认定是敌人，就会分泌一种名为细胞分裂素的激素，并激活免疫系统。抑制型 T 细胞则是在外来入侵者被消灭以后出现的防暴警察，它们试图平复强大的免疫系统，对控制连带出现的身体伤害起着非常重要的作用。

5. 免疫与营养

英国针刺杂志报道了一项实验，结果发现服用最佳剂量营养补充组与安慰剂对照组比较，总体免疫反应得到显著提高，而且出现感染的机会和程度都较低。说明营养补充能明显增强人体自身的免疫系统，但取得这样的免疫系统功效至少要花一年的时间去补充相关营养素。该实验进一步证明了，人们的免疫系统在很大程度上都依赖于这些相关的微量营养素。

（二）自身免疫性疾病概述

自身免疫性疾病是免疫系统攻击自身的细胞和组织而引起的疾病。临床发现，全身各器官系统几乎都可以发生自身免疫性疾病。免疫系统首先需要具备的能力就是分清敌我，搞清楚哪些是自己的东西和健康的东西，哪些是有害的物质。而这种能力几乎是免疫系统与生俱来的能力，这样的基本能力是不太容易乱的。如果免疫系统紊乱的主要问题不在免疫系统，那就得从身体各组织器官找原因了。

二、自身免疫性疾病的病因和发病机制

1. 压力因素
压力引起肾上腺分泌过多的皮质类固醇，会抑制人体的免疫力。

2. 环境因素
空气、食物和水的污染会破坏人体内环境，影响人体免疫力。

3. 遗传因素
自身免疫性疾病有一定的遗传倾向性，并好发于女性。

4. 营养因素
营养不均衡、原料不足，影响受损免疫细胞的修复，影响免疫力。

以上病因导致机体丧失了正常的免疫耐受性，免疫功能出现紊乱，自己开始

攻击自身的细胞，而不是只攻击外来的入侵者。体内出现"内战"。

研究发现，自身免疫性疾病的根本原因就是氧化压力。各种病因及其后面并发的炎症反应，都可以引起体内氧自由基增加、氧化压力增加，对身体的组织细胞造成严重的伤害，导致体内多种功能紊乱、各种平衡失调，从而引起严重的疾病。临床观察发现，各种自身免疫性疾病患者的氧化压力指标都非常高，尤其是在这些疾病发作的时候，而其体内的抗氧化物质含量均很低；证明氧化压力确实在自身免疫性疾病的发生和发展中起到了重要的作用。

免疫系统攻击关节，导致风湿性关节炎或类风湿性关节炎。攻击肠道，导致克隆氏病、溃疡性结肠炎。攻击神经髓鞘，导致多发性硬化症。攻击结缔组织，导致红斑狼疮、牛皮癣、硬皮病。

三、自身免疫性疾病的诊治

自身免疫性疾病的诊断一般根据患者的症状、体征及免疫学指标的检查结果，依据国际诊断标准来确定。疾病的诊断必须由有经验的专科医生来做。自身免疫性疾病的治疗仍然是世界难题，因为没有有效的药物。常用的有激素、免疫抑制剂等药物，只是对症治疗，而且有很大的副作用。营养治疗是自身免疫性疾病的最佳治疗手段，可以取得非常好的效果，甚至治愈，而且没有副作用。

四、自身免疫性疾病的食疗方法

1. 半枝莲白花蛇舌草茶

半枝莲（干品）50克，白花蛇舌草（干品）50克。材料洗净后加水3750毫升，煎煮1小时，滤渣当茶饮。可再煎煮第二次，药渣加水2500毫升，小火再煮1小时，滤渣可继续饮用。半枝莲全草入药，具有清热解毒、活血祛瘀、消肿止痛、抗癌等功能。性寒味酸，全草含多种维生素、微量元素及氨基酸等成分。白花蛇舌草的功效包括清热解毒，能增强机体的免疫力，抑制肿瘤细胞的生长，对细菌有抑制作用。

2. 小麦草汁

属于碱性食物，碱化酸性体质，材料：小麦草80克，苹果1个。做法：小麦草洗净。用专用的小麦草榨汁机榨取原汁。苹果洗净去皮切块，用分离式榨汁机榨出原汁。将小麦草汁和苹果汁二者混合，趁鲜饮用。

五、自身免疫性疾病的营养调理

英国著名营养学家 P. Holford 等在《免疫大革命》中提出，增强免疫力的营养，要包括均衡的宏量营养，以及维生素、矿物质和植物营养素的优化组合。

对于自身免疫性疾病患者来说，补充抗氧化物质是一个理想的选择。它不仅能够调节天然的抗氧化防御系统，而且可以增强免疫系统，并协助我们控制炎症反应。换句话来说，补充抗氧化物质能使氧化压力受控，并且可以避免身体状况的恶性循环。

自身免疫反应过程会导致体内出现炎症反应。炎症反应时释放出大量的自由基、腐蚀性的酶和细胞因子，对身体细胞造成严重的伤害。为了减少身体的损伤，我们必须处理体内出现的炎症反应，必须使过量的炎症恢复平衡。许多研究证明，补充抗氧化物质比如葡萄籽精华素、辅酶 Q_{10}、α 硫辛酸等是治疗慢性炎症反应的最好方法。

研究发现，维生素 C 可以使免疫细胞成熟，提高体内抗体的产生量；还能够加强巨噬细胞的功能，激活体内制造干扰素；还是天然的抗组胺物质，能够减轻炎症反应等。维生素 C 可能是增强机体免疫力的最重要营养素。

维生素 E 可影响体内 T 细胞间的平衡。缺乏维生素 E 会导致体内辅助型 T 细胞和抑制型 T 细胞的失衡。表现为抑制性 T 细胞减少，辅助性 T 细胞功能不良。抑制性 T 细胞是减少免疫反应的关键力量。而辅助性 T 细胞功能不良也是自身免疫性疾病发生的根本原因。维生素 E 可以抑制前列腺素的产生，减少体内变态反应性炎症，维持体内免疫功能的正常。补充维生素 E 可以修复免疫系统的缺陷，帮助消除感染。

β 胡萝卜素及维生素 A，可以增加辅助型 T 细胞和自然杀伤细胞的数量和功能，大大提高免疫系统的监控能力。辅酶 Q_{10} 能够保护线粒体免受氧化压力的破坏，在免疫细胞能量合成过程中扮演着重要的角色。锌缺乏会导致淋巴细胞减少，许多白细胞的功能降低，作为免疫系统重要刺激物的胸腺肽也会降低（锌是胸腺肽的主要成分），从而抑制部分免疫功能。

研究发现，免疫球蛋白、β-1，3/1，6 葡聚糖、接骨木提取物、舞茸菇和冬菇等多种免疫活性营养物质，可以有效的增强免疫功能，是很好的天然免疫增强补充剂，其效用不亚于一般的抗生素药物，而且全天然，无毒、无副作用。当您发现自己的身体不太好，经常感冒，免疫下降，伤口不容易修复，那就赶快增服这些免疫活性营养物质，它的效果会令您感到神奇。

免疫系统功能与蛋白质有很大关系。蛋白质是构成人体的基本物质，是构成白血球和抗体的主要成分，为免疫系统制造对抗细菌和病毒的抗体。肝脏会制造抗体，抗体的功能是转化各种病原体成为无害物质。营养充足，身体就会产生各种抗体，以抵御病菌的侵袭。一个人由低蛋白食物改换成高蛋白食物，身体内所产生的抗体，在 1 周之内就会增加一倍。蛋白质缺乏时，免疫系统中的淋巴细胞数量和抗体均会大量减少。

免疫功能与维生素 B 族，尤其是 B_6 的关系较大。维生素 B_6 缺乏症会引起免疫退化，导致胸腺萎缩、淋巴细胞数量减少，严重影响胸腺的功能。叶酸、泛酸和维生素 B_{12} 能激活人体内上百种对生命有重要意义的激素和酶。维生素 B 族能使 T 淋巴细胞在与细菌和病毒斗争时显得更活跃。维生素 B 族能提供免疫系统生产抗体的所需物质，从而确保抗体维持在一定的水平。

必需脂肪酸是合成前列腺素的重要原料。体内最重要的两种必需脂肪酸是亚麻酸和亚油酸。我们身体会把亚麻酸也即 ω-3 脂肪酸，转变为主要起抗炎作用的前列腺素；亚油酸也即 ω-6 脂肪酸，转变为能引起炎症反应的前列腺素。食物中 ω-6 脂肪酸与 ω-3 脂肪酸的最佳比例是 4：1；而现代美国人这两种脂肪酸的比例是 20：1，甚至是 40：1；中国人的比例也高很多。ω-6 脂肪酸主要存在于肉类、蛋奶制品和其他熟食中，ω-3 脂肪酸主要存在于植物油中。几乎所有人饮食中 ω-3 脂肪酸都摄入太少，而 ω-6 脂肪酸则摄入太多，这样就导致了身体生产的发炎因子远比抗炎因子多出许多。这两种必需脂肪酸的失衡是导致身体分泌激素失调的主要原因。因此，我们建议人们不但应该合理补充亚麻籽油或鱼油，而且还应减少饱和脂肪的摄取，来使这两种脂肪酸的比例重新恢复平衡。如果能做到这点，身体内的炎症反应就会受到控制，几乎所有与炎症有关的疾病包括风湿性关节炎、类风湿性关节炎、血管炎、红斑狼疮、心脏病、多发性硬化症等的病情都会得到显著改善。

所有自身免疫性疾病的基本病理改变都是慢性炎症，都是主要以血管炎为基础的一类损伤。慢性炎症、慢性损伤这样的病变用药物的方法很难治愈，但用营养的方法则很容易解决。因为人体自身的血管修复系统非常高效，只要补充体内缺乏的营养素，血管的损伤就可以得到修复，可以快速使血管炎消退。

只有补充修复需要的各种营养素，利用体内的修复系统，才能彻底治愈自身免疫性疾病。用现有科学方法合成的药物，是肯定治不好自身免疫性疾病的。因为现有的科学方法跟人体神奇的修复系统是无法相比的，两者的效果、效率相差太大，可能相差一万倍甚至十万倍，可能还不止。人体的神奇功能是经过几十万甚至几亿年慢慢进化来的，它真的非常复杂和精准，医学对这种神奇功能的认识还非常肤浅，也许再经过一万年也未必能认识清楚。所以，最简单有效的方法，就是配给足量的营养素给体内的修复系统，让万能的修复系统自己去修复吧，这样类似自身免疫性疾病的所谓疑难杂症很快就治愈了。

自身免疫性疾病的的调理配方，包括葡萄籽精华素、辅酶 Q_{10}、维生素 C、小麦胚芽油 E、类胡萝卜素、深海鱼油、蛋白粉、维生素 B 族等相关营养素。

六、典型案例分析

1. 马克的故事（克罗恩病）

12 岁的马克踢足球回来后突然觉得腹部绞痛、伴腹泻和呕吐，父母给他吃了一些非处方药却完全无效。急诊室大夫诊断他得了阑尾炎，手术恢复之后出院了。在家里待了 24 小时，马克又出现腹痛、便血和呕吐，送上级医院做肠镜及病理切片检查，医生说马克的肠子看起来千疮百孔，最后确诊为克罗恩病，同时并发芽孢杆菌感染。医生给他应用大剂量强的松、抗生素和镇痛剂，并用了一种名为依木兰的化疗药物。此后一年，马克因为严重感染 7 次住院。

马克的父亲在圣地亚哥听了雷·斯丹博士的一次演讲，随后咨询营养建议。雷·斯丹博士建议马克在饮食中摄入足够的必需脂肪酸，比如每天喝亚麻子油，或服用深海鱼油；服用强效抗氧化剂和矿物质，大剂量的葡萄籽精华素和辅酶 Q_{10}。这些营养物质可以帮助马克重新建立天然抗氧化防御系统，提高自身免疫力，纠正免疫紊乱。几个月后马克的状况明显改善，在医生的指导下慢慢减少强的松、依木兰和镇痛药的用量，最后顺利停药。多年过去了，马克现在非常健康，饮食也很正常，他不再痛苦，他战胜了一种多数人都无计可施的疾病。

2. 溃疡性结肠炎

张先生，49岁，江西人。因腹泻、便血在医院做肠镜检查，确诊为"溃疡性结肠炎"，服中西药治疗半年多，接着用柳氮磺吡啶治疗1年，病情稍有好转，但易复发，当地名医认为此病是世界难题，无法治愈，几近绝望。2010年9月开始实施细胞营养疗法，重点是提升免疫力、纠正免疫功能紊乱，均衡黏膜相关的营养素，6个月后病情开始改善，1年半腹泻等不适完全消失，身体完全康复。

3. 强直性脊柱炎

小伙子，19岁。左腰骶痛2年，加重半年。爱喝饮料，爱吃垃圾食品。在山东潍坊专科医院行CT、生化、HLA-B27等检查，诊断为"强直性脊柱炎"，给予非特异性消炎止痛药乐松、中成药等治疗后左腰骶痛好转。2013年11月下旬自行停服药物，但停药后不久腰骶痛复发。专程从外地来广州做营养咨询。

（1）临床诊断：强直性脊柱炎。强直性脊柱炎是一组多基因遗传病、慢性炎症性疾病、免疫性疾病。有HLA-B27阳性等遗传缺陷者易患此病。受累关节滑膜、韧带、关节囊、肌腱等部位慢性炎症、纤维化甚至骨化。

（2）膳食调查和计算：每天蛋白质摄入量为21克，每天钙摄入量为200毫克。维生素B族、维生素A、维生素C、维生素E和锌等多种维生素和矿物质摄入量明显不足，不能满足身体的需要。

（3）人体成分检测：体重70.3千克，其中蛋白质11.8千克，体脂百分比18.4%，体质指数23.2。

（4）膳食合理性评价：膳食不合理。主要是每天摄入的食物种类太少，只有不到10种；膳食结构不合理，垃圾食品、饮料摄入过多，豆类食品摄入过少，蔬菜类摄入较少，水果几乎不吃，不喝牛奶。

（5）营养状况评估：营养素摄入不均衡，具体表现为蛋白质、维生素B族、维生素A、维生素C、锌和钙等多种营养素摄入量明显不足。

（6）膳食指导原则。食物多样化，多吃富含维生素C、A和E的水果和蔬菜，增加蛋白质摄入量，不吃垃圾食品，每天喝3~4杯新鲜的蔬果汁，生活规律，早睡早起，合理医疗。

（7）营养补充方案。重点补充免疫调节剂，抗氧化剂，以及患者缺乏的基础营养素。综合调理半年后，患者腰骶痛基本消失，到当地医院检查，骶髂关节面基本恢复正常。

4. 溃疡性结肠炎

于女士，48岁，山东德州人。因腹痛、腹泻、间有血便2年余，于2012年底来博益咨询。曾常驻北京看病1年多，在北京多家大医院看门诊或住院，做过许多检查，仅肠镜都做过很多次，用过很多药物治疗，间断使用中药灌肠治疗1年，疾病时好时坏，容易复发和反复。2012年11月疾病稳定期肠镜检查结果，见乙状结肠、直肠有散在点片状糜烂，血管模糊，黏膜轻度质脆，肠镜结论是"溃疡性结肠炎，活动期，轻度"。患者对食物非常敏感，一不小心吃点东西就腹泻，对寒凉食物尤其敏感。从2012年11月开始进行细胞营养疗法，调整饮食结构，补充较大量的调节免疫的营养素。半年后症状就有改善，精力增加，可以吃的食物多了，腹痛、血便均消失，大便从每天5~6次减至每天1次。2013年4月复查肠镜，见结肠黏膜充血，血管纹理模糊，可见白色溃疡疤痕，少许白色黏液，与半年前相比有明显好转，部分肠壁呈现疤痕愈合。自此于女士信心大增，继续坚持营养治疗，一年后各种症状全部消失，生活工作恢复正常。

5. 凌医生的故事

凌医生，女，广东省中山市某三甲医院医生。2003年在广州中山大学医学院读书时不幸患上了系统性红斑狼疮，到广州、北京的许多大医院求医，长期使用皮质激素治疗，有时候还用免疫抑制，疗效欠佳、中间还有几次反复，努力治疗了2年多，一直都好不了，钱花了不少，年龄也慢慢大了，面临着结婚和生育，非常困惑和烦恼。2006年一个深圳的朋友建议她试用一些营养素，并结合排毒疗法。无奈之下，她接受了朋友的建议，开始服用维生素C、钙镁片、维生素E等营养素，并参加了三次排毒活动，3个月后感觉病情明显好转，检查指标也有明显改善，激素的量逐渐减少。

2007年为了学习实用营养知识，再次来中山大学读书，因此成了我的学生。我给了她一些指导，此后身体状况越来越好，不但能正常工作，还顺利成了家，2008年自然怀孕生下来一个健康的宝宝，而且母子平安。当时，妇产科医生是不同意她要小孩的，认为风险太大。到现在才开始对自己的身体有了信心，也对未来充满了希望。她跟我说，营养素真是太神奇了，她非常信赖营养素，也非常感谢营养素，没有营养素她就没有希望，就没有今天的幸福生活。

本章小结

自身免疫性疾病的根本原因就是氧化损伤。各种病因及其后面并发的炎症反应，都可以引起体内氧自由基增加、氧化损伤增加，对身体的组织细胞造成严重的伤害，导致体内多种功能紊乱、各种平衡失调，从而引起严重的疾病。

所有自身免疫性疾病的基本病理改变都是慢性炎症，都是主要以血管炎为基础的一类损伤。慢性炎症、慢性损伤这样的病变用药物的方法很难治愈，但用营养的方法则很容易解决。因为人体自身的血管修复系统非常高效，只要补充体内缺乏的营养素，血管的损伤就可以得到修复，可以快速使血管炎消退。

补充抗氧化物质不仅能够调节天然的抗氧化防御系统，而且可以增强免疫系统，并协助我们控制炎症反应。维生素C、维生素E、类胡萝卜素、锌硒、葡萄籽精华素、辅酶Q_{10}等是临床使用最多的高效抗氧化营养素。

平时不但应该合理补充鱼油，而且还应减少饱和脂肪的摄取，以使 ω-3脂肪酸和 ω-6脂肪酸的比例重新恢复平衡，这样身体内的炎症反应就会受到控制，几乎所有与炎症有关的疾病包括风湿性关节炎、类风湿性关节炎、血管炎、红斑狼疮、心脏病、多发性硬化症等的病情都会得到显著改善。

只有补充修复需要的各种营养素，利用体内的修复系统，才能彻底治愈自身免疫性疾病。

慢性病是威胁中国人生命的最主要疾病，85%以上的国人死于慢性病。在医学上许多慢性病都没有有效的防治方法。因为慢性病病因复杂，很难用药物来有效防治。但是我们人体有新陈代谢，有自我更新，有较强的再生能力、修复能力和自愈能力，只要我们做到原料均衡、营养均衡，就有可能维持健康，或逐渐恢复健康。许多ICU病房的危重患者，在度过了危重期后，病情逐渐稳定，又能活很多年，甚至几十年，说明人体有很强的自我修复能力。慢性病要想恢复健康，除了此路，别无他法。药物只有对症治疗的作用，不可能治愈慢性病。许多人指望药物来治愈慢性病，那肯定是痴心妄想。只有营养调理、补充营养素，做到营养均衡，才有可能调理好慢性病。

慢性病用营养的方法来调理身体，相对来说效果最好。我国现有的慢性患者众多，想恢复健康的慢性患者也很多，我们有如此神奇有效的调理慢性病方案，能够帮助到众多的慢性患者恢复或部分恢复健康，这是一个蕴藏巨大商机的项目，立即把握慢性病调理这个巨大商机，从事营养健康产业，帮助慢性病患者恢复健康，一起把中国的营养健康产业做大做强。

第十二章　呼吸系统疾病的防治与营养调理

一、呼吸系统疾病概述

（一）呼吸系统的主要功能

呼吸系统在人体的各种系统中与外环境接触最为频繁，接触面积大。成年人在静息状态下，每日有 12 立方米气体进出呼吸道，在 3~8 亿肺泡（总面积约 100 平方米）内与肺循环的毛细血管进行气体交换，从外界环境吸取氧，并将二氧化碳排出体外。肺内气道和血管进行气体交换的示意图见图 12-1，肺毛细血管丛包裹着肺泡囊，气体交换就在此处进行。

空气中的污染物、有害物质吸入呼吸道和肺部，可以引起各种呼吸系统疾病；随着工业的发展，环境不断恶化，空气污染越来越严重，呼吸道疾病包括肺癌等呈明显增加的趋势。

由于呼吸器官具有巨大的储备能力，平时只需 18% 肺功能便能维持日常生活，所以肺病很难早期发现，等到有不舒服时已是疾病的晚期，治疗效果往往不好。因此，肺病的预防显得特别重要。

呼吸系统是最容易生病的系统之一，几十年来呼吸系统疾病的死亡率也一直高居前 3 位，已经对大众的健康构成严重威胁，应该引起大家的重视，加强防患。

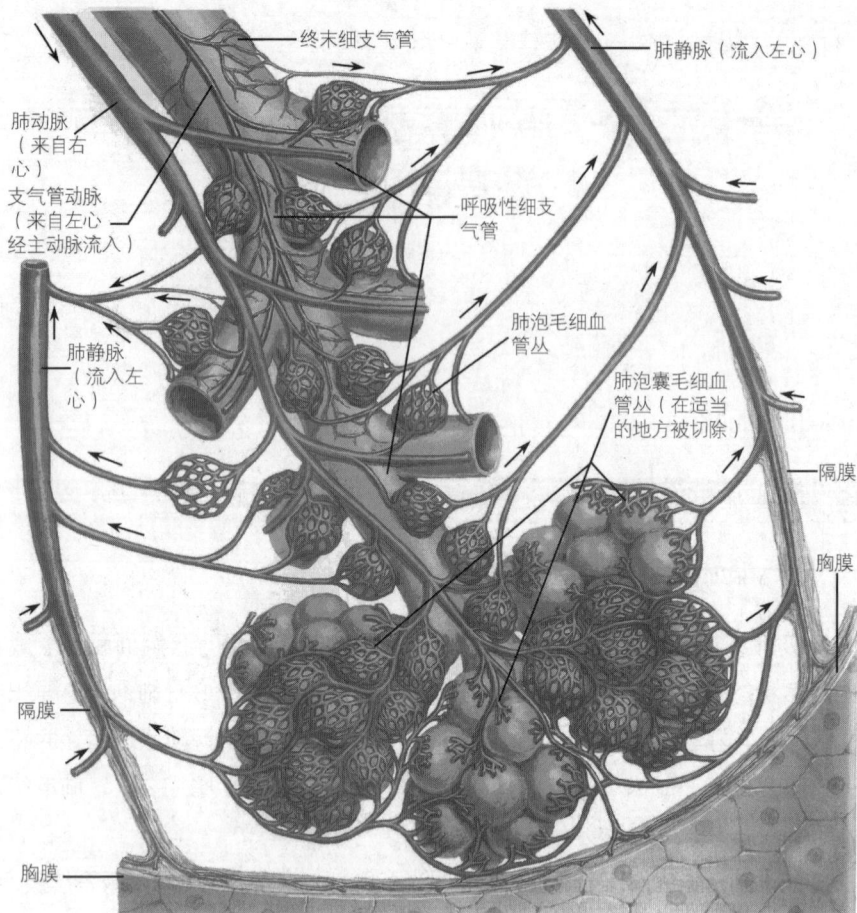

图 12-1　肺内气体交换示意图（肺毛细血管丛包裹着肺泡囊）

（二）呼吸系统疾病的根本原因及其病理

　　呼吸道是氧气等气体进出之路，是体内氧化压力的产生路径；呼吸器官是最容易受到氧化压力伤害的器官。

　　氧气从呼吸道吸入，在肺内进行气体交换，氧气从肺泡进入血液、二氧化碳从血液渗入肺泡。血液中的氧气 95% 以上与血红蛋白结合，而被运输到组织细胞周边的毛细血管，在此氧气与血红蛋白分离，进入细胞内，协助细胞进行有氧代谢，从而产生大量能量、满足组织细胞的能量需求。体内有氧代谢的供能效率是无氧代谢的 21 倍，产生的能量很多；但是同时有氧代谢的副产品—氧自由基也增多，体内的氧化压力大增，超过身体的清除能力时，就会损伤肺内的组织细胞，导致各种肺部疾病。

空气污染物吸入肺内后，会产生更多的氧自由基，显著增加肺内的氧化压力；当您吸烟时，也会产生更大的氧化压力。研究发现，氧自由基可以直接作用并破坏许多生化大分子如蛋白质、脂质和核酸等，导致细胞功能障碍或细胞死亡；还可以引起或促进炎症反应，破坏细胞外基质。

研究发现，几乎每一种慢性肺部疾病的根本原因都是氧化压力，很多临床常见的病因都是首先引起体内氧自由基增加、氧化压力显著增加而导致肺部疾病。

呼吸系统拥有一套精细复杂的防御系统来帮助我们抵御氧化压力的攻击。抵御这些有毒物质的第一道防线称为黏液防御系统。人体从鼻腔到肺底都覆盖着一层厚厚的黏液层，黏液下面是黏膜上皮细胞，上皮细胞表面覆盖着纤毛，从而形成了一个非常精细的刷状缘。刷状缘可以把吸入的有害物质扫出体外。呼吸道内层结构及黏液防御系统见图 12-2。

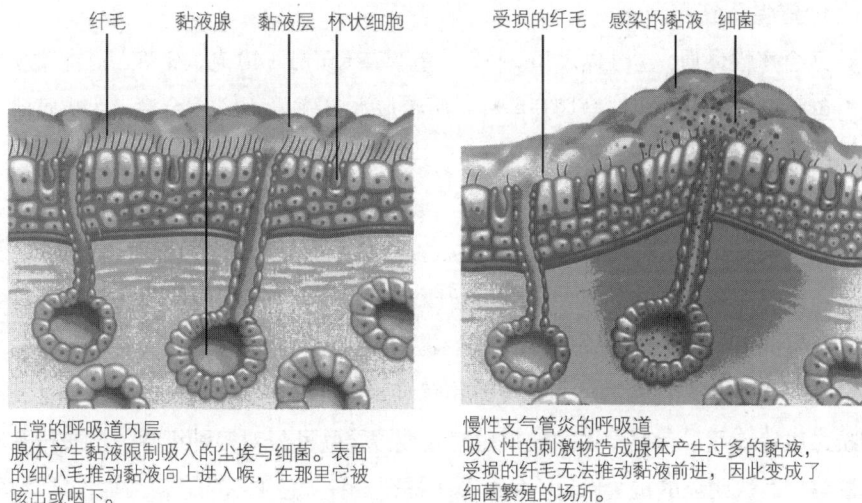

纤毛　黏液腺　黏液层　杯状细胞　　　　受损的纤毛　感染的黏液　细菌

正常的呼吸道内层
腺体产生黏液限制吸入的尘埃与细菌。表面的细小毛推动黏液向上进入喉，在那里它被咳出或咽下。

慢性支气管炎的呼吸道
吸入性的刺激物造成腺体产生过多的黏液，受损的纤毛无法推动黏液前进，因此变成了细菌繁殖的场所。

图 12-2　呼吸道内层结构示意图

这层厚厚的黏液层还含有丰富的抗氧化物质，可以中和吸入的污染物。这些黏液、纤毛和免疫反应组成了一套防御系统，能够有效预防呼吸道的感染，保护黏液下面的肺组织和肺功能。黏液中的抗氧化物质，包括维生素 C、维生素 E 和谷胱甘肽等，其中维生素 C 是这个黏液防御系统中表现最突出的抗氧化物质。

但当空气中污染物太多时，还是会可能突破黏液层防御系统。这时体内的免疫反应就会发生，大量白细胞聚集在污染物或细菌周围，以消灭入侵的污染物或细菌，呼吸道黏液层的液体会变得非常黏稠，详见图 12-2。同时，免疫反应又会诱发大量的炎症。如果入侵的病原体能被迅速消灭，所有的问题都会迎刃而解；但是如果炎症反应不能停止或者及时受到控制，就会导致黏膜上皮细胞受损。因此会转变为慢性炎症，导致明显的肺组织损伤和肺功能削弱，甚至呼吸衰竭，从而威胁到生命。

所有慢性肺部疾病的根本原因都是氧化压力，是氧化压力引起了气道慢性炎症，而炎症反应会损伤肺组织，从而导致肺部疾病。营养补充是缓解和治愈慢性肺部疾病的最好方法，越早开始治疗性营养补充计划，您就越有机会控制病情的发展。一旦肺部严重受损，那么肺功能就很难得到明显的改善。

（三）呼吸系统疾病的食疗方法

1. 鱼腥草红枣汤

适合寒性体质、虚性体质用。材料：鱼腥草（干品）40 克，红枣 15 粒。做法：先将鱼腥草洗净，红枣洗净切开留籽。两者加水 3000 毫升入锅合煮，大火煮沸，小火再煮 20 分钟，滤渣当茶饮。

2. 鱼腥草薄荷茶

适合热性体质、实性体质用。材料：鱼腥草（干品）40 克，薄荷叶（干品）5 克。做法：先将鱼腥草洗净，加水 3000 毫升入锅煮，大火煮沸，小火再煮 20 分钟。放入洗好的薄荷叶，立即关火，焖 5 分钟，滤渣即可饮用。

鱼腥草味辛，性寒凉，归肺经，具有抗菌、抗病毒、提高机体免疫力、利尿和抗过敏等作用。鱼腥草的主要抗菌有效成分癸酰乙醛对多种细菌、抗酸杆菌及真菌等均有较明显的抗菌作用。鱼腥草中提得一种黄色油状物，对溶血性链球菌、金黄色葡萄球菌、流感杆菌、卡他球菌、肺炎球菌有明显的抑制作用，对大肠杆菌、痢疾杆菌、伤寒杆菌也有作用。鱼腥草提取物对流感病毒、单纯疱疹病毒感染的小鼠也有明显的预防保护作用。

鱼腥草煎剂在体外能明显促进白细胞吞噬金黄色葡萄球菌的能力．合成鱼腥草素能提高慢性气管炎患者白细胞的吞噬功能， 提高家兔及患者血清备解素水平。鱼腥草煎剂对大鼠甲醛性脚肿有显著抗炎作用，鱼腥草素能显著抑制巴豆油、二甲苯所致小鼠耳肿胀及皮肤毛细血管通透性增加。鱼腥草所含槲皮素、槲皮甙及异槲皮甙等黄酮类化合物亦有显著抗炎作用，能显著抑制炎症早期的毛细血管亢进。临床报道鱼腥草广泛用于治疗上呼吸道感染、流感、肺脓疡、癌性胸水、肺癌、流行性腮腺炎等多种病症。

（四）家用室内空气净化器对呼吸系统疾病的防治特别重要

世界上污染最严重的 20 个城市有 16 个在中国。污染空气吸入肺内和身体内，容易导致呼吸系统疾病、肺癌等很多疾病。世界卫生组织研究发现，人类 68% 的疾病与空气污染有关。英国 1962 年 12 月 5~8 日伦敦烟雾事件，导致 4 天内死亡人数比常年同期多 4000 余人，可惜中国目前没有人做这方面的研究和统计，如果有人统计的话结果也会是很惊人的。然而，众多研究表明，室内空气污染比室外还要严重几倍，大多数人每天呆在室内的时间比室外要长很多，所以室内空气污染对人体健康造成的威胁更大。

甲醛是世界上公认的潜在致癌物，也是室内最主要的污染物，它刺激眼睛和呼吸道黏膜等，最终造成免疫力异常、肝、肺损伤及神经中枢系统受到影响，而且还能致使胎儿畸形，也是引起儿童和老人白血病的罪魁祸首。

室内环境污染已经引起 35.7% 的呼吸道疾病，22% 的慢性肺病和 15% 的气管炎、支气管炎和肺癌。室内空气污染已经成为对公众健康危害最大的五种环境因素之一。来自我国的检测数据表明，近年来我国化学性、物理性、生物性污染都在增加。我国每年由室内空气污染引起的超额死亡人数可达 11.1 万人，超额门诊数 22 万人，超额急诊数 430 万人，严重的室内空气污染造成了巨大的经济损失。

污染的空气对有呼吸系统疾病的人影响更大，已有呼吸系统疾病的人一定要重视室内空气的净化处理，这样才能保护好肺，阻断或延缓呼吸系统疾病的发生和发展。面对如此严重的室内空气污染，国内外最有效的办法还是使用家用空气净化器。选择合格的空气净化器，吸掉室内空气中的甲醛、苯、病毒、细菌和螨虫等有害物质，是一个最简单有效的清除室内污染的方法。

我们大力推广家用室内空气净化器已经有 6 年的时间，有一大批人包括一些呼吸系统疾病患者，在我们的影响下使用上了空气净化器，取得了很好的养生效果，保护了肺功能，许多轻中症患者病情明显好转，有些甚至完全痊愈；一些重症患者也稳住了肺功能，阻断或延缓了疾病的发展，取得了令人满意的效果。在目前中国这样的污染环境里，家用室内空气净化器是必不可少的健康设备。

二、慢性阻塞性肺疾病的防治与营养调理

慢性阻塞性肺疾病（COPD）包括肺气肿、慢性支气管炎和细支气管炎，是一种以气道气流受限为特征的肺部疾病。COPD是全球都很常见的慢性疾病，本病死亡排位绝大多数国家都排在顺位第三、四位，造成沉重的社会经济和精神负担。

COPD患者常伴有不同程度的营养不良，营养不良发生率20%~60%。研究发现，COPD患者呼吸肌负荷增高和肺部慢性炎症导致能量消耗增加，营养素需求增加。营养供应不够时，肌蛋白降解加速，肌肉发生萎缩，加重消瘦，导致蛋白质—能量营养不良。营养不良导致蛋白质合成能力下降，会影响肺泡上皮细胞的再生和修复，引起肺组织结构的改变；长期营养不良将会导致呼吸肌功能的下降、呼吸肌力下降，甚至呼吸衰竭；也会影响通气调节反射，减弱免疫功能和防御功能。

（一）COPD的病因及发病机制

空气污染、吸烟、反复肺部感染、呼吸道局部免疫功能降低是COPD的主要起始病因。大量的证据显示，吸入空气中的污染物和香烟烟雾会加重氧化压力，而氧化压力正是COPD的根本致病原因；随之而来的肺部慢性炎症还会产生更大的氧化压力，从而破坏肺组织。肺组织受损导致肺功能下降，氧气无法通过受损的细胞膜快速地进入血液，引起组织细胞缺氧、甚至导致呼吸衰竭。

（二）COPD的诊断和治疗

COPD常见的临床表现有长期咳嗽、咳痰、进行性气促，反复呼吸道感染；检查时可见肺气肿体征。X线胸片检查有慢支肺气肿表现，肺功能检查有阻塞性通气功能障碍。COPD的治疗原则是改善通气功能，防治感染，家庭氧疗和呼吸操锻炼。呼吸操锻炼每天至少坚持3分钟，用鼻呼吸，可以显著提高氧合效率，改善肺功能；具体锻炼方法，请查阅吴为群营养网（www.wuweiqun.com）的相关介绍。戒烟也很重要。要健康不但要建立自身的抗氧化防御系统，而且要尽量减少额外

产生的氧化压力，所以要尽量戒烟。

（三）COPD 的膳食指导原则

合理饮食以维持理想体重，增强呼吸肌力，增强机体免疫力，预防和减少并发症。膳食原则是选用高蛋白，高脂肪，低碳水化合物的饮食。COPD 稳定期营养不良患者，营养支持的能量分配比例为碳水化合物占 50%~60%，脂肪占 20%~30%，蛋白质占 15%~20%。蛋白质摄入量应增加，碳水化合物摄入量应减少。

（四）COPD 的营养调理

大量科学证据显示，氧化压力是 COPD 的根本原因。由于氧化压力增大和饮食中缺乏抗氧化物质，许多这种患者肺组织中都严重缺乏抗氧化物质。采用高质量的抗氧化物质作为治疗手段，不仅可能减少氧化作用直接导致的损伤，而且还能消除慢性阻塞性肺病发展过程中的关键病因。

COPD 患者能量消耗增加，呼吸肌负荷增高，易出现消瘦和蛋白质能量营养不良，各种营养素的需求大量增加。例如，一个 70 千克的男性 COPD 患者每天至少需要 105 克蛋白质，与健康人比较，蛋白质有明显的增加，达到每天每千克体重 1.5 克。合并感染时，还应进一步提高蛋白质（占 30%）和脂肪（占 30%）的摄入量；但不宜过多摄入碳水化合物，因为碳水化合物在体内代谢时会产生更多的二氧化碳，容易加重体内二氧化碳潴留，加重病情。

研究发现，娃儿藤、栎精、镁、黑升麻、荜拔、辅酶 Q_{10}、银杏精华、胡黄连等多种珍贵的天然草本精华及营养素，均有益呼吸道健康，可以强化呼吸系统的功能。

COPD 患者应重点补充的营养素为抗氧化营养素如维生素 C、类胡萝卜素、维生素 E；基础营养素如优质蛋白质粉、天然维生素 B 族、钙镁片；提升抵抗力、防治慢性炎症的营养素如大蒜片、松果菊和深海鱼油等。

三、呼吸道感染的防治与营养调理

（一）呼吸道感染的病因和发病机制

呼吸道感染包括感冒、肺炎、肺脓肿、肺结核、支气管扩张等多种疾病。是由细菌、病毒等病原体引起，空气污染、营养失衡、免疫功能下降、缺乏运动常为发病诱因。

空气污染物吸入肺部，引起肺部的免疫反应出现，大量白细胞聚集在肺部，以消灭入侵的污染物或生物体，导致肺部的氧化压力增加；随之而来的肺部炎症还会产生更大的氧化压力，此时肺内的氧自由基明显增多，从而破坏肺部组织。所以，氧化压力也是肺部感染性疾病的根本原因。

（二）呼吸道感染的诊断和治疗

临床表现为咳嗽，咳脓痰，部分患者可有胸痛、发热、咯血等不适。胸部 X 线照片或胸部 CT 检查，以及痰液细菌学检查有助于诊断。治疗要合理选择抗菌素控制感染，保持痰液引流通畅。

（三）呼吸道感染的膳食指导原则

要劳逸结合，注意休息；要多饮水，加速体内毒素的排泄。平时要锻炼身体，增强身体素质；多吃些葱、大蒜、姜、食醋等食物，有一定的预防感冒等呼吸道感染性疾病的作用。不吃刺激性食物，禁烟戒酒。注意选择食物，给予高蛋白、高热量、高维生素、易消化的饮食。

（四）呼吸道感染的营养调理

肺部炎症导致体内能量消耗增加，蛋白质呈高分解状态，各种炎症介质和细胞因子大量增加，肺内氧自由基明显增多、氧化压力增加，各种营养素需求显著增加。

补充抗氧化物质，包括维生素 C、维生素 E、类胡萝卜素和谷胱甘肽等，可以中和体内的氧自由基，减少其对肺组织的伤害；补充抗菌消炎营养素如大蒜片、松果菊和深海鱼油等，可以提高免疫力、抑制炎症介质和细胞因子的进一步产生、减轻局部的炎症反应；补充基础营养素如蛋白质、维生素 B 族，可以抑制体内蛋白质高分解代谢，促进蛋白质的合成代谢。合理补充这些营养素，可以协助肺内重新建立一套精细复杂的防御系统。

四、支气管哮喘的防治与营养调理

支气管哮喘是常见的慢性呼吸道疾病，近年来发病呈不断增加的趋势。严重的哮喘发作有时会威胁到生命，像明星邓丽君、柯受良等都是死于支气管哮喘。

（一）支气管哮喘的病因和发病机制

由于感冒或污染物的刺激破坏了支气管黏膜上皮的正常结构，过敏物质进入支气管黏膜下层，刺激肥大细胞等过敏细胞，导致气道慢性炎症，肺内炎性因子、氧自由基明显增加、氧化压力增大，从而引起气道高反应性、气道痉挛，诱发支气管哮喘。

这里特别要注意，皮肤黏膜结构正常者是不会出现过敏性疾病的；只有在正常的细胞结构受到伤害后，外部环境中的过敏原才有机会接触皮下组织内或黏膜下组织内的过敏细胞，才会出现各种各样的过敏。可以说没有支气管黏膜上皮受损，就没有支气管哮喘。

发病诱因包括进食过敏食物，接触过敏原，肺部感染等。

因此，支气管哮喘的本质是氧化压力引起气道黏膜受损和慢性炎症反应，从而引起气道高反应性、气道痉挛和哮喘发作。

（二）支气管哮喘的诊断和治疗

患者常有喘息、胸闷、咳嗽等不适。肺部的慢性炎症可导致患者明显疲乏和免疫功能下降。

肺功能检查（激发实验）证实有气道高反应性存在，往往需要长期吸入糖皮质激素进行治疗。目前临床上治疗哮喘的药物，主要是减少肺部的慢性炎症反应，缓解支气管痉挛；氧化压力增加这一根本原因没有重视，没有得到解决。

（三）支气管哮喘的膳食指导原则

建议患者避免接触过敏原，戒烟。适当锻炼，增强体质。少盐饮食，多吃新鲜蔬菜水果，多饮水。

（四）支气管哮喘的营养调理

自然界过敏原种类繁多，往往防不胜防，临床医生一般都认为，支气管哮喘很难防治，而且容易复发。其实，知道支气管哮喘的本质，防治它就很容易。

防治支气管哮喘的关键是消除损伤因素，恢复组织细胞原有的正常结构，这样过敏原就接触不到黏膜下层的过敏细胞，支气管哮喘就不会发生了。所以，补充抗氧化物质，减轻肺内的氧化压力，中和氧自由基，防止肺内炎症反应，有助于消除损伤因素；补充足量基础营养素如蛋白质粉、维生素 B 族，有助于修复支气管黏膜结构；只有这样，才是真正从根本上防治支气管哮喘，才可以治愈哮喘。

临床研究中看到，哮喘患者呼吸道黏液层的抗氧化物质明显不足；即使在没有发病的时候，黏液层的抗氧化物质如维生素 C、维生素 E 和 β 胡萝卜素的含量都很低。补充 β 胡萝卜素、维生素 C、维生素 E 和葡萄籽精华素等抗氧化物质可以显著减轻氧化压力，可以根据情况选择应用。

维生素 A 参与体内糖蛋白的合成，这对于上皮的正常形成、发育与维持十分重要。研究发现，当维生素 A 不足或缺乏时，可导致糖蛋白合成中间体的异常，低分子量的多糖—脂堆积，引起上皮基底层增生变厚，细胞分裂加快、张力原纤维合成增多，表面层发生细胞变扁、不规则、干燥等变化。鼻、咽、喉、呼吸道、胃肠道和泌尿生殖道内膜角质化，削弱了防止细菌侵袭的天然屏障结构，而易于发生过敏和感染。

另外，减轻正在发生的炎症，也有利于防止气道痉挛，缓解喘息症状。补充深海鱼油、增加 ω-3 脂肪酸，可以显著减轻气道炎症。补充钙镁有助于解除气道痉挛。

要真正调理好哮喘需要一定的时间，因为强化患者的抗氧化和免疫系统功能大概要花 6 个月的时间，不能操之过急。很多患者心情很急，想半个月、1 个月治愈，这是不可能的。医生给哮喘患者使用吸入激素抗炎治疗至少都要 1~2 年以上，有的需要终身服药，一辈子都吸激素治疗。

呼吸系统疾病的营养调理配方，主要包括维生素 C、类胡萝卜素、蛋白质粉、天然 B 族维生素、维生素 E、钙镁片、松果菊、大蒜片和深海鱼油等相关营养素，应根据不同的疾病作适当的调配。

五、典型案例分析

1. 亚当的故事（支气管哮喘）

亚当 3 岁的时候就得了严重的支气管哮喘。他不断地吃着各种药物，而且必须用雾化器吸入舒喘宁治疗。由于药物副作用的影响，亚当很难入睡，而且还出现了心悸。更不幸的是，虽然用了这些药物，亚当还是不能跑步、打球，或者参加哪怕是轻度的活动。他经常感冒并诱发呼吸困难被送往急救室抢救。

亚当父亲到处寻找能够帮助亚当的方法。后来在雷·斯丹博士的指导下，加用营养素治疗，包括一种强效复合维生素、葡萄籽精华素和大剂量维生素 C 等。几个月后，亚当就可以去游泳了，而且还可以打棒球和踢足球，非常热衷体育运动。那几年，他的父母看着孩子从基本残疾变得如此活跃感到十分惊喜，营养补充和营养均衡带来的终生变化是那么的简单而深刻。

2. 黏膜疾病

曾先生，59 岁。反复胸部不适多年，伴慢性咽喉炎、慢性胃炎、胆囊息肉、前列腺肥大，呼吸道特别敏感。2011 年行甲状腺瘤摘除手术。有长期接触化工产品的职业史，不吸烟，很少饮酒。自行服用灵芝孢子粉和冬虫夏草多年。每天走 7000~8000 步。

（1）膳食调查和膳食计算：膳食调查发现，曾先生平均每天摄入蔬菜 3~4 斤、豆类 25 克左右，每天 1 个鸡蛋，每天摄入的食物约 20 种，不喝牛奶。荤素搭配基本合理。通过营养软件进行膳食计算，发现曾先生营养素每天摄入量蛋白质为 32 克、碳水化合物 124 克、钙摄入量为 519 毫克，均明显不足；维生素 B 族摄入也明显不足，不能满足身体的需要。

（2）人体成分检测：体重为 73 千克，其中蛋白质 12.3 千克，脂肪 13.4 千克，骨质量 3.78 千克，体质指数 24.1，体质指数偏高。

（3）膳食合理性评价：膳食不合理。主要是每天摄入的蛋白质太少、蔬菜太多、豆类食品太少，水果摄入种类单一，不喝牛奶。

（4）营养评估：主要存在营养素摄入不均衡，具体表现为蛋白质、碳水化合物、钙和维生素 B 族等多种营养素摄入量严重不足。

（5）营养不均衡与健康问题的关系：曾先生目前的主要不适是胸部剑突里面的气管支气管不适、痒、敏感，引起咳嗽。从西医角度来讲，曾先生的主要问题是黏膜疾病，包括气管支气管炎、咽喉炎、慢性胃炎，这些都是黏膜病，属于黏膜炎症，可能还有过敏问题夹杂其中。

为什么会有黏膜疾病呢？经过分析发现，曾先生每天碳水化合物摄入不够，容易饥饿，需要每天吃大量蔬菜来填饱肚子；每天摄入的蛋白质量也严重不足，其中还有相当部分蛋白质供应能量用掉；每天吃的菜过多，摄入的纤维过多，也会影响蛋白质和钙等矿物质的吸收，从而加重了体内蛋白质和钙的不足。蛋白质是黏膜细胞的主要原料，而黏膜细胞代谢很快、易受损伤、更新换代也快，细胞主要原料严重不足时，很容易引起疾病，包括炎症、过敏等疾病。此外，曾先生呼吸道很敏感，可能还与体内钙镁的摄入量严重不足有关，因为钙有很好的抗过敏作用，钙不足容易产生过敏。

从中医食疗的角度来看，大部分叶子菜比较寒凉，每天摄入过多不好，可能会影响体质；曾先生年龄六十岁，一般来讲随着年龄增大体质会逐渐下降、虚弱，寒凉食物加上相对虚弱体质，就容易引起或加重咳嗽。

（6）膳食指导原则：科学选择食物，目标是尽量做到营养均衡、原料均衡，发挥人的生命力。食物种类每天尽量达到 30 种，蔬菜每天最多 1 斤，每天 1~2 两豆类食品，可以吃豆干、豆腐皮、腐竹；每天摄入 2~3 两荤菜，包括鱼、牛肉、鸡肉等，每天蛋白质摄入量要达到 75 克左右，才能满足身体需要。主食多样化，少吃精米精面，多吃五谷豆饭、粗粮杂粮，包括糙米、黑米、红米等。多吃些含维生素 B 族较多的食物，包括酵母、肉类、麦麸、全谷、豆类、鸡蛋、各种绿叶植物。多吃些含钙较多的食物，包括豆类及其制品、虾皮、小鱼、芝麻酱、杏仁、海带、发菜、绿色蔬菜。调理一段时间，比如 3 个月后，可以尝试喝一些进口奶粉。曾先生每天钙的需要量至少要 2000 毫克。

（7）营养补充方案：营养补充的重点是提供均衡的黏膜原料，包括类胡萝卜素、蛋白质粉、钙镁片、深海鱼油、维生素 B 族等。营养调理半年胸部不适，呼吸道敏感等不适基本消失，体力明显增强，身上肌肉增多，爬山的速度快了许多，感觉全身轻松健康了。

3. 慢性支气管炎

刘女士，69 岁，湖南人。有慢性支气管炎 30 多年，有咳嗽咳痰，每年发作至少 2~3 次，每次 40~50 天。伴腰腿痛十年，每月发作，医院照片显示有多处骨质增生，长期服钙尔奇 D 和中药，也用过许多偏方，效果都不好。2011 年 11 月试用细胞营养疗法调理身体，调理 3 个月后开始显示效果，咳嗽咳痰好转，8 个月后腰痛也明显好转，取得明显的调理效果，此后一直坚持营养调理身体，近 3 年来刘女士的健康状况一直维系得很好。

4. 肺心病

63 岁女士，新疆伊梨人。患肺心病 40 年，加重 3 年，有明显气促，经常咳嗽咳痰，每天需要吸氧，伊梨州友谊医院诊断为肺心病。2010 年开始使用细胞营养疗法，补充缺乏的营养素，并使用了空气净化器净化室内空气。使用净化器后不久，即感觉呼吸顺畅了。调理4个月后开始显示效果，1年后取得明显的效果。身体状况明显好转，呼吸顺畅，气促明显好转，睡眠好了，咳嗽咳痰明显好转，感觉人舒服多了。

5. 肺结核

高女士，38岁，湖南郴洲人。曾经在广州工作多年，体质很差，经常感冒，免疫力低下，长期失眠。2004年患肺结核，在服用抗结核药物的基础上，开始使用营养调理，6个月后显示效果，1年后取得明显的效果。此后一直坚持用营养的方法调理身体，身体素质全面改善，很少感冒，免疫力明显增强，睡眠很好。2009年顺利生下一个非常健康的儿子，整个怀孕过程没有妊娠反应，身体素质有了脱胎换骨的变化。

6. 支气管哮喘

徐老板，男，30多岁。由于有气道过敏和哮喘需要每天都戴口罩，上下班、工作时都要戴，不戴就会胸闷、咳嗽、哮喘。由此带来很多不便和笑话。特别是非典后的一段时间，别人都以为他是非典患者，都躲着他、离他远远的，非常尴尬和狼狈，也给他的工作和生意带来不小的影响。2005年初朋友介绍来找我咨询，我给他配了维生素C、维生素E、类胡萝卜素、蛋白质粉和钙镁片等营养素，并建议饮食作些调整，经过3个多月的调理，胸闷、咳喘开始好转，半年后明显好转，能够丢掉戴了很多年的口罩，过上了正常人的幸福生活。

7. 支气管哮喘

余主任，江西省人民医院主任医师。患严重哮喘病多年，近年每月都要住院1次，需要用激素（甲基强的松龙）静脉点滴、大剂量抗生素才能控制症状，有时还要进ICU病房抢救。多次去北京的大医院看病，病情也没有得到有效控制。2011年底我在江西省人民医院讲课时，余主任爱人带来找我咨询。查体发现余主任双侧小腿外侧皮肤开裂、粗糙，部分成鱼鳞状，呈现维生素A缺乏的典型表现。维生素A参与体内糖蛋白的合成，缺乏时，可导致皮肤上皮角质化，鼻、咽、喉和呼吸道内膜角质化，削弱了防止细菌侵袭的天然屏障结构，过敏原也容易接触到黏膜下层的过敏细胞，从而易于发生过敏性疾病，包括哮喘。进一步膳食调查，发现余主任膳食结构不合理，日常饮食中很少吃富含维生素A和胡萝卜素的食物，维生素 A 和 C、蛋白质等多种营养素的摄入量严重不足。建议调整饮食结构，多吃炒胡萝卜，常喝胡萝卜汁，并额外补充较大剂量的类胡萝卜素、维生素 A、维生素 C 和蛋白质粉等营养素，3 个月后哮喘明显好转，不需住院治疗了，口服一些止喘药就可以控制症状，半年后疾病得到完全控制，取得很满意的调理效果。

8. 支气管哮喘

张女士，企业家。有哮喘 20 多年，经常咳嗽，时有喘息，对空气非常敏感。去过全国各地多间大医院就诊，用过许多药物治疗，疗效不佳。2003 年开始进行细胞营养疗法，调理半年后咳嗽哮喘明显好转，体质明显改善，但一直很难痊愈根治。2010 年使用了家用空气净化器净化室内空气一段时间后，咳嗽哮喘消失，哮喘病基本治愈。张女士通过自身健康状况的显著改善，看到了营养产业的发展前景，于 2003 年加盟广州博益机构，在新疆从事营养健康产业，已经帮助到许多人增进了健康，还建立了一个很大的营养团队，取得了很好的社会效益和经济效益。

本章小结

呼吸道是氧气等气体进出人体之路，是体内氧化压力的产生路径；呼吸器官是最容易受到氧化压力伤害的器官。所有慢性肺部疾病的根本原因都是氧化压力，是氧化压力引起了气道慢性炎症，而炎症反应会损伤肺组织，从而导致肺部疾病。

大量科学证据显示，氧化压力是 COPD 的根本原因。采用高质量的抗氧化物质作为治疗手段，不仅可以减少氧化作用直接导致的损伤，而且还能消除慢性阻塞性肺病发展过程中的关键病因。

氧化压力也是肺部感染性疾病的根本原因。肺部炎症导致各种炎症介质和细胞因子大量增加，肺内氧自由基明显增多、氧化压力增加，各种营养素需求显著增加。

支气管哮喘的本质是氧化压力引起气道黏膜受损和慢性炎症反应，从而引起气道高反应性、气道痉挛和哮喘发作。防治支气管哮喘的关键之一是消除损伤因素，恢复组织细胞原有的正常结构，这样过敏原就接触不到黏膜下层的过敏细胞，支气管哮喘就不会发生了。所以，补充抗氧化物质，减轻肺内的氧化压力，中和氧自由基，防止肺内炎症反应，有助于消除损伤因素；补充足量基础营养素如蛋白质粉、维生素B族，有助于修复支气管黏膜结构；只有这样，才是真正从根本上防治支气管哮喘，才可以治愈哮喘。

营养补充以协助体内做到营养均衡，是缓解和治愈慢性肺部疾病的最好方法。合理补充相关营养素，可以协助肺内重新建立一套精细复杂的防御系统。越早开始治疗性营养补充计划，就越有机会控制病情的发展。一旦肺部严重受损，那么肺功能就很难得到明显的改善。

第十三章 泌尿系统疾病的防治与营养调理

　　肾脏是人体的重要器官，它的基本功能是生成尿液，借以清除和排泄体内代谢产物及某些废物、毒物，同时重吸收水份及其他有用物质，如葡萄糖、蛋白质、氨基酸、钠离子、钾离子、碳酸氢钠等，以调节水、电解质平衡及维持酸碱平衡。肾脏同时还有内分泌功能，生成肾素、促红细胞生成素、活性维生素 D3、前列腺素、激肽等，又为机体部分内分泌激素的降解场所和肾外激素的靶器官。肾脏的这些功能，保证了机体内环境的稳定，使新陈代谢得以正常进行。

　　人体有两个肾，每个肾由约 100 万个肾单位组成。肾单位由肾小球和肾小管组成。肾脏就是靠这许多肾单位和长达数英里的微血管在运作，不断地进行滤过、重吸收，从而排出体内的毒素。肾小球滤过的示意图，请参见图 13-1。每天经肾脏滤出的滤液（原尿）约为 180 升，99% 以上的水被重吸收，故正常人每天的尿量为 1.5 升左右。

　　人体内的废物或毒物，除小部分由胃肠道排泄外，绝大部分由肾脏排出体外。肾脏的健康与饮用水的关系很大，如果饮用水污染严重，肾脏排毒工作就很重了，而且有些毒物本身还会直接损伤肾脏细胞，这样就容易导致肾脏疾病。水体中的污染物种类很多，包括无机污染物、致病微生物、耗氧污染物和重金属毒物等。无机污染物有各种氢氰酸、氰化钾、硫酸、硝酸等，致病微生物有各种病菌、病毒和寄生虫等。重金属毒物有汞、镉、铅、砷等，这是污染水体的剧毒物质，是引起肾损伤的最常见和最主要毒物。

　　污染的水对有肾脏疾病者的影响比健康人还大，已有肾脏疾病的人一定要重视饮用水的净化处理，这样才能保护好肾脏，阻断或延缓肾脏疾病的发生和发展。

面对如此严重的水污染，最有效的办法就是使用家用净水器。选择合格的净水器，过滤掉水中肾毒性强的汞、镉、铅、砷等重金属毒物，以及致病微生物和无机污染物如各种氢氰酸、氰化钾、硫酸、硝酸等有害物质，是一个最简单有效的净化饮用水的方法。

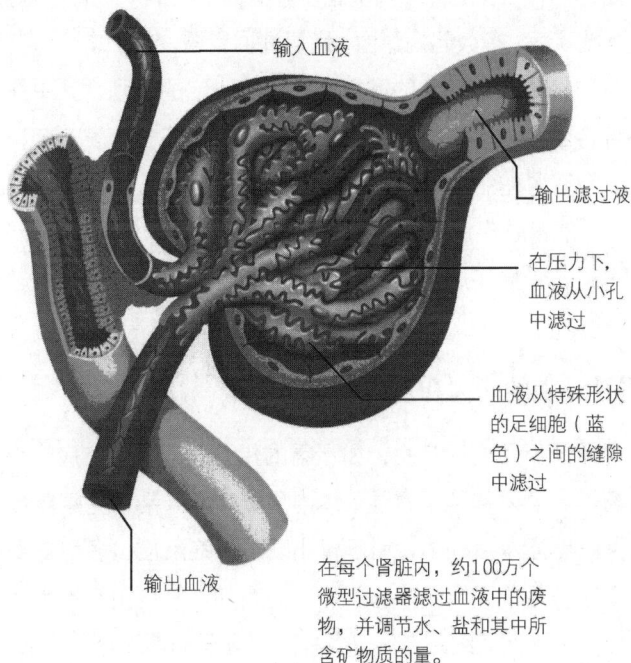

输入血液

输出滤过液

在压力下，血液从小孔中滤过

血液从特殊形状的足细胞（蓝色）之间的缝隙中滤过

输出血液

在每个肾脏内，约100万个微型过滤器滤过血液中的废物，并调节水、盐和其中所含矿物质的量。

图 13-1　肾小球滤过示意图

我们大力推广家用饮用水净化器已经有 4 年的时间，有一大批人包括一些肾脏疾病患者，在我们的影响下使用上了家用净水器，取得了很好的养生效果，减少了毒物的摄入，保护了肾脏功能，许多轻中症肾脏患者病情明显好转，结合营养调理，有些甚至完全痊愈；一些重症肾病患者也稳住了肾功能，阻断或延缓了疾病的发展，取得了令人满意的效果。在目前中国这样的污染环境里，家用净水器也是必不可少的健康设备，这项支出一定是必要的，是不能节省的。

一、慢性肾炎的防治与营养调理

（一）慢性肾炎概述

慢性肾炎是体内慢性炎症的一种，是多种病因引起的双侧肾小球弥漫性损害，是常见的泌尿系统疾病。多数起病隐匿，病情进展缓慢，病程较长，容易反复发作。

但慢性肾炎与体内其他部位的慢性炎症也有一定的区别，其中最大的区别就是肾结构的不可再生性。肾的结构单位（肾小球）会坏一个少一个，不能再生，这就很危险。一旦有肾的结构单位被破坏，肾脏再回到正常功能储备的可能性较小，也就是说严重的肾脏疾病完全康复的可能性较小。这与肝脏形成鲜明的对比，肝脏的再生能力强，受损伤后可以完全修复。故肾炎一定要早治，越早治疗效果越好，预后也越好。

（二）慢性肾炎的病因和发病机制

肾炎往往是跟随着压力而产生，如严重的传染病、喉咙疾病、铅中毒、二氧化汞中毒和毒药等。上述各种压力导致体内免疫功能紊乱，免疫复合物沉积于肾小球；感染细菌的毒素激活补体，引起肾小球的炎症反应；多种毒物也可以直接损伤肾单位。上述各种原因导致体内氧化压力增加，氧自由基产生大量增加，肾脏发生炎症反应，多种炎症细胞浸润，各种趋化因子和黏附分子释放，细胞损伤、凋亡和增生，引起大量蛋白尿，最后导致肾小球纤维化或硬化、尿毒症，甚至死亡。

研究发现，绝大多数肾病都是免疫介导性炎症疾病，由免疫反应引起炎症反应而导致肾小球损害。

营养因素与慢性肾炎的发生发展关系最大，尤其是抗氧化营养素和抗炎营养素。就算一个身体强壮的士兵，在承受各种压力时，如果缺少了抗压力营养素和蛋白质，都会使肾脏受损，以致白蛋白和血液随尿流失。

（三）慢性肾炎的诊治要点

常有血尿、蛋白尿、水肿、高血压等表现，可有不同程度的肾功能减退。上述不适达一年以上，就应考虑慢性肾炎。以对症治疗为主，没有特效药物。有时用糖皮质激素，用来抑制炎症反应和免疫反应，消除蛋白质，也属于对症治疗范畴。

激素治疗部分患者有效，部分患者没效。即使暂时控制病情，以后也有可能复发，还有一些激素治疗多年后发生尿毒症；也就是说，用激素治疗肾炎并没有真正治愈，炎症还在不知情的情况下不断地蔓延。

（四）慢性肾炎的膳食指导原则

1. 适量蛋白质

肾功能正常者，不要限制蛋白质摄入量，以免造成营养不良；优质蛋白质占50% 以上。尿毒症患者蛋白质减量，每天每公斤体重 0.5 克。

2. 保证能量供应

肾脏患者热量摄入必须充足，以减少身体的蛋白质或食物中的蛋白质被转化为热量使用，从而减少尿素的形成。

3. 其他

酵母、小麦胚芽、大豆、大豆粉、核果、蛋黄、肝、酸乳、植物油要多吃，新鲜蔬菜和水果也应多吃，盐和水要适量控制，少量多餐很重要，必要时适当补充一些消化酶制剂。

（五）慢性肾炎的营养调理

1. 合理补充抗氧化营养素是防治肾病的关键

药物不但没有抗氧化、抗压力的作用，而且还会增加体内的压力，对组织细胞造成更大的伤害；药物没有办法中止肾小球等细胞的病理改变，所以许多慢性肾病没有好的治疗方法，这是令我们内科医生非常头痛的一类疾病。

虽然药物治疗效果不好，但是我们身体自己的修复能力是非常强的，肾脏损伤后自己修复好是件很容易的事，只要我们按身体需要及时提供合理的营养素给受损的肾脏细胞。原料足够后，借助身体强大的修复能力，可以修复受损的所有肾脏细胞，从而恢复肾脏的正常功能。

慢性肾炎是由于氧化压力导致的疾病，身体对抗氧化营养素的需求大增，如果不能及时满足其需要，将会对肾脏的组织细胞产生不同程度的伤害，从而导致慢性肾炎的发生和发展。因此，合理补充抗氧化营养素是防治肾病的关键。

维生素 A 具有抗炎、抗增生、调节细胞分化和凋亡、抑制纤维化、降低蛋白尿和保护肾脏的作用。维生素 A 与黏膜营养的关系很大，倘若维生素 A 缺乏，便会使肾小球塞满坏死的黏膜上皮细胞，使尿液形成减少、尿素等代谢毒物回流到血液中。让肾炎患者每天吃5万国际单位维生素A，几天之后肾功能已有改善，排尿会增加90%。

维生素E与微血管通畅的关系较大，倘若缺少维生素E，肾小球微血管便会塞满坏死的血管内皮细胞，使血液无法流通而造成水肿，甚至血管也会遭到严重破坏。如果成年人每天摄取300~600国际单位维生素E，上述情况将很快得到补救。此外，维生素E也可以避免肾脏疾病、化学药物和有毒物质引起肾伤害所产生的疤痕，预防肾脏硬化；而且有时也能降低肾脏病引起的高血压，并促进尿液通畅。

肾脏病患者因为受到压力、药物和排尿过多等因素的影响，都会使维生素C缺乏，而增加出血的危险性，甚至血尿。大量补充维生素C，有时会很快消除出血及尿血的现象。缺乏胆碱或维生素E也会引起或加重出血。因此，肾病患者应立即补充大量的维生素C、维生素E等营养素。

当体内氧化压力未得到及时释放时，会引起免疫功能紊乱及肾小球的炎症反应，引起或加重肾小球的伤害。因此，补充免疫相关的营养素、减轻炎症反应的营养素，让身体来修复免疫功能、平息炎症反应也是营养调理的要点。因此，肾病患者应补充深海鱼油、类胡萝卜素等相关营养素。

2. 补充细胞基本原料有助于肾炎的防治

补充细胞代谢最重要的基本原料蛋白质，对受损肾脏细胞的康复也很重要。肾脏患者肾小球滤过膜受到破坏，它的屏障作用受损，蛋白质滤过太多，引起蛋白尿。肾脏患者白蛋白从尿中大量流失，超过了肝脏代偿性合成增加的量时，就会出现低蛋白血症。其他蛋白质如免疫球蛋白和补体成分、抗凝及纤溶因子、金属结合蛋白、内分泌素结合蛋白等也有减少，出现明显的蛋白质代谢紊乱。

长期低蛋白血症可导致营养不良。免疫球蛋白减少造成机体免疫功能低下、易致感染；金属结合蛋白丢失会影响微量元素（铁、铜、锌）的运输，导致微量元素缺乏；内分泌素结合蛋白不足可诱发内分泌紊乱。

在治疗肾病时，很多人包括医生，对蛋白质的使用有所顾忌。认为肾病本来肾就坏了，使用蛋白质会进一步损伤肾功能。其实这是没有必要的担心。因为肾病常有大量蛋白尿排出，身体处于低蛋白状态，很多器官的蛋白质会被抽调过来，转变成血液中的蛋白质，所以，体内蛋白质往往严重缺乏，如果不补充蛋白质，全身各器官都会进一步受损，其中以肝肾受损最严重。另外，补充足够的蛋白质，才能平衡机体的免疫功能，修复损伤的肾脏，重建受损的组织。因此，在肾功能没有明显异常的情况下，蛋白质一定要充分合理补充，并尽量补充优质蛋白质；合理补充不会对肾产生任何负面影响，反而会加速肾功能恢复和肾结构的修复。美国营养学家戴维斯发现，每天吃150~200克蛋白质的患者，其肾脏病康复非常迅速。只有出现了较严重的肾功能损害、肾功能衰竭时，才需要控制蛋白质的摄入量；这时候应该请专科医生或专业营养师进行指导，合理调整蛋白质的摄入量。

3. 防治脂肪代谢紊乱，减少并发症

肾炎时体内脂肪代谢紊乱，胆固醇和甘油三酯升高，卵磷脂减少，血清中LDL、VLDL和脂蛋白浓度均增加，易患血管硬化，易并发心脑血管病。脂肪代谢紊乱可能是由于肝脏合成脂蛋白增加和脂蛋白分解减弱造成的，也就是说脂肪代谢紊乱是由于肝脏的蛋白质代谢紊乱造成的。所以，肾病护肝很重要。肾病患者应合理补充调节血脂的营养素如深海鱼油、茶黄素、维生素E和卵磷脂等。

4. 其他营养素防治肾炎的机制

研究发现，有多种草本植物和营养素有很好的养护肾脏的作用。抵抗肾炎和养护泌尿系统最传统有效的莫过于"蔓越橘"（Cranberry），蔓越橘中含有一些保护性的物质，可以在泌尿管壁和肾内壁上形成一道保护膜，这种物质可破坏细菌的黏附力，使细菌无法附着于泌尿管壁和肾内壁的细胞上造成危害，进而籍由尿液的冲刷排出体外。杜松（Juniper Berry）是一种灌木植物，一直被用于排毒、利尿；它在泌尿生殖系统上功效卓著，是很好的利尿剂，具有很强的帮助排尿的功能，能以清血的方式排毒，在病媒昆虫滋生的区域成为无价之宝，能削减蜂窝组织炎，水肿以及滞留的体液；对膀胱炎、肾炎、尿道结石、肾结石和前列腺肥大都有效。

玉米须（Corn Silk）能帮助治疗肾炎，并具有很好的利尿作用；其作用主要表现在利尿，肾功能改善，浮肿消退或减轻，尿蛋白消失或减低等方面；还能用于帮助治疗肾病综合征。熊果酸（Uva Ursi）是一种天然草药，具有镇静、抗炎、抗菌、降低血糖等多种功效，还具有明显的抗氧化、保肝、抗肿瘤等功能；对肾脏和尿道有很好的保护作用，抗肾炎和抗尿道炎等效果明显；并且对男性前列腺起到相当好的保护作用，可以有效对抗细菌性前列腺炎。

肾病时体内的营养素较易随尿排出，特别是使用利尿剂时。动物实验发现，如果食物中缺少胆碱会产生肾炎；缺乏胆碱也会伤及肝，但往往是肾脏先受到伤

害。如果我们的饮食热量高，特别是喝酒或吃精制的糖时，身体对胆碱的需求会大幅增加，而肾病也会变得更加严重。如果胆碱和蛋白质同时缺乏，则严重的水肿便会使消化系统、血液循环系统和其他系统功能受阻。缺镁时会有尿失禁，也易产生肾炎；缺钾时会因排尿困难而产生尿痛。

营养素治疗慢性肾炎，主要是靠发挥身体的自我修复能力。只有自身强大的修复能力，结合必需原料，才能纠正体内的代谢紊乱，才能治愈肾病。任何药物以及任何其他方法都不可能达到这样的效果。补充相关营养素，一方面对抗氧自由基、减轻肾内的炎症反应，然后使其逐渐消退，修复肾脏细胞的损伤；另一方面纠正体内各种系统的功能紊乱。只有这样，才可以彻底治愈肾病。

慢性肾炎的营养调理配方，应该包括维生素E、维生素C、类胡萝卜素、蛋白质粉、深海鱼油、卵磷脂、维生素B族、钙镁片和胆碱等相关营养素。

（六）案例分析

慢性肾炎、尿毒症　欧女士，65岁。发现有尿毒症2年，尿少、体质极度虚弱，精力很差，脸色晦暗，血糖、血压不稳定。有糖尿病、慢性肾炎、肾结石病史多年，开始做血液透析1年多。2011年开始进行营养调理，重点补充基础营养素和护肾营养素，如蛋白粉、维生素E、维生素B族和类胡萝卜素等，调理1个月后体质即有改善，半年后有明显好转，尿量多了，体质增强，精力好转，脸色好了，血糖恢复正常，血压也更稳定。

本节小结

慢性肾炎是临床的一个顽疾，治疗效果不好，还易复发。各种病因导致体内氧化压力增加，氧自由基产生大量增加，免疫功能紊乱，引起肾脏炎症反应，肾脏细胞受到损伤而患病，这是慢性肾炎的发病机制。糖皮质激素治疗效果不好，而用营养调理的方法效果显著。

营养素治疗慢性肾炎，主要是靠发挥体内的自我修复能力。自身强大的修复能力，结合必需的原料，才能纠正体内的代谢紊乱，才能治愈肾病。任何药物以及其他方法都不可能达到这样的效果。与慢性肾病关系较大的营养素包括类胡萝卜素、维生素C、维生素

E 等抗氧化营养素，以及蛋白质粉、深海鱼油、维生素 B 族等基础营养素。补充相关营养素，一方面对抗氧自由基、减轻肾内的炎症反应，然后使其逐渐消退，修复肾脏细胞的损伤；另一方面纠正体内各种系统的功能紊乱。只有这样，才可以彻底治愈肾病。

二、尿路结石的防治与营养调理

（一）概述

尿路结石是很常见的疾病，约有 10% 的男性和 3% 的女性会受到肾结石侵袭。尿路结石会阻碍排尿，引起尿道发炎损伤，导致尿路梗阻。疼痛和血尿是尿路结石的两个重要病象。做 B 超或拍 X 线片有助于诊断。医生一般都会建议尿路结石患者做手术，但手术后容易复发。很多人都问我，能否有营养的方法来防治结石？答案是肯定的，不但能而且效果非常好。

尿路结石主要是钙性结石，包括草酸钙或磷酸钙，占尿路结石的 90%；其他类结石包括尿酸盐结石、胱氨酸结石、磷酸胺镁结石。产生结石的关键因素是尿中矿物质过饱和。

高钙尿症由肾排钙增加、肾小管重吸收下降或小肠吸收增加引起。表现为血钙正常，肾排钙增加，尿排钙 > 4 毫克/千克/天。高尿酸尿症是因过量摄入肉类、鱼、禽等动物性食物而引起，尿酸与盐结合变成肾结石。高钙血症常继发于甲状旁腺功能亢进、远端肾小管酸化功能障碍和高维生素 D 血症等，引起钙性结石。

（二）尿路结石的防治及营养调理

1. 尿液的酸碱度与尿路结石

如果尿液呈碱性时，则很容易产生草酸盐和磷酸盐结石。

人体内通常由糖类合成柠檬酸，而柠檬酸能维持尿液适当的酸度，使矿物质与草酸晶体被溶解。但如果镁不足，体内柠檬酸便无法合成，尿液中柠檬酸会立即减少，致尿液碱化，容易形成草酸盐和磷酸盐结石。必须补充镁，才能使尿中柠檬酸量增加。动物也与人一样，当体内缺乏镁时较易患肾结石。镁补充越多，被化解的结石也越多。

在一项实验中，给患肾结石十年以上的患者每天服用 250 毫克的氧化镁，开始服用后便不再产生结石，而尿里流失的钙和磷也明显减少，但在停止服用镁半年后，结石又重新产生了。

2. 维生素 B_6 与尿路结石

患草酸盐结石者，多数缺乏维生素 B_6。维生素 B_6 不足时，甘氨酸由于利用不当而转化成草酸，草酸浓度便会过高，容易形成草酸盐结石。尖锐的草酸盐晶体可能会伤害肾脏。

实验时发现，结石患者吃甘油后体内会出现草酸，而健康人不会。缺乏维生素 B_6 的动物，吃的甘油越多，则尿中排泄的草酸也越多，必须补充维生素 B_6 才能立即改善。临床观察发现，草酸钙结石患者体内分泌的草酸，会比一般人多 15~50 倍；而且维生素 B_6 缺乏越厉害，草酸增加得越多。必须补充维生素 B_6，才能停止其分泌。

如果维生素 B_6 充足而镁缺乏，产生的肾结石大部分都是磷酸钙。如果镁足够而维生素 B_6 不足时，则多产生草酸盐结石。如果同时缺乏维生素 B_6 和镁，则草酸与钙结成的晶体，会对肾脏造成更大的伤害，会使四分之三的肾脏组织为疤痕所取代。因此，患草酸钙结石的人，其血压往往很高，主要是肾性高血压，对生命构成重大危害。

3. 钙与尿路结石

哈佛大学公共卫生学院进行了一项研究，有 5 万个中年男性参加，结果发现那些饮食含丰富钙质的人，比起那些吃低钙饮食的人，形成含钙肾结石的可能性减少了 34%；换句话说，和一般人的想法相反，高钙饮食能预防结石。

周建烈在《中国临床营养杂志》第 14 卷第 3 期发表的综述中提到，肾结石发生与肾脏局部病变、尿中草酸浓度增加等因素有关，补钙尤其是进餐后即刻补钙，不但不会增加肾结石，而且还会减少肾结石的发生。因为有一部分钙可与膳食中的草酸结合，形成草酸钙随大便排出，从而减少草酸在肠道的吸收和经肾脏排出，预防了高草酸肾结石的发生。

维生素 D 与钙在肾脏的重吸收有很大关系。如果维生素 D 不足，许多钙和磷从尿液流失。而过多使用合成的维生素 D，也会使这些矿物质自尿中流失。

当身体承受任何压力时，体内的可的松会从骨骼中吸取矿物质，而尿中钙和磷的流失也会增加，并且会持续增高，直到压力解除为止。严重的压力与疾病会使体内大量的矿物质流失持续达数月之久，即使是一个健康的人，其体内的钙、磷和许多营养素也会持续大量地随尿流失。服用可的松、甲状腺素和阿司匹林等药物，也会增加钙和磷随尿流失。高钙、高镁饮食可以预防这种流失，同时也能预防骨骼里的矿物质释放过多。

　　体内大多数钙和镁都会与蛋白质结合而留在血液中。如果饮食中蛋白质太少，则钙和镁较难留在血液中，容易随尿流失，而形成结石。由于这两种矿物质竞争结合蛋白，如果吃太多的镁，将会占用较多的结合蛋白，而使钙被排挤出来随尿流失增多。反之，如果吃太多的钙，也会占用较多的结合蛋白，而使镁随尿排出增多。钙与镁呈 2：1 的比例摄入，有助于肾结石的防治。钙和磷的比例不均衡时，钙也易流失。骨骼强壮需要许多钙和磷，但如果其中任何一种过多，则易被排挤出来，从而导致结石。

4. 其他

　　当人体内缺乏维生素 A 时，从肾黏膜脱落的坏死细胞，会成为钙晶体积存的基础。而患肾结石的患者有时也有维生素 A 缺乏的病征。当维生素 A 不足时，患者体内坏死的细胞便会助长无数的细菌滋生，很快把尿素分解成胺，使尿液变成碱性，故容易形成结石。

　　知道了上述结石形成的机理，以及结石形成的影响因素，要预防及治疗结石就变得简单和容易。补充维生素 B_6，草酸钙结石就会溶解。合理摄入镁，使尿柠檬酸量增加，维持尿液呈酸性，就能防治磷酸盐结石。钙与镁、钙和磷均按比例摄入，维持体内适量的维生素 D 和维生素 A，学会释放压力都有助于肾结石的防治。

　　防治尿路结石的营养配方，主要包括钙镁片（镁每天 250~500 毫克）、维生素 B 族（维生素 B_6 10~20 毫克）、类胡萝卜素、维生素 D 和蛋白质粉等。

（三）典型案例分析

1. 李大爷的故事

　　李大爷，70 岁，广州石油化工厂的职工家属。患肾结石多年，去过多家医院治疗过很长一段时间，没有效果。儿子听说营养素有效，就建议父亲试用一下。服用了钙镁片、维生素 B 族、类胡萝卜素和蛋白质粉，4 个多月后开始陆续从尿中排出结石，半年多的时间肾内 5 粒结石全部排出体外，免除了病痛之苦、手术之害。

2. 肾结石

　　薛先生，35 岁。患肾结石多年，在广州市第一人民医院检查有 1 粒肾结石，在营养师的指导下每天增加饮水量，服用钙镁片、维生素 B 族、维生素 C 和蛋白质粉等，1 个半月后即从尿中排出结石，免除了病痛之苦。

本节小结

尿路结石用营养的方法来防治效果非常好。

尿路结石主要是草酸钙或磷酸钙，占尿路结石的 90%。产生结石的关键因素是尿中这些矿物质浓度过高。

补充维生素 B_6，草酸钙结石就会溶解。合理摄入镁，使尿柠檬酸量增加，维持尿液呈酸性，就能防治磷酸盐结石。钙与镁、钙和磷均按比例摄入，维持体内适量的维生素 D 和维生素 A，学会释放压力都有助于肾结石的防治。按照结石形成的机理来预防及治疗结石，十分简单而且有效。

第十四章　贫血的防治与营养调理

一、血液系统疾病概论

血液系统由血液和造血器官组成。血液由血浆及悬浮在其中的血细胞组成。血液含有三种有形的细胞成分，包括红细胞、白细胞和血小板。造血器官包括骨髓、胸腺、脾和淋巴结，出生后血细胞几乎都在骨髓内形成。红细胞是体内运输氧气的工具，细胞需要的氧主要靠它来运输。贫血时运送氧气的工具缺乏，组织细胞很容易缺氧，常常无法产生足够的能量。

造血系统是一个很特别的系统，特别之处在于它有旺盛的再生能力。血液中各种细胞都有一定的寿命，短的只有几天，如血小板和一些白细胞，长的也只有几个月，如红细胞的寿命大约是 4 个月。血液中每天都有数以千万计的细胞死亡，这就需要骨髓造血系统努力工作，制造出新的细胞补充到血液中。而且制造出的细胞种类很多，血液中绝大多数的细胞都是骨髓制造的，包括红细胞、白细胞和血小板等都是骨髓制造的。感觉骨髓就像一个大工厂，有很多条生产线，每天都在繁忙地制造各种产品。这样一个系统，您想想每天需要多少原料。我们都知道血液是极有营养的东西，营养来源于血液中的蛋白质和这些血细胞，它们都是营养素做的。所以，当原料缺乏时，一个很常见的病—贫血就出现了。

在日常生活中，我们时常看到一些人面色苍白，口唇苍白。有的人可能已经自己感觉到这是一种病态，有的人可能只是心存疑虑，最近脸色为什么这么白？其实，这就是贫血的一种常见表现。

贫血是我国居民中比较常见的一种疾病，也是一种全球性的疾病。贫血的对象也较为广泛，包括儿童、青少年，成年女性，尤其是孕妇和乳母，老人。那么，贫血究竟是一种什么样的疾病呢？

贫血是指血液中血红蛋白、红细胞数量等指标低于同年龄和同性别正常人的最低值。贫血对健康最根本的危害之一就是携氧能力低下，影响体内能量的产生，影响全身各个系统功能的发挥，导致一系列常见症状或体征。

二、贫血的常见病因及发病机制

（一）骨髓造血原料不足

因为骨髓造血需要大量的原料，所以原料供给往往是个很大的问题。如不及时供给，经常会出现原料短缺，甚至导致贫血。造血原料不足是贫血的最常见原因。

红细胞生成除需要糖、脂、蛋白质之外，还需要铁、铜、钴、维生素 B_{12}、维生素 C、维生素 B_6、维生素 B_1、维生素 E、叶酸、烟酸、核黄素和泛酸。缺乏这些造血物质均有可能导致红细胞生成减少，出现贫血。

贫血有很多种，其中您最熟悉的应该是缺铁性贫血了。幼红细胞在合成血红蛋白时需要铁。在幼红细胞的线粒体内，铁和原卟啉结合成血红素，再与珠蛋白结合成血红蛋白。缺铁时血红蛋白生成减少，发生小细胞低色素性贫血。缺乏维生素 B_1、维生素 B_2、烟酸、泛酸或胆碱等营养素，胃便无法分泌充足的胃酸来溶解铁，影响铁的吸收，容易引起缺铁性贫血。

还有巨幼红细胞性贫血，主要是因为叶酸或维生素 B_{12} 缺乏导致的贫血。维生素 B_{12} 和叶酸是合成 DNA 的主要辅酶，缺乏可使 DNA 合成缺陷，致幼红细胞核分裂迟缓，红细胞发育成熟障碍，发生巨幼细胞贫血。缺乏叶酸的人会产生巨幼贫血，孕妇可能还会引起胎儿神经管先天畸形。这种贫血者，嘴巴、舌头酸痛，或者皮肤出现黑斑。各种抑制合成红细胞所需营养的药物，都会使人发生贫血。

（二）骨髓造血功能障碍

如再生障碍性贫血，白血病等。

骨髓造血功能障碍也会出现贫血。造血细胞的增殖过程必须在正常的造血微环境中进行。有害物质损害造血微环境，可能影响骨髓造血功能。许多农药、药物、苯、甲醛、电离辐射、感染等原因可以破坏人体的骨髓，影响造血微环境，引起贫血，甚至可能会导致死亡。

其实骨髓造血跟农民种庄稼的道理差不多。您想想，把一粒精挑细选的种子种到阳光、温度、湿度和营养都适宜的土壤中，它有什么理由不生长呢？相同的道理，骨髓要想正常工作，需要有良好的造血环境。造血环境受到严重破坏，就容易得再生障碍性贫血之类的疾病。

肝脏是人体最重要的解毒器官，它对骨髓造血环境有重要的保护作用。当肝的解毒功能良好时，会迅速清除进入体内的有毒物质，尽可能地减少这些有毒物质对骨髓的损伤。而肝脏解毒的过程也是大量消耗营养素的过程，会消耗大量的蛋白质、维生素B族、维生素C和维生素E等。当肝脏解毒功能不佳和营养素不足时，患者就容易出现贫血，甚至是再生障碍性贫血，以及其他血液病，包括白血病。所以再生障碍性贫血及其他一些血液病也可以通过远离有害物质、护肝、改善骨髓的造血环境而治愈。

在我们身体里，新陈代谢越快的器官越容易受到攻击，尤其是对毒性物质和各种辐射非常敏感。与骨髓相似的器官还有消化道和男性的睾丸。消化道黏膜上皮1~2天就更新一次，这就需要不断有新的细胞产生。睾丸每天有大量染色体分裂，以便不断制造精子。

所以，在受到毒性物质攻击后，它们的反应也很相似。比如，化疗时，患者很容易出现贫血、消化道反应和精子减少，就是这个原因。

一切有害物质的伤害最后都以消耗营养素为代价，如果体内有充足的营养素，营养素可以及时修复受伤的细胞；如果营养素不够，那么伤害则真正发生甚至发展。

（三）溶血性贫血

一些药物、化学毒物、感染、酶缺乏、免疫紊乱、脾功能亢进等原因可引起红细胞破裂，出现溶血性贫血。

（四）失血性贫血

各种原因导致失血过多，也可以造成贫血。

三、贫血的诊断和治疗

贫血常见的表现有软弱无力、疲乏困倦；皮肤、黏膜、指甲、口唇等颜色苍白；气短、心悸、心理忧郁；头晕、头痛、耳鸣、眼花、注意力不集中、嗜睡；食欲减退、腹部胀气、恶心、便秘；儿童表现生长发育迟缓，注意力不集中；少数严重患者可出现吞咽困难、口角炎和舌炎。

除贫血外貌外，有皮肤干燥皱缩，毛发干枯易脱落。指甲薄平，不光滑，易碎裂，甚至呈匙状甲。血液常规检查，骨髓检查有助于确诊。血常规一般男性血红蛋白<120克/升，女性血红蛋白<110克/升，有明显低色素表现。

不同原因引起的贫血，需要用不同的治疗方法。缺乏造血原料所致的贫血，治疗最简单，而且效果最好，比如缺铁性贫血补铁就可以了。慢性失血患者要及时治愈出血。

四、贫血的营养调理

补充血液最好的食物是各种动物肝脏，其次是肾脏、蛋黄、红枣、鱼、瘦肉；酵母及小麦胚芽补血的效果也非常好。

贫血最常见的原因是缺铁。铁是红细胞合成血红蛋白的原料；也是机体许多金属酶的辅基。应根据患者的具体情况，及时充分补充铁片，尽快治愈缺铁性贫血。增加维生素C的摄入，可以促进铁的吸收。补充叶酸过多会使维生素B_{12}缺乏，引起疲劳、甚至瘫痪。因此，叶酸必须与维生素B_{12}一起补充才行。维生素B_{12}需有胃分泌的酶才能被吸收；补充B族维生素和蛋白质，就能制造出酶，从而促进维生素B_{12}的吸收；维生素B_6和维生素C也能促进维生素B_{12}的吸收。缺乏叶酸的人会产生巨幼贫血，补充1毫克叶酸，几小时内骨髓便开始制造新的红细胞，贫血很快就消失了。

维生素E不足时，不仅铁的吸收和血红蛋白的形成会受影响，而且细胞膜上的必需脂肪酸也易被氧化，使全身的细胞包括红细胞都容易破裂，出现贫血。如果每天摄取280毫克的维生素E，5天后病情就会好转，而且贫血很快也能康复。早产的婴儿往往特别缺少维生素E，生下来后接触空气中的大量氧气时，红细胞很快破裂，发生黄疸病，并且导致贫血。如果母亲营养充足，吃母奶的婴儿较喝牛奶者可多摄取20倍的维生素E，贫血和黄疸病便可预防。

缺乏维生素B_6和镁，体内红细胞和血红蛋白的数量都会减少，从而发生贫血。补充维生素B_6或镁，血红蛋白便明显增加，贫血改善。许多药物影响营养的吸收，易致贫血；所以，如果必须吃药，则预防贫血的营养素也需要同时补充。

营养素进入身体，通过护肝直接参与解毒，参与骨髓造血环境的改善，为造血提供原料和延缓红细胞衰老，全方位打造造血环境，可以治愈再生障碍性贫血。

请您想想什么药物能够同时做到这些？没有，只有营养素才可以。身体在得到充足的营养素后，发挥自身的修复能力和自愈能力，发挥骨髓的造血功能，结合必要的药物治疗，就能够把各种血液病治疗好。所以营养素防治各种血液病包括白血病等，具有得天独厚的优势。

贫血调理的营养配方，主要包括铁质叶酸片、维生素 B 族、维生素 E、维生素 C、蛋白质粉和多种维生素矿物质等相关营养素，应予充分补充。

本章小结

造血系统新陈代谢快、组织细胞更新换代很快。更新换代越快的器官越需要大量的原料供应；新陈代谢越快的器官越容易受到毒物的攻击。骨髓造血任务重，需要大量的原料，所以原料供给不足往往是贫血的最主要原因。主要原料包括蛋白质、铁、维生素 B_{12}、维生素 C、维生素 B_6、叶酸等，其中以缺铁性贫血最常见。

许多有害物质损害造血微环境，可能引起骨髓造血功能障碍，导致严重贫血。一切有害物质的伤害最后都以消耗营养素为代价。

应根据患者的具体情况，及时补充相关营养素，为造血提供充分原料，改善肝功能，改善骨髓造血微环境，治愈各种原因所致的贫血。请您想想什么药物能够同时做到这些？没有，只有补充营养素，发挥身体自身的修复能力，才可以彻底治愈各种贫血以及其他血液病。

第十五章　眼部疾病的防治与营养调理

一、眼部疾病概述

视力问题一直是一个备受人们重视的问题，有世界爱眼日（6月6日）、全国爱眼日（5月5日），有各种各样的宣传渠道，家长讲、老师讲、专家讲、媒体讲，要注意保护眼睛，因为眼睛太重要了，它是心灵的窗户。人类的信息有95%是由眼睛获得的，足见眼睛的重要性。

但中国人的视力问题非常严峻，很多人面临视力威胁。据统计，我国有近视人群4.3亿，视疲劳人群1.5亿，盲人500多万，低视力人群600多万。常见的视力问题各年龄段有所不同，少年是近视问题，中青年是视疲劳问题，老年人是视力减退问题。眼睛问题已经对生活质量，对健康构成了重大影响。

常见的眼部疾病有近视眼，视疲劳，白内障，青光眼，视网膜黄斑变性等多种。各种各样保护眼睛的办法都用上了，各种各样的措施也都用上了，为什么眼病还是越来越多呢？

二、眼部疾病的原因及发病机制

眼睛疾病不断增加的原因是多方面的，包括用眼方式发生根本改变、视频终端的频繁使用、生态环境破坏、视力健康教育滞后、慢性病发病率上升、营养不均衡等多种。

上述多种原因，导致眼内的自由基增加、氧化压力增加，引起眼睛退行性变，产生各种各样的眼部疾病。因此，氧化压力增加是多种眼部疾病发生的最根本原因。

（一）近视眼

眼睛看东西的过程是在视网膜上进行的，这一过程是一个反应，即感光色素分解成视蛋白和视黄醛的过程，详见图 15-1。视蛋白本质上是一种蛋白质，视黄醛是由维生素 A 转变而来的，感光色素就是视网膜上用来看东西的物质。而感光色素的产生过程就是视黄醛和视蛋白结合的过程。

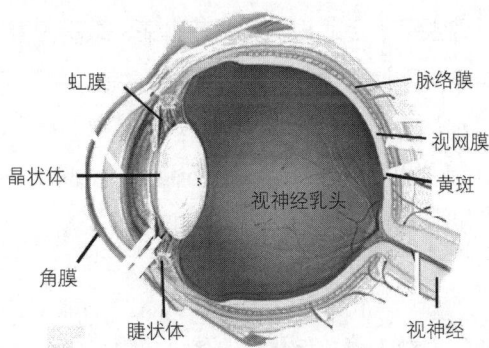

图 15-1　眼球结构示意图

当眼睛感光色素减少后，就会看不清东西，此时需要调动眼球周围的眼肌，通过挤压眼球、改变眼球形状来改善视力，眼睛就很容易疲劳。早期阶段就是所谓的假性近视，如果情况得到及时改善，视力还可以恢复；但时间一久，眼球长期受压，最后彻底变形，就是真性近视了。

感光色素为什么会减少呢？毫无疑问，只有用于合成感光色素的原料少了，或促成这一反应进行的酶或辅酶少了，感光色素才会合成不足。所以，相关营养素缺乏才是造成近视的主要原因。

营养素长期慢性消耗，最容易伤到肝脏。肝脏的代谢能力变弱时，会影响视黄醛在肝脏的加工，从而影响感光色素的合成、影响视力。各种不良的用眼习惯，如离书太近、躺着看书、长时间看书、强光下看书、弱光下看书、看电视电脑太久等，都是以消耗感光色素和其他各种营养素为代价的。

高度近视有一定遗传，家族可能有相关基因缺陷；这类人对护眼营养素的需求往往比一般人大，甚至要大很多倍。如果不能提供相应量的特定营养素，则很容易得近视眼等眼病。在生活中时常见到，父母有高度近视的孩子及／或营养越差的孩子近视发生得越早就是这个道理。

（二）视疲劳

视疲劳是目前眼科常见的一种疾病，患者的症状多种多样，常见的有近距离工作不能持久，出现眼及眼眶周围疼痛、视物模糊、眼睛干涩、流泪等，严重者头痛、恶心、眩晕。它不是独立的疾病，而是由于各种原因引起的一组疲劳综合征。其发生原因也是多种多样的，常见的有：①眼睛本身的原因，如近视、远视、散光等屈光不正，所戴眼镜不合适，以及调节因素，眼肌因素，结膜炎、角膜炎等；②全身因素，如神经衰弱、身体过度疲劳、癔病或更年期妇女；③环境因素，如光照不足或过强，光源分布不均匀或闪烁不定，注视的目标过小、过细或不稳定等。④营养因素，缓解视疲劳的营养素摄入不够，如越橘提取物、DHA、叶黄素、玉米黄质、蛋白质粉和维生素B族等。

（三）白内障

眼睛晶状体混浊称为白内障。老化、遗传、代谢异常、外伤、辐射、中毒和局部营养不良等均可引起晶状体囊膜损伤，使其渗透性增加，丧失屏障作用，或导致晶状体代谢紊乱，使晶状体蛋白质发生变性，形成混浊。

白内障的发生机制是由于眼睛氧化压力增加，导致自由基增多，攻击晶状体而引起的。如果在早期为眼睛提供充足的抗氧化营养成分，就可以维护晶状体的功能，防止白内障的形成。基础研究结果支持了这种理论，那就是在这里自由基再一次成为罪魁祸首；它们是由阳光紫外线伤害等原因所造成，并且因此形成了白内障。

（四）青光眼

青光眼是一种发病迅速、危害性大、随时导致失明的常见疑难眼病。特征就是眼内压间断或持续性升高的水平超过眼球所能耐受的程度而给眼球各部分组织和视功能带来损害，导致视神经萎缩、视野缩小、势力减退。青光眼属双眼性病变，可两眼同时发病，继发双眼失明。眼内压增高，主要是由于长期压力和肾上腺衰竭等原因，引起眼睛内部的压力升高、眼睛内部的循环不畅造成的；与体内抗氧化营养素不足也有很大关系。

（五）视网膜黄斑变性

视网膜黄斑变性是导致 60 岁以上老人失明的主要原因。视网膜黄斑是视网膜中区，是视网膜的一个关键部位，是感光细胞分布最集中的地方，主要负责中央视力。眼球的这一区域开始衰退时，我们实际上就丧失了最重要的一种视觉能力—中央视力，目前还没有有效的治疗方法。

有关研究认为，由于光线进入眼球并被聚焦在视网膜的黄斑上，才导致了这些感光细胞周围的自由基数量明显增加。如果没有足够的抗氧化物质来中和这些自由基，那么自由基就会对感光细胞产生破坏。这种氧化压力已被证明能破坏密集于视网膜和感光细胞外部的多不饱和脂肪酸。与 LDL 的氧化破坏原理相似，多不饱和脂肪酸的氧化和破坏可以导致脂褐质的形成，这是一些由油脂和蛋白质构成的物质，聚集在视网膜色素上皮细胞里。脂褐质就是伤害和破坏感光细胞的直接原因。

当视网膜的色素细胞和感光细胞吸收光线时，自由基就会在这个过程中产生。高能量的紫外线光线和可视蓝光特别容易使眼球的视网膜产生自由基。正如您想象到的，长时间暴露在这种高能量光线中的患者患视网膜黄斑变性的可能性显著提高。当人慢慢变老时，能保护我们不受这些过量自由基伤害的抗氧化防御系统会显著弱化。这就打破了身体抗氧化物质和自由基之间的平衡，并且加速了自由基对眼球视网膜的破坏，逐渐导致视网膜黄斑变性等其他眼病。

三、眼部疾病的营养调理

由于多种眼部疾病的最根本原因是眼内氧化压力增加，所以补充抗氧化物质，减轻氧化压力是防治眼部疾病的最有效手段。

要保护眼睛最好购买一副好的太阳眼镜，以过滤紫外线和可视蓝光，减少眼内自由基的产生，减少眼部的氧化压力，从而减少自由基对眼睛的伤害。

（一）近视眼

前面已述，眼睛内感光色素减少是近视的原因，那么增加感光色素的合成将是防治近视的有效方法。只要及时充分补充制造感光色素的原料，就可以达到调理目的。而制造感光色素的原料，即视蛋白和视黄醛以及酶和辅酶的真正身份并不复杂、也不神秘，就是营养素中的蛋白质、维生素和矿物质。所以，有效防治近视眼必须补充类胡萝卜素，蛋白质等相关营养素，并加强护肝。

改变不良的用眼习惯，如躺着看书、离书太近、长时间看书、强光下看书、弱光下看书、看电视电脑太久等。这些不良习惯，需要消耗大量感光色素和多种营养素。若改变以上不良的用眼习惯，可以显著减少营养素的消耗，减轻相关营养素的供需矛盾。

近视发生后，如果积极使用营养素，假性近视就容易治愈；真性近视也会有所改善，甚至是完全恢复。因为营养素不仅会改善视网膜的功能状况、肝脏的功能状况、眼球壁的弹性，也会改善眼肌的紧张度和灵活性。只要营养素充足，感光色素合成足量，近视是可以预防的，而且也是可以治疗的。

（二）视疲劳

视疲劳患者，各种相关营养素的需求大量增加，尤其是缓解视疲劳的营养素要大量增加，如越橘提取物、DHA、叶黄素、玉米黄质、蛋白质和维生素 B 族等。值得一提的是越橘提取物，它能促进眼部的血液循环，显著缓解视疲劳、改善视力，应给予充分补充。

（三）白内障

前面已述，白内障是氧化压力性疾病，增加抗氧化物质摄入，具有显著的疗效。一些流行病学研究，已经揭示了维生素 C、维生素 E 和 β 胡萝卜素的水平与患白内障可能性之间的关系。在芬兰，一项对照实验显示，体内含维生素 E 水平较低的人需要进行白内障手术的可能性会增加 4~5 倍；另外一项研究也显示，补充维生素的人患白内障的可能性会降低 50%。维生素 B_2、维生素 B_6、泛酸和蛋白质对白内障的防治也有重要作用。

我们身体生成的天然抗氧化物质（谷胱甘肽过氧化酶、过氧化氢酶和超氧化歧化酶）形成了眼部基本的防御系统。但是研究者们意识到，这种天然的抗氧化防御系统不足以为眼部提供全面的保护。事实上已经有一些临床研究显示，我们可以通过增加饮食中的抗氧化物质和服用营养补充剂来保护晶状体不被破坏。

存在于眼球晶状体流质中的抗氧化物质，对于保护晶状体本身至关重要。因此，如果晶状体流质中的抗氧化物质水平很低，那么白内障发展的速度就会加快许多。这种流质中最重要的抗氧化物质是维生素 C、维生素 E、硫辛酸和 β 胡萝卜素。

现有医学证据显示，年轻人晶状体中的天然抗氧化保护系统会随着年龄的增加而明显减弱。许多不同的临床实验证明，如果服用各种抗氧化物质，可以保护逐渐老化的眼睛，医生应该推广他们的患者采用抗氧化物质作为预防白内障的常规手段。

（四）青光眼

青光眼是一种危害性大的常见疑难眼病，主要是由于长期压力和肾上腺衰竭等原因，引起眼睛内部的压力升高和循环不畅造成的。合理补充抗压力营养素、抗氧化营养素最重要。

（五）视网膜黄斑变性

是由于过多的自由基破坏感光细胞的多不饱和脂肪酸，导致脂褐质的形成，引起视网膜黄斑变性。视网膜黄斑变性的患者，体内和眼内往往缺少锌、硒、谷胱甘肽、辅酶 Q_{10}、维生素 C、维生素 E 和类胡萝卜素等多种抗氧化物质；补充这些重要物质可以预防或减缓视网膜黄斑变性。

在一次实验中，研究者让 192 例视网膜黄斑变性的患者服用抗氧化物质，另外 61 名对照患者没有服用。半年后，服用了抗氧化物质的患者中有 87% 的人视力与实验开始时持平甚至更好；没有接受治疗的患者中只有 59% 的人视力与实验开始时持平或更好，两者结果有显著差别，进一步证明了抗氧化营养素的有效性。

（六）调理眼部疾病的营养素

1. 抗氧化和抗压力的营养素

氧化压力增加是所有眼部疾病发生的根本原因，减轻氧化压力是防治眼部疾病的最有效手段，所以眼部疾病特别要注意抗氧化、抗压力，相关营养素包括葡萄籽精华素、锌、硒、谷胱甘肽、辅酶 Q_{10}、维生素 C、维生素 E 和类胡萝卜素等抗氧化物质。充分补充抗氧化营养素，重新建立身体天然的抗氧化防御系统。美国斯全德博士用营养素调理了数十位眼科患者，视力都得到了显著的改善。

2. 补充制造眼睛的基本原料

制造眼睛的基本原材料，包括蛋白质、维生素 B 族、越橘提取物、DHA、叶黄素和玉米黄质等多种。

越橘提取物有促进眼部血液循环，缓解视疲劳、改善视力的作用；也能促进感光色素的再合成，改善夜间视力。

叶黄素是眼睛中存在较多的类胡萝卜素，具有光滤过作用。由于叶黄素和玉米黄质是黄色的，能够有效吸收可视光线中的蓝色部分，减少蓝光对晶状体和视网膜的伤害，保护黄斑和晶状体；从而减少感光细胞产生的自由基数量，降低眼内的氧化压力。美国医学会杂志报道，在饮食中高剂量摄取了叶黄素和玉米黄质的患者，比那些摄取量低的人得视网膜黄斑变性的可能性降低了 43%，补充相关营养素的防治效果也非常明显。

DHA 是一种重要的 ω-3 多不饱和脂肪酸，它是视网膜的重要成分，能增强视力敏感度、延缓视力减退、增强夜间视力。越橘提取物、DHA、叶黄素三大营养素对不同人群的保健重点有所不同，详见表 15-1。

表 15-1 三大护眼营养素对不同人群的保健重点

	少年（近视）	中青年（视疲劳）	老年（视力减退）
越橘提取物	预防近视，改善视力	缓解视疲劳，改善夜间视力	改善眼球血循环，延缓视力减退
叶黄素	减少蓝光伤害	减少蓝光伤害	减少蓝光伤害，清除自由基
DHA	视网膜的重要成分，增强视力敏感度	视网膜的重要成分，增强视力敏感度	延缓视力减退

只有及时补充缺乏的营养素，才能发挥眼睛的修复能力和自愈能力，才可以有效防治各种眼病。调理眼部疾病的营养配方，应该包括越橘提取物、叶黄素、玉米黄质、DHA、类胡萝卜素、维生素 C、维生素 E、锌硒、蛋白质粉和维生素 B 族等相关性营养素。

（七）梅维斯的故事（视网膜黄斑变性）

梅维斯女士是美国南达科他州人，她一直喜欢看着雷电撕裂天空，她能看出一望无际的草原上那些最细微的变化。1983 年她发现自己的视力出现了问题，于是去看眼科大夫，很快就被确诊为视网膜黄斑变性。在接下来的 14 年里，梅维斯到处咨询和就医，但她的视力持续恶化。1997 年的一天，梅维斯找到雷·斯丹博士，咨询营养治疗方案。雷·斯丹博士建议她服用一种有效的抗氧化物质和矿物质，并且大量服用葡萄籽精华素。几个月后，梅维斯的视力得到改善，眼前的物体变得清晰了，夜视力也有所提高，眼科大夫检查发现她的视力已经恢复到 6 年前的水平。虽然没有完全治好，但是原来那种担心会失明的恐惧已经没有了，梅维斯过上了满意的生活。

本章小结

　　氧化压力增加是所有眼部疾病发生的根本原因，减轻氧化压力是防治眼部疾病的最有效手段，所以眼部疾病特别要注意抗氧化和抗压力，相关营养素包括葡萄籽精华素、锌、硒、谷胱甘肽、辅酶 Q_{10}、维生素 C、维生素 E 和类胡萝卜素等抗氧化物质。充分补充抗氧化营养素，重新建立身体天然的抗氧化防御系统。

　　另外，要及时补充制造眼睛的基本原料，包括蛋白质粉、维生素 B 族、越橘提取物、DHA、叶黄素和玉米黄质等。

　　只有及时补充缺乏的营养素，才能发挥眼睛的修复能力和自愈能力，才可以有效防治各种眼病。

第十六章　皮肤病的防治与营养调理

一、皮肤的概况

皮肤是身体上面积最大的器官，也是最辛苦的器官之一。皮肤执行着很多重要的任务，它使身体能保留住体液，有助于调节身体温度，而且是免疫系统里的第一道防线，能防御病毒、细菌及其他外来物的侵袭。

为防治皮肤病，先要了解皮肤的结构。皮肤由三层组成，包括表皮、真皮和皮下组织，总共有 1.25 毫米厚，每一层对于皮肤保健、皮肤的外表和色泽都有重要作用，结构详见图 16-1。

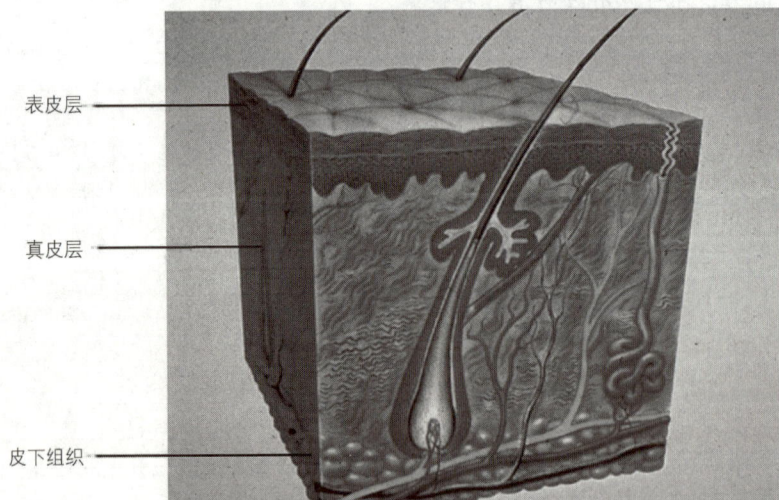

表皮层

真皮层

皮下组织

图 16-1　皮肤结构图

最外面一层叫做表皮，这是一个阻挡层，它帮助保护皮肤不受日晒、微生物、细菌、冷热和污染的伤害。这是我们看得见、触摸并感觉得到的一层。中间一层被称为真皮，它给予皮肤光泽和活力。真皮包括许多成分，如胶原质和弹力纤维、汗腺和皮脂腺，以及供给表皮层养分的毛细血管。70%的真皮是由称之为胶原质的强力蛋白纤维组成，胶原质给予皮肤色调和弹性。真皮中还含有弹力纤维，它使肌肤具有弹性。真皮还包括汗腺和皮脂腺，对于保持皮肤湿润和柔软有重要作用。最深的一层是皮下组织，这一层皮肤由带有大量脂肪细胞的结缔组织网状结构组成，它是帮助支撑皮肤的基础部分，犹如一层保护软垫，起缓冲作用，保护上层细胞。

二、皮肤病的发病原因及发病机制

（一）内在因素

包括遗传因素、神经内分泌因素、真皮厚度等都与皮肤的健康有关。

（二）外在因素

1. 过量紫外线照射

紫外线会破坏真皮的弹性纤维和胶原纤维，导致纤维断裂、皮肤细胞损伤，造成皮肤患病甚至皮肤癌。

2. 皮肤受到有害物质的侵袭

病毒、细菌及其他外来有害物质的侵袭，可以直接损伤皮肤细胞；也可以导致皮肤毛孔阻塞，影响油脂分泌和水分交换，造成皮肤干燥、皱纹，从而影响皮肤的健康。

3. 营养因素

皮肤细胞尤其是表皮细胞再生能力相当强，总在不断地增殖以代替衰亡的细胞，因此需要大量的营养供其滋长，如果相关营养不足，则易得皮肤病；另外，皮肤属于非生命器官，当体内营养素缺乏时，身体会从皮肤等非生命器官调动各种营养素给生命器官，使皮肤容易缺乏蛋白质和维生素等必需营养素，从而严重影响皮肤的健康。

上述多种致病因素会导致皮肤内氧自由基产生大量增加，自由基会攻击皮肤细胞的蛋白质和 DNA 等物质，破坏健康的皮肤细胞，导致皮肤胶原交联增加、皮肤的防御功能及免疫功能降低，引起各种皮肤疾病，并可能诱发皮肤癌症。

三、皮肤病的有效防治

（一）养成良好的生活方式和饮食习惯

不吸烟，不饮烈酒，不熬夜，精神愉快，生活规律，保证充分睡眠。

（二）避免不良的外在因素

防止长时间强烈阳光暴晒，注意皮肤的保养和清洁卫生，选好护肤霜、洁面膏、润肤露。

（三）皮肤病的食疗配方

1.鱼腥草红枣汤

适合寒性体质、虚性体质用。材料：鱼腥草（干品）40克，红枣15粒。做法：先将鱼腥草洗净，红枣洗净切开留籽。两者加水 3000 毫升入锅合煮，大火煮沸，小火再煮 20 分钟，滤渣当茶饮。

2.鱼腥草薄荷茶

适合热性体质、实性体质用。材料：鱼腥草（干品）40克，薄荷叶（干品）5克。做法：先将鱼腥草洗净，加水 3000 毫升入锅煮，大火煮沸，小火再煮 20 分钟。放入洗好的薄荷叶，立即关火，焖 5 分钟，滤渣即可饮用。

鱼腥草有抗皮肤过敏的作用。杨国荣在《昆明理工大学》杂志上发表的研究论文表明，鱼腥草对透明质酸酶有明显的抑制作用。透明质酸（玻尿酸）为组织基质中具有限制水分及其他物质扩散作用的成分，而透明质酸酶是一种分解透明质酸的酶，能够降低细胞间质的粘性，增加细胞间的缝隙，提高组织中液体的渗透能力。鱼腥草抑制透明质酸酶的活性，可以缩小细胞间的缝隙，减少过敏原接触皮下组织内过敏细胞的机会，从而产生抗过敏作用。

3.绿茶

做法：绿茶 5 克放入保温杯，先倒入沸水 150 毫升，加盖摇一摇，30 秒后将水倒掉，沥干，这是洗茶。沥干后再加沸水 500 毫升，加盖焖泡 20 分钟，滤渣趁热饮用。

日本蔬菜和茶叶研究所科学家山本万里通过分析和试验确认，茶叶中有一种新的抗过敏物质，属于表儿茶酸的衍生物，通过动物试验及让50名花粉症患者饮用含有这种物质的绿茶，结果发现它比表儿茶酸有更好的抗过敏效果，能够减轻花粉症等过敏病症。山本万里还发现，这种有用物质在制作红茶的过程中会因发酵而消失。

4. 乌龙茶

做法：乌龙茶5克放入保温杯，先倒入沸水150毫升，加盖摇一摇，30秒后将水倒掉，沥干，这是洗茶。沥干后再加沸水500毫升，加盖焖泡20分钟，滤渣趁热饮用。

日本静冈县立大学的研究人员最近发现，产于中国台湾的一种民间土茶"包种茶"具有显著抗过敏作用，"包种茶"属于乌龙茶系列。日本学者对"包种茶"的化学成分进行深入研究后，发现它含有一种未知化学物质，经动物试验证实此物质具有强力抗哮喘及抗花粉过敏等作用。据日本学者调查，在盛产"包种茶"的台湾花莲、苏澳一带，当地民众很少有人患哮喘、花粉过敏或湿疹之类的过敏性疾病。

四、皮肤病的营养调理

多摄入与皮肤健康有关的营养素。

1. 蛋白质

皮肤主要成分是胶原蛋白，胶原蛋白能使皮肤保持结实有弹性，细胞变得丰满，使肌肤充盈、皱纹减少，从而保持皮肤健康。应多吃猪皮、蹄筋、甲鱼、鱼翅、燕窝，多摄入胶原蛋白；多吃鱼翅、鲨鱼、小鱼软骨、鱼头等含有丰富硫酸软骨素的食物，可以改善皮肤弹性。必要时补充蛋白质粉，满足身体的需要，对保持皮肤健康、防治皮肤病有重要作用。

2. 维生素

多种维生素与皮肤健康有关，包括维生素A、维生素B_2、维生素C、维生素E等。维生素A、维生素C及维生素E具有抗氧化作用，参与清除自由基，保护皮肤细胞的细胞膜，防治各种皮肤病的发生和发展。充分补充抗氧化营养素防治皮肤病，有非常好的效果。

3. 脂类

不饱和脂肪酸亚油酸、亚麻酸、EPA、DHA 可降低血脂胆固醇，减少皮肤油脂分泌、减少皮肤毛孔阻塞，对保持皮肤健康有重要作用。要想皮肤健康，需要每天补充深海鱼油、喝亚麻籽油。

4. 矿物质

硒是抗氧化物质，参与清除自由基。铁是构成血红素的主要成分之一，影响皮肤血色。锌具有促进维生素 A 代谢、维持皮肤抵抗力的作用；缺锌容易导致许多皮肤问题或皮肤疾病。

5. 水

水与皮肤健康也有很大关系。适量饮水，能有效地改善机体的新陈代谢和血液循环，促进体内代谢，使肌肤组织的细胞水分充足和富有弹性，有利于防治皮肤疾病。

6. 其他与皮肤健康有关的营养素

研究发现，马尾草、硅酸盐、二甲基砜、L- 半胱氨酸、肌醇、胆碱和对氨基苯甲酸等草本植物和营养素也与皮肤健康有很大关系，它们都是促进皮肤胶原蛋白生成的原料，摄入后能使人的皮肤、头发、指甲更具力量强度、弹性及柔韧性，让个体自内而外地体现完整的靓丽、青春和活力。

马尾草是一种极具营养价值的天然草本植物，这种古老的草本在远古时期就已存在，它含有丰富的营养素和矿物质，如维生素A、维生素B、维生素E，矿物质硅、锰、钾等，尤其是含有丰富的硅酸和硅酸盐。能帮助身体吸收钙质，滋养皮肤、指甲、毛发、骨骼和全身的胶原组织。马尾草还可以帮助排除皮肤和头发的多余油脂，使发丝长得更健康、浓密且有弹性。硅酸盐是人体 12 种主要矿物质之一，人体许多器官都需要它来巩固机能，例如皮肤、毛发、指甲、骨骼、牙齿、肾上腺、胸腺、胰腺、血液、大动脉和结缔组织等。人体内应有 7 克左右的硅酸，才能维持各器官所需；由于年纪、饮食习惯、生活方式和健康状况的改变，体内硅酸的储量便会相应减少，导致头发灰白、脱发、指甲折断等毛病，因此，每人每日都应摄取硅酸，以协助钙质转化到身体使用，而最丰富又最易吸收的来源，当然首选就是马尾草。

五、银屑病

（一）银屑病的发病原因及诱因

银屑病俗称为"牛皮癣"，是一种全身性顽固性皮肤病。以皮肤出现边界清楚的红斑、丘疹，表面覆有多层干燥的银白色鳞屑为特点。好发于头皮、四肢、躯干，冬重夏轻。青壮年发病率高。其病变是由于皮肤细胞的过度生长、脱落而造成的。

1. 饮食因素

高糖高脂饮食导致高脂血症，饮酒、进食辛辣食品、鱼虾等因素都能诱发或加重牛皮癣。

2. 遗传因素

牛皮癣是一种多基因遗传病，有显著的家族内聚集性。

3. 免疫因素

与免疫力低下有关。应用增强免疫力的营养素后，牛皮癣明显减轻。

4. 感染因素

咽喉链球菌或念珠菌感染，可导致牛皮癣发生和发展。

5. 精神因素

与精神紧张、压力大有明显关系。精神紧张，内分秘失调，影响皮肤细胞的生长，从而诱发皮肤病。

6. 皮肤外伤

常在外伤的皮肤上发生牛皮癣，可能与局部的血液流动不良、皮肤抵抗力下降有关。

（二）银屑病患者的生活调理

1. 适量运动，增强抵抗力。

2. 多晒太阳，体内多合成维生素 D，对牛皮癣的治疗有价值。

3. 及时释放压力，调节好心情。

4. 保持皮肤湿润，要经常洗浴、湿敷、局部涂抹油质霜。洗浴可以软化皮损、去除厚积鳞屑，改善局部血液循环缓解血瘀证候，促进新陈代谢，还可以清洁皮肤，从多方面发挥治疗作用。

5. 戒烟。

（三）银屑病患者的膳食指导原则

1. 低糖低脂饮食。

2. 禁止饮酒。

3. 多吃养血、凉血、活血食品，如乌梅、柚子、芦笋、苹果、香蕉、芹菜等。多吃水果蔬菜，多饮水。

4. 排毒：体内毒素过多，肝脏解毒能力下降，应多参加各种排毒活动，把体内毒素及时排掉，能增强防治及营养调理效果。

（四）银屑病的营养调理配方

1. 类胡萝卜素。

2. 维生素 B、维生素 C。

3. 多种维生素矿物质：含锌、镁、硒。

4. 鱼油：防止皮肤干燥，减轻发炎。

5. 蛋白粉。

6. 维生素 E。

（五）银屑病的故事

1. 黄先生的故事

黄先生，江西景德镇人。26 岁开始在臀部、额头等局部出现红疹，后红疹范围不断扩大，逐渐发展到全身。皮肤满布红色斑点、丘疹、渗血、糜烂，皮肤粗糙、增厚、色素沉着伴剧烈瘙痒。皮肤表面覆有多层干燥的银白色鳞屑。感到非常不舒服，尤其是夏天很难过。

曾经到过许多医院就诊，诊断为银屑病，俗称为"牛皮癣"。用过中药西药治疗，还用过一段较长时间的激素，治疗时有一定疗效，停药后易复发。但药物的副作用很大，有头痛、关节痛、胃痛等不适。病程已达十几年，一直在寻找好的治疗方法，只要别人说是有效的方法，都要试一试。2008 年 5 月朋友介绍一些营养素给他，也是抱着试试看的心理开始尝试；因为以往试过的方法太多了，很多都没有效，心想再试多一次也无妨。遵照医嘱，大量补充了维生素 C、类胡萝卜素、维生素 E、蛋白质粉、维生素 B 族、深海鱼油和钙镁片，并参加断食排毒两次，1 个月开始起效，3 个月时效果已经非常明显，全身皮肤溃烂已经好了 90% 以上，出血消失，感觉真是太爽了，好象从来没有这么舒服过。营养调理前后的图片对照，见图 16-2。

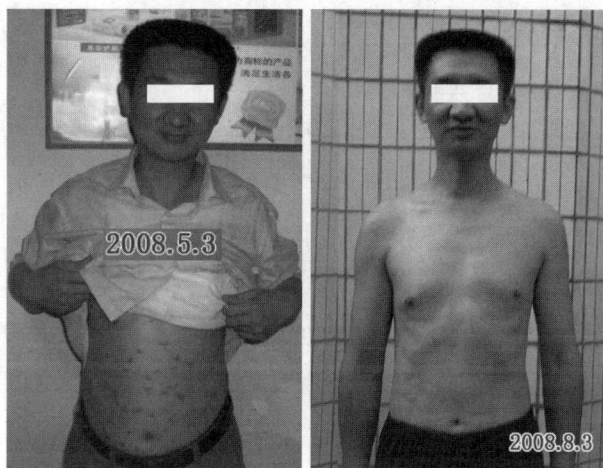

图 16-2 牛皮癣营养调理前后照片

2. 荣女士的故事

荣女士，51 岁，新疆新源县糖厂职工。患牛皮癣 40 年，经常服用激素治疗。体胖，用过不少偏方治疗，有时可以缓解，但容易复发，有明显脱发。2005 年开始在博益机构营养师指导下进行细胞营养疗法，用营养的方法进行调理，结合断食排毒，调理 2 年后取得显著效果，疾病完全痊愈，身体也成功减肥。2014 年 8 月我去新疆讲课时再次碰到荣女士，已经判若两人，完全见不到牛皮癣的痕迹，皮肤很健康，身材也很好。她说最近 8 年身体皮肤一直很正常，没有一次发作，世界难题"牛皮癣"彻底治愈。

临床许多的疑难杂症，尤其是皮肤病，大部分都是由于营养缺乏引起的。因为皮肤是非生命器官，当体内营养素不够时，一般优先保证生命器官的供应，非生命器官往往得不到充分的营养，很难发挥皮肤具有的极强修复能力和再生能力，从而使许多皮肤疾病很难治愈。碰到皮肤疾病时，先要调理好营养，保证全身营养均衡，发挥皮肤的生命力，才有治愈的希望。一些较重的皮肤病，症状比较重，常常需要一边对症治疗、减轻症状，一边营养调理，这样结合起来治疗效果才好，才有治愈的可能。

六、湿疹

（一）湿疹概述

是常见的皮肤病。其特点是：

1. 形态多种多样，红色斑点、丘疹、水疱、痂。

2. 渗血、糜烂。

3. 皮肤粗糙、增厚、色素沉着甚至皮革样改变。

4. 伴剧烈瘙痒。

湿疹以往认为是一种过敏性疾病，发病与接触过敏原有关。现在认为可能属于营养缺乏病，大多数是缺乏维生素B族或亚油酸，导致免疫力低下所引起。补充相关营养素后，湿疹很快就好了。

（二）湿疹的生活调理

1. 少或不接触过敏原。

2. 注意皮肤卫生。

3. 禁食辛辣食物。

4. 多吃富含维生素B和维生素C的食物。多吃苦瓜、番茄。

（三）湿疹的营养调理

1. 维生素B族和维生素C。

2. 多种矿物质：含钙、锌、镁等。

3. 鱼油：补充多不饱和脂肪酸，调节免疫、减轻发炎。

4. 蛋白粉。

七、白癜风

（一）白癜风概述

白癜风患者皮肤有白色斑块，周围被一暗色的边缘包围。对称性，不痛不痒。白癜风是由于皮肤缺乏黑色素的缘故，病因不清楚，可能与遗传和免疫有关，与营养的关系可能最大。著名导演冯小刚患的就是白癜风。

（二）白癜风的营养调理

1. 多次排毒。

2. 维生素 B 族。

3. 深海鱼油。

4. 钙镁片。

5. 蛋白粉。

6. 抗氧化营养素。

7. 酪氨酸胶囊。白癜风患者吃含有酪氨酸的食物，或补充酪氨酸胶囊可以促进黑色素的形成，减轻白癜风症状。

（三）典型案例分析

腾女士，38 岁，湖北人。患白癜风十年。2003 年脖子后开始出现一点白斑，慢慢长大，后来眉毛上也开始出现白斑。1 年后确诊为白癜风，去山东菏泽专科医院看病，服中药治疗无效，还逐渐加重。后来长期在武汉同济医院治疗，长期服用中西药，结合外用药物，控制了 4 年余，压力大时容易复发。最近几年一般在武汉大学白癜风医院治疗，病情没有得到控制，脸上的斑还在不断发展。这么多年来，一直情绪低沉，觉得没脸见人，曾有多次轻生的念头。由家属带来广州博益机构咨询。

1. 膳食指导原则

首先建议放下压力，压力对营养和健康的影响很大，会使营养调理的效果大打折扣。积极配合对症食疗。科学选择食物，食物种类每天尽量超过 30 种。主、副食多样化，主食以粗粮杂粮为主。平时多摄入一些含蛋白质、维生素 B 族、维生素 A、维生素 C、维生素 E 和钙镁比较多的食物。增加大豆类食品摄入，每天蛋白质摄入量建议达到 70~75 克。常喝酸奶，一周吃 1 次猪肝，每天一把坚果，每周吃 1 次紫菜。常喝蔬果汁，比如胡萝卜汁。能生吃的食物尽量生吃。合理烹饪，不吃煎炸食物，多用蒸、煮或凉拌等烹调方法。不吃垃圾食品，每天喝亚麻籽油10 毫升。

2. 营养补充方案

在调整膳食结构和对症食疗的基础上，额外补充较大量的相关营养素，包括高效抗氧化组合、维生素 E、硫辛酸、钙镁片、蛋白粉和维生素 B 族等。

3. 随诊调理结果

综合调理 4 个月后藤女士脸上的白斑减少了 80% 以上，其他紫褐斑也基本消失，皮肤光泽度、滑润度显著改善，生活中重新有了笑容，对未来的健康和生活有了更多的期望，取得了满意的调理效果。转眼一年多过去了，藤女士脸上的白斑基本上没有了，过上正常的生活。

本章小结

多种致病因素会导致皮肤内氧自由基产生大量增加，自由基会攻击皮肤细胞的蛋白质和 DNA 等物质，破坏健康的皮肤细胞，导致皮肤胶原交联增加、皮肤的防御功能及免疫功能降低，引起各种皮肤疾病，并可能诱发皮肤癌症。

皮肤细胞再生能力相当强，总在不断地增殖以代替衰亡的细胞，因此需要大量的营养供其滋长，如果相关营养不足，则易得皮肤病；另外，皮肤属于非生命器官，当体内营养素缺乏时，身体会从皮肤调动各种营养素给生命器官，使皮肤容易缺乏蛋白质和维生素等必需营养素，从而严重影响皮肤的健康。

及时补充抗氧化营养素是有效防治皮肤病的关键，常用的抗氧化物质包括类胡萝卜素、维生素 C 和维生素 E 等。多摄入其他与皮肤健康有关的营养素，包括蛋白质粉、维生素 B 族、鱼油、矿物质硒铁锌和水等，对皮肤病的防治也有重要作用。

第十七章 过敏性疾病的防治与营养调理

过敏性疾病又称变态反应性疾病，是指机体通过吸入、食入、注入或接触某种物质，包括抗原物质或半抗原物质后引起某一组织或器官，甚至全身性的过度反应，引起各种各样的功能障碍或组织损伤的一类疾病，如过敏性皮肤病、过敏性鼻炎和支气管哮喘等。

随着工业经济的发展、生态环境的改变以及人类物质生活的日益丰富，人们接触的致敏物质越来越多，导致过敏性疾病的发病率日趋增加。

一、过敏性疾病的病因及发病机制

1. 遗传因素

过敏性疾病的内在因素是基因的缺陷，导致过敏疾病呈现家族聚集现象。此病较少发生在父母双方均无过敏性病史的家庭中。据统计，双亲患有过敏性疾病者，其子女的发病率在 70% 左右；若父母一方有明显过敏者，其子女的发病率在 50% 左右。这种遗传素质称特应性体质。研究表明，遗传基因的缺陷位于母系第 11 对染色体的长臂 q 段上。

2. 过敏原

过敏原是指刺激机体产生抗体或致敏的大分子物质，它应具备两个基本特性，一是导致抗体产生或细胞的免疫应答，二是可特异性地与抗体或致敏淋巴细胞发生作用。

可引起人类过敏的抗原除蛋白质外，还有类脂质或多糖类。过敏原广泛存在于空气、食物中。据称，人类可接触约八万五千种化合物，其中有二千八百种为接触性过敏原，能导致过敏性皮炎、哮喘、荨麻疹等疾病。

吸入性过敏原是诱发哮喘病、过敏性皮肤病、过敏性鼻炎的重要过敏原，可飘散在室内外空气中，随着吸入呼吸道引起致敏，包括花粉、尘螨、真菌、某些宠物（如狗、猫）的皮毛和排泄物，甚至各种昆虫的鳞毛、碎屑等。还包括香烟烟雾，蟑螂的排泄物，棉絮、羽毛等。

目前又出现许多新的过敏诱因，如家电产生的静电荷对空气中的灰尘和微生物有一定的吸附作用，可导致过敏性皮疹；居室和汽车内饰装潢使用的涂料、粘合剂，塑料中所含的甲醛、苯等化学物质会缓慢释放，使人的皮肤、呼吸道过敏。

严格地讲，除了葡萄糖和氯化钠以外，任何食物都可能成为过敏原，引起过敏的食物主要包括以下几种：

①鱼、虾、蟹、蛤等海产或水产品；

②牛奶、鸡蛋、肉类等；

③蘑菇、米醋、啤酒等食物；

④豆类、花生、芝麻、开心果、大杏仁、腰果等；

⑤西红柿、桃子、菠萝、葡萄、草莓、苹果、黄瓜等生食；

⑥酒类、芥末、胡椒等刺激性食物。

对敏感者，即使食入量极少，也会引起严重症状，但大部分患者的症状与食入量存在正比关系，即食入越多，反应越重。某些食物抗原进入机体达到一定量时症状才能发生，一次发作后体内抗体与过敏原结合后暂时耗竭，症状可以消失一段时间，以后再积蓄一定量时，再度诱发过敏反应。

随着化学药物种类的增多和人们用药机会的增加，药物变态反应的发病率呈明显上升趋势，有些药物容易引起过敏反应，如血清制剂、青霉素、磺胺药、阿司匹林和普鲁卡因等。

一般说来，有机药物比无机药物易引起过敏，尤其蛋白质类药物，但无机药物中的重金属、碘化物等也较易引起过敏反应，人工合成的药物比天然药物更易引起过敏。

决定药物致敏性的仅为该药中某一特定的化学结构即决定簇，具有相同决定簇的药物致敏性也相似，表现为药物的交叉过敏现象。用药方法与药物过敏的发生有很大关系，局部用药、皮下或肌肉注射、静脉滴注均可引起过敏反应。其中静脉给药最易引起过敏。

过敏原如何才能进入人的身体内呢？

健康的皮肤黏膜可以防止有害物质侵入其中，营养素不足时会使皮肤黏膜的通透性增加，它就像筛子的孔一样由小变大，使有害毒物、过敏物质进入体内，接触体内的过敏细胞，从而引起过敏。

3. 非特异性因素

近代人类急剧变化的环境，各种理化刺激因素是过敏性疾病上升的主要原因，在皮肤过敏性疾病中尤为多见。几乎有半数患者，皮损病变的发生及加重与某些物理化学因素有关。

寒冷、热、压力、日光照射、运动等为常见的物理因素，多数人认为上述物理因素可以直接作用于皮肤黏膜等病变部位引起发病，也有人认为是通过神经反射起作用的。

随着工业的发展，每年大约有2000多种新的化学产品问世，这些产品渗透到人类的衣、食、住、行中，所造成的过敏等健康问题越来越严重。存在于食物中的化学变应原主要有食品添加剂、防腐剂、调味剂、食用色素等，如酒石黄、水杨酸盐、味精（单谷氨酸钠）、亚硫酸盐、杀虫剂、除草剂、抗霉剂，食物的包装物如塑料等。

空气中存在的化学变应原主要是石油化工类产品，来自汽车废气、发电厂、炼油厂，造成室内空气化学污染的有煤气、煤炭燃烧产生的CO、CO_2和SO_2等，油漆、涂料、装修材料等挥发的甲醛和苯等化合物，可以诱发呼吸道的过敏。镍合金镀铬的手表带、项链、衣扣等则可引起接触性皮炎。

其他引起过敏的因素还有多种。压力可以引起过敏，如临床工作中发现一些学生在考试前紧张复习、下岗职工精神焦虑抑郁均可引起荨麻疹发作。过度疲劳、感染、气候变化、内分泌失调等也容易引起或加重过敏。

4. 营养失调

过敏与营养失调的关系最大。因为当一个人的皮肤黏膜结构正常时，是不会出现过敏性疾病的；只有在正常的细胞结构受到伤害后，外部环境中的过敏原才有机会接触皮下组织内或黏膜下组织内的过敏细胞，才会出现各种各样的过敏。

由于各种各样的病因破坏了皮肤及黏膜的正常结构，过敏物质进入皮肤及黏膜下层，刺激肥大细胞等过敏细胞，导致氧自由基、炎性因子明显增加，氧化压力增大，局部出现慢性炎症反应，从而诱发过敏性疾病。所以，过敏性疾病的本质是氧化压力引起的皮肤黏膜的慢性炎症反应。

二、过敏性疾病的临床表现

过敏性疾病从新生儿到老年人的各个年龄段都可能发生，往往具有明显的遗传倾向。过敏性疾病中，以速发型过敏反应比较常见，其主要类型有皮肤过敏反应、呼吸道过敏反应、消化道过敏反应等，其中以皮肤过敏最常见。

荨麻疹表现为迅速出现的大小不等的浮肿性风团，伴剧烈瘙痒。常由某些物理、化学的刺激或服用某些食物、药物所引起。湿疹可发生于各个年龄阶段，皮损部位表现有红斑、丘疹、水疱，表面糜烂、渗出、结痂、脱屑及色素沉着，伴剧烈瘙痒。

接触性皮炎常为某些过敏体质者，当皮肤接触致敏物或刺激物（如化妆品、清洁剂、生漆、杀虫剂、强酸、强碱等）后，局部出现界限清楚的红肿，伴瘙痒症状。过敏性鼻炎表现有四大症状，阵发性连续性喷嚏、大量清涕、鼻痒和鼻塞。

在日常生活中，时常见到美容导致脸部皮肤过敏的情况。美容院经常帮客人去除脸上的死皮，往往采用机械手段将死皮去掉。多次去死皮后，客人脸皮已经很薄了，原有的皮肤结构受到严重破坏，这样就很容易出现过敏。去死皮最合理的方法，是补充优质营养素，增强皮肤的新陈代谢。当皮肤更新换代加快时，角质层自然就薄了。

大量有害物质不断损伤皮肤，皮肤结构逐渐受到破坏，外部环境中的过敏原就很容易接触到皮肤下层的过敏细胞，这样过敏就发生了。正常皮肤是不会出现紫外线过敏的，只有在皮肤的正常结构受到损伤后，才会对紫外线出现过敏。

食物过敏也很常见。当一个人的消化功能减退，生物大分子物质如蛋白质分解为氨基酸的过程出现障碍，胃肠道存在较多的未完全消化的多肽。在胃肠道黏膜受到破坏时，黏膜的缝隙会加大，肠黏膜屏障功能出现障碍，像多肽之类的中分子物质也可以透过黏膜屏障，进入体内。而多肽之类的中分子物质，其抗原性较氨基酸等小分子物质要强，进入体内后，易被身体判为外来抗原，从而启动体内的免疫反应和炎症反应，导致过敏性疾病的发生和发展。

说到皮肤黏膜结构被破坏引起过敏，您可不要觉得一定要皮肤黏膜严重缺失，才可以引起过敏。只要皮肤细胞之间、黏膜细胞之间的细胞连接受损，屏障作用就会减弱或消失。这种情况用显微镜都不一定查得出来，但足以引起过敏了。就如同一堵墙，砖与砖之间的缝隙不严密，就足以让风过去了。

所以，治疗过敏性疾病的关键是消除损伤因素，恢复皮肤黏膜的原有结构。而这是任何药物都无法做到的，只有营养素才可以胜任此任务。使用营养素，就可以修复皮肤黏膜的结构，皮肤黏膜过敏就可以轻松治愈。

三、过敏性疾病的治疗

（一）避免接触过敏原

通过先进的检测技术准确找到过敏原，明确过敏原后，在日常生活中主动避免接触。

过敏原是过敏发生的先决条件，离开了过敏原就可以避免过敏的发生，这是一种有效的办法，但不是对所有的过敏患者都有用。有的人是对一种过敏原过敏，有的人过敏原可能有几种；有的过敏原是可以避开的，但有的过敏原是很难避开的；而且很多过敏原还是未知的，所以，远离过敏原是一种很好的办法，但不是对所有患者都有用的。

（二）药物治疗

药物治疗是一种对症治疗，可以较快地控制临床症状，但不能改变疾病的自然进程。常用药物有以下两种：

1. 抗组胺药物，如氯苯那敏、阿司米唑、敏克、氯雷他定等。抗组胺药物都有副作用，长期使用会使人嗜睡、疲倦、脑力迟钝。

2. 激素类药物，对过敏疾病的治疗效果非常明显，但副作用太大，不能常用。因此，只能在病情严重时暂时控制一下病情。常用激素会严重损伤肝脏、肾脏等内部器官，还会影响儿童的生长发育。

（三）养成良好的生活方式

建议患者戒烟，适当锻炼，增强体质，少盐饮食，多吃新鲜蔬菜水果，多饮水。

（四）过敏性疾病的食疗方法

1. 鱼腥草红枣汤

适合寒性体质、虚性体质用。材料：鱼腥草（干品）40克，红枣15粒。做法：先将鱼腥草洗净，红枣洗净切开留籽。两者加水3000毫升入锅合煮，大火煮沸，小火再煮20分钟，滤渣当茶饮。

2. 鱼腥草薄荷茶

适合热性体质、实性体质用。材料：鱼腥草（干品）40克，薄荷叶（干品）5克。做法：先将鱼腥草洗净，加水3000毫升入锅煮，大火煮沸，小火再煮20分钟。放入洗好的薄荷叶，立即关火，焖5分钟，滤渣即可饮用。

鱼腥草能清热解毒、消肿疗疮、利尿除湿、消炎止痢。现代药理实验表明，鱼腥草有抗皮肤过敏、抗菌、抗病毒、提高免疫力和利尿等作用。

3. 绿茶

做法：绿茶5克放入保温杯，先倒入沸水150毫升，加盖摇一摇，30秒后将水倒掉，沥干，这是洗茶。沥干后再加沸水500毫升，加盖焖泡20分钟，滤渣趁热饮用。

4. 乌龙茶

做法：乌龙茶5克放入保温杯，先倒入沸水150毫升，加盖摇一摇，30秒后将水倒掉，沥干，这是洗茶。沥干后再加沸水500毫升，加盖焖泡20分钟，滤渣趁热饮用。

绿茶和乌龙茶均有抗过敏作用。

四、过敏性疾病的营养调理

临床医生一般都认为，过敏性疾病很难防治，而且容易复发。其实知道过敏性疾病的本质，防治它就很容易。

防治过敏性疾病的关键是消除损伤因素，恢复组织细胞原有的正常结构，这样过敏原就接触不到皮肤及黏膜下层的过敏细胞，过敏症就不会发生了。补充足量优质营养素如维生素C、维生素E、β胡萝卜素、蛋白质粉、维生素B族（泛酸）和必需脂肪酸，有助于修复皮肤黏膜的结构，减低其通透性。

如果维生素E和维生素A缺乏或必需脂肪酸不足而遭氧化时，皮肤黏膜细胞的通透性会变得很高，使过敏物质容易进入，引发过敏症。美国戴维斯医生报道，给患过敏症的患者每天摄入许多维生素 A 和维生素 E，结果他们中有 98% 的患者再没有出现过敏现象。

维生素 C 不足的人特别容易患过敏症。维生素 C 可以增强糖皮质激素的效用，减低皮肤黏膜细胞的通透性，而且能抵抗组织胺，并有解毒作用。增加抗压力营养素如钙镁片等的摄入也有较大帮助。

由于糖皮质激素必须有泛酸参与才能分泌，所以缺少泛酸时，人和动物都容易出现过敏。只要给患者服用泛酸，其过敏症便会消失。有些人对泛酸的需求比一般人高 4~20 倍，在一个家族内有时会有多代人都发生过敏症，所以会被认为其遗传性非常高，需要额外补充大量泛酸；一般人每天只需要 4~5 毫克，但他们却需要 40~200 毫克才能维持健康，说明有遗传缺陷的人特定营养素的需求量大增；只有满足了特定营养素的需求，才能有效防止遗传性疾病的发生。现代社会，过敏性疾病的发病率增加很快，使得儿童特别是婴儿对泛酸的需求非常高，但却很少能得到充分补充，因此婴儿患过敏症的人才会如此之多。

过敏性疾病的营养调理配方，应该包括维生素 C、类胡萝卜素、小麦胚芽油 E、蛋白质粉、鱼油、天然 B 族维生素和钙镁片等相关营养素。

因此，防治过敏性疾病的关键是是消除损伤因素，恢复细胞原有的正常结构，而任何药物都无法做到消除损伤因素，恢复皮肤黏膜的原有结构，只有营养素才可以胜任此任务。只要及时补充缺乏的营养素，才能发挥皮肤黏膜的修复能力和再生能力，才可以有效防治各种过敏性疾病。

本章小结

由于各种各样的病因破坏了皮肤黏膜的正常结构，过敏物质进入皮肤黏膜下层，刺激肥大细胞等过敏细胞，导致氧自由基明显增加、炎性因子大量出现，氧化压力增大，局部出现慢性炎症反应，从而诱发过敏性疾病。所以，过敏性疾病的本质是氧化损伤引起的皮肤黏膜的慢性炎症反应。

防治过敏性疾病的关键是消除损伤因素，恢复组织细胞原有的正常结构，这样过敏原就接触不到皮肤黏膜下层的过敏细胞，过敏症就不会发生了。而任何药物都无法做到消除损伤因素，恢复皮肤黏膜的原有结构，只有营养素才可以胜任此任务。只有及时补充缺乏的营养素，才能发挥皮肤黏膜的修复能力和再生能力，才可以有效防治各种过敏性疾病。

补充足量优质营养素如维生素C、维生素E、类胡萝卜素、蛋白质粉、维生素B族（泛酸）和必需脂肪酸，有助于修复皮肤黏膜的结构，减低其通透性。增加抗过敏、抗压力营养素如钙镁片等的摄入也有较大帮助。

第十八章 其他系统疾病的防治与营养调理

人的大脑约有1000亿个神经元，虽然大脑重量只占体重的2%，但是，大脑接受心脏血液输出量的15%，葡萄糖消耗量占全身的17%，耗氧量占全身的20%~25%。大脑几乎不能储存任何营养，所以脑部营养供给显得特别重要。脑细胞主要能量供应来自葡萄糖和氧气，脑部不能储存葡萄糖，不能缺氧，保证正常稳定的供给是维持正常脑细胞功能的必要条件。

大脑是人体最重要的器官，脑功能不正常，无法与周围世界沟通，生活质量将受到严重影响。因此，保护大脑是最重要的事情。

大脑中60%的固体物质是脂肪，合成原料包括磷脂、DHA、ω-3脂肪酸等。维持适当的脂肪摄入，尤其是DHA、ω-3脂肪酸等，是保持脑细胞健康的基础；蛋白质也是脑细胞的主要成分之一，占脑固体物质重的30%~35%，仅次于脂肪，是大脑智力活动与血管功能的物质基础。神经递质的作用是传递大脑信息，其含量直接影响人的心情、记忆力和头脑敏锐度，其主要的合成原料是氨基酸。维生素和矿物质能改善大脑功能，提高智商，改善心情，提高记忆力，延缓大脑衰老，也是对脑部有重要作用的营养物质。

大脑和神经退行性疾病的主要病因是氧化压力的威胁，是自由基对脑细胞的伤害。大脑和神经是最容易受自由基损伤的器官。大脑需要很多的血液，需要很多的氧气，氧化活动频繁发生，以满足大脑能量的供应；同时会产生大量的氧自由基，而脑和神经组织中的抗氧化物质相对较少，自由基容易对脑和神经细胞造成伤害，导致大脑和神经出现退行性疾病。

研究发现，氧化压力是人脑老化过程的根本原因。脑细胞线粒体和 DNA 容易受到氧自由基的损伤，导致脑细胞机能不良甚至死亡。脑细胞没有再生的能力，当重要部位的脑细胞破坏超过80%以上时，即会出现明显的症状，比如老年性痴呆、帕金森氏病等。

对抗大脑老化最有效的植物营养素是银杏叶提取物。银杏能清除脑内自由基、减少自由基对脑细胞的伤害；能够有效扩张脑血管、增加脑血流量，降低血液粘稠度；也是一种有效的抗炎剂。

内源性营养素如阿尔法硫辛酸、谷胱甘肽和辅酶 Q_{10}，也对脑部健康有重要作用。阿尔法硫辛酸、谷胱甘肽能阻止自由基伤害大脑细胞，起到保护脑细胞的作用。辅酶 Q_{10} 是一种大脑兴奋剂，能使脑细胞线粒体能量产生显著增加，没有辅酶 Q_{10} 脑细胞能量不够，大脑不能发挥最佳功能，甚至可能加快退化。

从抗氧化网络防御系统可以看出，这些内源性营养素不但能够互相支援，而且可以加强维生素 E 和维生素 C 的协同效应，对防治自由基对脑细胞的伤害和脑内脂质过氧化有重要作用。

（一）阿尔茨海默病（老年性痴呆）

指大脑推理和记忆区的功能丧失，导致工作能力退化、判断力减弱、方向感丧失、认知力消失、人格改变、语言能力丧失等。老年性痴呆的代表人物美国总统里根，总统大人最后连家里人都不认识了，非常遗憾和悲哀。

欧美国家统计资料表明，60 岁以上的老年人有 6%~12% 发生痴呆，85 岁以上的老人则有 20%~40% 发生痴呆。据统计，全球现有超过 2000 万人患老年性痴呆，预计到 2030 年全球将有 6000 万人患老年性痴呆。

1. 老年性痴呆的病因

（1）氧自由基对脑细胞的破坏是其根本原因。

（2）与铝摄入过多可能有一些关系，但还存在较大争议。

（3）"血管性早老痴呆"与大脑毛细血管引起的小中风及脑血管炎症有关。

（4）高同型半胱氨酸血症。同型半胱氨酸在血液中累积太多时会破坏血管，并促进血栓形成，导致脑功能障碍、痴呆。高浓度的同型半胱氨酸就预示着老年痴呆。

（5）激素的影响，雌激素能减少老年性痴呆的发生。

2. 老年性痴呆的营养调理

氧化压力增加是老年性痴呆发生的根本原因，减轻氧化压力是防治老年性痴呆的最有效手段，应大量增加抗氧化物质的摄入，以减缓病情的发生和发展。

研究发现，老年性痴呆患者脑内维生素 E 含量较低，补充高剂量维生素 E 可以减缓病情的发展。其他抗氧化剂如维生素 C、类胡萝卜素、锌、硒、葡萄籽精华素、辅酶 Q_{10} 也有延缓病情的作用。

B 族维生素，尤其是维生素 B_{12} 的缺乏，会加重老年性痴呆的发生和发展。

银杏可增加脑部的血流量，改进记忆、延缓衰老。

老年性痴呆的营养调理配方，应该包括银杏叶提取物、维生素 E、维生素 C、类胡萝卜素、蛋白粉、葡萄籽精华素、辅酶 Q_{10}。

（二）帕金森病

1. 帕金森病的病因

研究证实，氧自由基的伤害也是帕金森病产生的根本原因。氧自由基导致大脑黑质区脑细胞坏死（大约 80% 时），会导致脑内多巴胺分泌不足，神经递质多巴胺与乙酰胆碱的平衡失调，导致不能自主控制的震颤。

帕金森病的患者常有手抖，全身颤抖，肌肉僵直，四肢僵直，行动迟缓，说话不清等临床表现。帕金森病代表人物有阿里拳王，伟人邓小平。

2. 帕金森病的营养调理

氧化压力增加是帕金森病发生的根本原因，减轻氧化压力是最有效的防治手段。所以营养调理时特别要注意抗氧化，要充分补充多种抗氧化营养素，重新建立身体天然的抗氧化防御系统，对帕金森病的防治有很好的效果。

研究显示，早期帕金森病患者通过服用高剂量维生素 C 和维生素 E 可以缓解病情的发展。其他抗氧化剂如谷胱甘肽、钙、镁、硒等也能有效保护脑细胞免受自由基的伤害。

帕金森病的调理配方，包括维生素 C、维生素 E、多种维生素矿物质、蛋白粉和谷胱甘肽。

（三）抑郁症

抑郁的情绪持续超过 2 周，可能就是抑郁症。其特征是无助感，感到无力控制自己的生命，心情郁闷，甚至有自杀念头。

抑郁症的产生与多种营养素的缺乏有很大的关系。

维生素 B 族是缓解紧张压力的天然解压剂，维生素 B_1、维生素 B_6、维生素 B_{12}、烟酸和泛酸等均与人的情绪有密切关系。缺乏维生素 B 族的人，易得抑郁症。压力大时应多摄入一些维生素 B 族，摄入半小时后人就变得乐观，能大大减少因抑郁症而自杀的情况。

美国约瑟夫·希班博士发现，$\omega-3$ 脂肪酸可能有助于制造神经传导素，对于维持正常的心理功能有重要作用。如果减少 $\omega-3$ 脂肪酸的摄入量，抑郁症发病率会逐渐上升。

酪氨酸是脑内几种重要神经递质包括多巴胺的前驱物质，能提高多巴胺的水平。钙、镁是天然的压力缓冲剂。银杏有改善脑部血液循环的作用，可以有效提升情绪。圣约翰草胶囊是一种天然镇静，缓解神经紧张的营养素，有保健情绪的作用。低血糖也会引起抑郁症。

抑郁症的营养调理配方，包括维生素 B 族、深海鱼油、钙镁片、银杏健忆胶囊、酪氨酸胶囊、圣约翰草胶囊。

（四）典型案例分析

1. 卡尔的故事（帕金森病）

卡尔·莫纳是一位传奇人物，他是一位著名电影演员和画家，他的作品《最后的桥》、《打斗的男人》分别获戛纳电影节金棕榈奖，但他最爱的是绘画。直到 1988 年，卡尔的生活永远地改变了。卡尔说话越来越困难，行走能力也急剧地下降了，卡尔被确诊患了帕金森病。虽然传统的药物刚开始还有些作用，但过了几年这位画家不得不在轮椅上挥毫泼墨了。1999 年夏天，卡尔找到雷·斯丹博士咨询，问营养补充剂对他是否会有帮助。雷·斯丹博士推荐他服用一种强效抗氧化物质和矿物质、大剂量葡萄籽精华素和辅酶 Q_{10} 等营养素，半年后卡尔发现自己舌头的活动能力有所恢复，而且已经可以站起来稍微走动一下了。雷·斯丹博士决定增加葡萄籽精华素等营养素的用量。一年以后，卡尔的整体力量开始恢复，每天可以起来走动 20 次了，而最让卡尔兴奋的事情莫过于能够继续绘画了。

2. 戴维的故事（白质脑病）

戴维患"白质脑病"，这是一种神经脱髓鞘的脑病，腿部无力，步履蹒跚，经常摔跤，医生说没有办法治疗他的病。病情逐年加重，3年后开始头晕、虚弱、大小便失禁，只能坐轮椅，加入了临终关怀计划，开始筹备后事。幸运的是戴维认识了雷·斯丹博士，并愿意尝试营养补充疗法，服用了一种抗氧化剂、一种矿物质和一些葡萄籽精华素。5天后感觉体力有所好转，数周后可以偶尔下床活动。戴维看到了希望，在医生的指导下，开始增加葡萄籽精华素的用量，并且继续坚持服用其他抗氧化剂和矿物质，他的健康状况获得了惊人的改善。他腿部的疼痛逐渐消失，腿部的力量逐渐恢复，并且能够重新行走了，几个月后戴维3年来第一次独自走进教堂。戴维的疾病虽然没有完全痊愈，但他停掉了吗啡等药物，而且能够自理生活，并重新考到了驾照。

3. 潘先生的故事（癫痫）

潘先生，香港人，住广东佛山。患癫痫病史十多年，有抽搐、失眠，平均每天仅能睡着1~2小时，肠胃功能也不好。尝试过多种方法治疗，效果都不好。2011年10月来广州博益机构咨询，开始试用细胞营养疗法，使用了补脑健脑的营养素、抗氧化营养素和基础营养素，调理3个月后失眠显著改善，平均每天能睡着5~6小时，精力明显好转，体质显著改善，肠胃功能也明显好转，抽搐减少80%以上。调理1年以后未再出现癫痫发作，基本恢复健康，取得满意的调理效果。

二、创伤及手术前后的营养调理

（一）营养与创伤

1. 蛋白质与创伤

身体在受到严重创伤之后，会产生极大的压力，导致脑垂体和肾上腺分泌大量的激素，体内蛋白质分解代谢加速、大量蛋白质被破坏，并妨碍新蛋白质的形成，常常无法补充身体康复所需的大量营养需求。由于患者通常此时都进食较少或无法进食，故其体内蛋白质将因供能所需而大量消耗，从而导致严重创伤时体内蛋白质等营养素出现严重的负平衡。

2. 维生素与创伤

创伤的康复要靠结缔组织的形成，而这种组织由胶原蛋白构成，如果缺乏维生素C，结缔组织便无法形成。创伤康复复原的速度与结缔组织的张力和吸收维生素C的量成正比；如果维生素C摄入较多、效果便会很好，缺乏时伤口便容易裂开。维生素 A 和维生素 B_2 对结缔组织的形成也很重要。

补充维生素 C 也会在受伤部位及阻塞血管的凝块周围加速新血管的形成；而且会使许多酶在康复时发挥功效，加速新蛋白质的形成；并预防内部出血，以免造成流血过多，发生生命危险。此外，维生素 C 还有解毒的功能。

由于创伤、疼痛、X 光照射、药物注射、使用导管喂食、导尿及不能动弹等压力的影响，使维生素 C 消耗迅速，血液中的维生素 C 急速减少，需要大量补充。在创伤开始的几天，每两小时服用 500 毫克的维生素 C，康复效果非常好。如果能在手术前大量服用抗压力营养素维生素 C 和维生素 B 族，则可以减轻许多伤害的发生和发展。

创伤患者如果营养充足，并补充大量维生素 E，创伤不但会迅速痊愈，而且也不会产生瘢痕。通常在创伤及手术后会留下硬的蟹状疤痕，但大量补充维生素 E，则会使其变成又细又软的线；而且不会有粘连现象，也不会有疤痕收缩产生的疼痛。由于维生素 E 可以减少细胞氧的需求，故可减少因血管破裂、烧伤而受损的细胞数量。此外，维生素 E 也会促使受伤部位迅速形成新生血管，以加速其康复。

手术或创伤后，在其伤口、注射部位或静脉导管插入的地方，最容易形成血液凝块。这种血液凝块会随血液循环流动，阻塞较窄小的血管。如果阻塞腿部深处的血管，则会使血管曲张或发生静脉炎。在手术后每天服用维生素 E200 国际单位，结果体内血凝块非常少；每天服用维生素 E300 国际单位，可治疗静脉炎的肿痛发炎。

在施行大手术或严重创伤的第二天、第三天，肾上腺常因为泛酸和维生素 B_2 的不足、无法分泌可的松而被耗尽衰竭，导致钠盐从体内流失、钾从细胞中释出，肠道局部或全部麻痹；如果此时再缺少维生素 B_1，则麻痹会更加严重。饮食中维生素 B_2、维生素 C 或泛酸不足，便会发生排尿困难。

3. 营养不良与创伤

营养不良会妨碍创伤的康复。新的细胞如果没有必需脂肪酸便无法形成。缺乏叶酸的患者，其溃疡、褥疮及伤口的康复便会产生困难。对长时间治疗无效的伤口、褥疮及接合处不断裂开的患者，如果增加他们蛋白质的摄入量，便可使其很快康复。

营养不良的人对疼痛特别敏感，需要充分补充钙、镁、维生素 B_1、维生素 E 及其他营养素来减低其敏感性。

与体内血液凝固关系较大的营养素，包括钙、维生素 C、维生素 E 和维生素 K。创伤发生时，如果上述营养素不足，往往会出现血液凝固障碍、身体出血不止，甚至出现休克、引起死亡。营养不良的人，尤其是低蛋白饮食者，特别容易发生休克。大量出血引起的休克，会因组织缺氧而造成细胞受伤；但如果尽快给患者补充 3000 毫克的维生素 C 和 300 国际单位以上的维生素 E，伤害便可大为降低。

与创伤有关的营养素，包括蛋白质、维生素 C、维生素 B 族（维生素 B_1、维生素 B_2、泛酸、叶酸）、维生素 E、维生素 K、类胡萝卜素和鱼油等。

（二）手术、创伤及烧伤患者的营养调理

手术、创伤及烧伤患者的快速康复，需要充足的营养配合才行。

1. 手术前营养调理

适当增加蛋白质的摄入，对手术前后的患者很有帮助。营养不良的人动手术较为危险，对麻醉剂也会有不良反应，容易休克、感染病菌，康复也较缓慢。缺少蛋白质者手术前五天，补充治疗的营养需求量要比正常人增加一倍。在手术准备阶段，每天六餐，每餐至少要含有蛋白质 25 克；胆碱和泛酸也要补充才能促进其吸收。抗压力营养素要充分补充；而缺乏维生素 B_6 会使患者恶心与呕吐，每天应摄取 10 毫克以上。此外，增加酸乳的摄入，补充有益菌，便可以抑制肠内形成气体的有害菌。

患者手术后常发生呕吐，主要原因是血糖降的太低。手术前多吃脱脂的糖果，比如果冻、橡皮软糖或水果软糖等，可以使肝和肌肉储存大量糖元，第二天早上便可以逐渐转化成葡萄糖来使用。

手术前晚，如果能摄取 1000 毫克的维生素 C、500 毫克的泛酸、维生素 B_2 和维生素 B_6 各 20 毫克，对肾上腺很有帮助；而且会增加体内的抗体。此外，再补充 1000 国际单位的天然维生素 D、300 国际单位的维生素 E 和 500 毫克的钙，也可以帮助其血液在手术后快速凝结。

手术前营养的补充，不但是为了使患者更快康复，而且可以减少痛苦和花费，有时甚至可以使患者不必再动手术。

手术前营养调理方案

（1）蛋白质粉：每天 6~8 勺，每天蛋白质摄入量达到 120~150 克。

（2）维生素：每天维生素 C 1000 毫克，大量维生素 B 族包括 500 毫克的泛酸、

维生素 B₂ 和维生素 B₆ 各 20 毫克，维生素 E 300 国际单位。

（3）补充糖及其他营养素。

2. 手术或创伤后的营养调理

患者术后可以进食时，每天的热量至少要增加 1000 千卡以上；且应特别注意蛋白质的补充。美国戴维斯认为每天补充 135 克蛋白质，患者能加速康复。

术后患者尽快补充水溶性维生素，开始几天应两小时补充一次抗压力营养素，而且每餐也要增加其他营养素的摄入。如果患者不能进食，可用各种维生素胶囊、药膏或冷霜涂抹皮肤，由皮肤来吸收。

少量多餐对身体的康复也很有帮助，而且病况越重的患者，进餐的次数需要越多。

手术后营养调理方案

（1）能量：每天增加 1000 千卡。

（2）蛋白质粉：每天 6~8 勺，每天蛋白质摄入量达到 120~135 克。

（3）大量补充抗压力维生素 B 和 C，每两小时补充一次。

（4）其他营养素。

3. 烧伤或灼伤的营养调理

烧伤或灼伤时，患者会因血管被灼伤导致缺氧，无法应付氧的大量需要，会感觉疼痛难忍。注射维生素 E，则其养分便会立即流入灼伤部位，以消除疼痛；也可以用维生素 E 胶囊或药膏涂敷患处。由于受损的组织会产生许多有毒物质流入血液中，所以灼伤比其他伤害需要补充更多的维生素 C。

4. 典型案例分析（手术前后调理）

冉先生，81 岁。新疆伊梨人。2010 年外伤致右腿髌骨粉碎性骨折，在当地医院手术治疗。术前 2 年开始间隙性服用营养补充剂，体质稍有好转，感冒减少。由于对营养素的作用半信半疑，所以一直没有很好地坚持使用。主管医生术前与患者及家属谈话，告知高龄骨折可能很难恢复。患者女儿是营养师，术前不断地做患者工作，希望父亲配合营养治疗，规范服用相关营养素。术前冉先生终于同意服用营养素，开始正规营养调理。结果术后身体恢复的很快、很好，术后 2 个月就可以下地行走，3 个月完全恢复正常，康复的速度远超主管医生的想象。

手术是一个创伤，术后恢复需要大量的细胞原料（营养素），而手术后患者要求禁食或胃口不好，仅靠医院里输一点液体，营养摄入多数都严重不够；尤其是老人，营养吸收也比较差，往往会显著影响术后的身体康复。有些患者手术做得很好，但由于营养不够，身体长期都恢复不了，甚至导致残疾或威胁到生命而死亡，临床上这种情况还比较常见。花了很多钱和时间精力，本想求得健康，延续自己的健康寿命，结果在术后的营养上出了问题，术后康复出了问题，前面的一切努力均前功尽弃。所以，患者及家属一定要重视手术前后的营养问题，要尽量找专业营养师调理好患者的营养，做到原料均衡，发挥患者的生命力和修复能力，这样才会有一个好的结果，才有可能让患者的身体得到很好的康复。

三、器官纤维化的防治和营养调理

（一）器官纤维化概述

器官纤维化包括肺纤维化、肝硬化、尿毒症（肾小球纤维化）、骨髓纤维化等，都是很多疾病的晚期阶段。器官纤维化是一种境界比较低的修复方式，是在原材料不足即营养素不足时，身体不得已采用的一种修复方式。

维生素 E 等营养素充足的时候，体内的巨噬细胞经过改良，具有分解多余胶原纤维的作用。维生素 E 防治纤维化的机理，包括降低细胞耗氧量、改善局部血液循环、抑制生成纤维的细胞产生胶原纤维等。器官纤维化患者，越早使用维生素 E 等营养素，治愈或完全缓解的机会越大。

（二）肝硬化

肝硬化即肝纤维化，肝细胞萎缩消失甚至死亡，是在营养素不足时肝脏启用的比较低级的修复方式，是肝脏内非实质细胞过度增生导致的纤维化。补充足够的营养素，尤其是维生素 E 等有消除疤痕的作用，肝硬化可以好转甚至治愈。

维生素 B 族是体内最重要的辅酶，补充 B 族能使肝酶的活性增强，肝脏的各项功能增强，肝脏的解毒能力和自我修复能力增强，有利于肝病的康复。缺乏维生素 C，肝脏的解毒能力显著降低。大量补充维生素 C 则有惊人的解毒效果。大量补充蛋白质粉、维生素 E、维生素 B 族和维生素 C，对肝病的疗效非常好，肝细胞再生速度会加快，肝硬化患者都可以得到不同程度的康复。奶蓟含有生物黄酮，能帮助肝细胞修复和再生。

戴维斯报道 68 例患严重肝硬化的患者，每餐吃高蛋白饮食，并补充上述几种维生素和酵母，结果连最严重的患者也康复了；最严重的疤痕也在几个月内完全被新生组织取代；如果继续改善饮食营养，则肝病便不再复发。

总之，要治疗好肝硬化，除了需要很好的休息、有好的心情外，还需要很好的营养，尤其是需要大量基础营养素和抗氧化剂，其需要量可能远远超出我们的想象。

肝硬化的营养调理配方：

（1）维生素 E：抗氧化防癌，延缓纤维化，清除肝细胞脂肪变性。

（2）维生素 B 族：促进新陈代谢，护肝。

（3）维生素 C：抗病毒、解毒、增强免疫功能。

（4）蛋白质粉：促进肝细胞修复再生，增强免疫功能。

（5）纤维片：促进肠内毒素的排出。

（6）类胡萝卜素：防止癌症倾向。

（7）奶蓟：含生物黄酮能帮助肝细胞修复和再生。

（三）典型案例分析

1. 丙型肝炎、肝硬化

贾先生，男，57 岁，新疆伊犁人。有糖尿病和丙型肝炎病史多年，用过很多药物包括干扰素等治疗，效果均不好，血液丙肝病毒含量仍然非常高，且并发有肝硬化；血糖也控制不好，空腹血糖维持在 10~11mmol/L，餐后血糖维持在 14~17mmol/L。2007 年 3 月在走投无路的情况下，接受高级营养师张潮龙先生的建议，开始试用大剂量的相关营养素，并参加了 4 次排毒活动，想搏一下看看有没有效。使用的主要营养素有蛋白质粉、维生素 C、维生素 B 族、维生素 E、类胡萝卜素、钙镁片和鱼油。3~4 个月开始显示效果，9 个月取得非常明显的效果。体质明显好转，精力旺盛，血液丙肝病毒含量减少 99% 以上，血糖恢复正常，肝硬化也明显好转，与同期住院的患者相比结果有天地之别，连当地医生都不敢相信这个结果，以为是实验误差，但患者每隔 4~5 个月就检查一次，一次比一次好。现在贾先生非常相信营养素的神奇作用，每天三餐定时点服用。

2. 慢性乙肝、肝硬化

王先生，42 岁，新疆伊犁人，老板。有乙型肝炎病史多年，医院检查发现有门静脉高压、血脂高，血压高、脉压差大，血压 170~200/60~70 毫米汞柱，身高180 厘米，体重 98 千克。用过很多药物治疗，效果均不好。2008 年开始进行细胞营养疗法，调整饮食结构，配合对症食疗，使用大剂量的相关营养素，包括小麦胚芽油等，半年后开始显示效果，1 年后取得非常明显的效果。身体状况明显好转，血脂及睡眠恢复正常，血压降至正常，现维持在 120~130/80~90 毫米汞柱，脉压差缩小，取得非常好的调理效果。

3. 肝硬化营养调理经验

肝硬化是临床医生很难治疗的一种疾病，是肝病的晚期，药物不但疗效不好，而且往往有损害肝脏的副作用。因为肝硬化是肝脏纤维化、疤痕化，几乎没有有效药物。纤维化是身体在营养素不足时启用的比较低级的修复方式，是营养不良引起的，充分补充缺乏的营养素才能中止纤维化的发展，而且有可能部分逆转纤维化，从而中止疾病的发展甚至减轻疾病，取得很好的调理效果。

小麦胚芽油防治纤维化的效果最佳，它主要通过抑制体内生成纤维的细胞产生胶原纤维；促进体内巨噬细胞改良，使其具有分解多余胶原纤维的作用；也有降低细胞耗氧量、改善局部血液循环等作用。维生素 B 族和维生素 C 有护肝的作用，蛋白质粉是肝细胞修复的主要原料，奶蓟护肝片帮助肝细胞修复和再生。

参考文献

[1] 陈敏章.中华内科学（第二篇）.北京：人民卫生出版社，2005.

[2] 吴为群.内科重症疾病的营养支持.新医学，1999，11:67-68.

[3] 钟南山.钟南山谈健康.广州：广东教育出版社，2008.

[4] 雷·斯全德.别让不懂营养学的医生害了你.北京：中国青年出版社，2006.

[5] 帕特里克·霍尔福德.营养圣经.北京：中国友谊出版公司，2002.

[6] 欧阳英.和阿雅一起做乐活美人.广西：漓江出版社，2012.

[7] 王涛.失传的营养远离疾病.北京：世界知识出版社，2008.

[8] 林海峰.健康一生.北京：中国物资出版社，2005.

[9] John T. Hansen, Bruce M. Koeppen.人体生理学彩色图谱.北京：人民卫生出版社，2005.

[10] Steve Parker.人体结构、功能与疾病图解.上海：上海科学技术出版社，2008.

[11] 赵查理.现代全营养新观念.北京：中国社会出版社，2011.

[12] 布莱恩·克莱门特.营养品的真相.北京：现代出版社，2010.

[13] 阿德勒·戴维斯.吃的营养与治疗.北京：中央编译出版社，2001.

[14] 陈君石.每日服用多种维生素矿物质补充剂——保健新趋势.中国临床营养杂志，2002，10(4):102.

[15] 中国临床营养杂志编辑部.维生素预防成人慢性疾病的作用.中国临床营养杂志，2002，10(3)98.

[16] Fletcher RH, Fairfield KM. Vitamins for chronic disease prevention in adult: Clinical applications[J]. JAMA, 2002, 287(23):3127-3129.

[17] Chan JM, Stampfer MJ, Ma J, et al. Supplemental vitamin E intake and

prostate cancer risk in a large cohort of men in the United States[J]. Cancer Epidemiol Biomarkers Prev, 1999, 8:893-899.

[18] 周建烈.补钙能预防肾结石发生的证据.中国临床营养杂志,2006,14(3): 198-201.

[19] 赵丽君综述,王金华审校.n-3多不饱和脂肪酸逆转肿瘤耐药性的研究进展.肠外与肠内营养,2011,18(5):307-310.

[20] 张印红,邓丽丽,葛可佑,等.有关"食物相克"的调查及实验观察.营养学报, 2011,33(2):148-153.

[21] 郭长江,顾景范.植物化学物及其生物学作用.营养学报,2010,32(6):521- 523.

[22] 郭传瑛,马大权.不饱和脂肪酸的抗肿瘤作用.中国临床营养杂志,2000, 8(2)133-135.

[23] 王新颖综述,黎介寿审校.ω-3多不饱和脂肪酸影响炎症和免疫功能的基础研究.肠外与肠内营养,2007,14(1):54-58.

广东省营养师协会
简　介

　　广东省营养师协会由一批国家公共营养师高级考评专家发起成立，是由营养专家、医学专家、食品专家、烹饪专家、营养师、营养相关企业、食品相关企业、营养师培训机构、营养教学单位及养生机构等自愿组成的行业性非营利性社会组织，是协助中国营养师和营养相关企业发展事业的一个国际大平台。

　　本协会坚持"服务会员、服务企业、服务市场"的宗旨，倡导科学膳食，促进营养教育，推动营养产业，增进全民健康。协会立足广东，面向世界，积极推动全国营养健康产业的发展。

　　本协会开展国家公共营养师考证培训、营养调理师培训、欧美国际营养师认证培训等多种实用培训班，开展营养咨询和慢性病调理等工作。欢迎营养师、营养爱好者来学习和提升，成为协会会员；欢迎营养健康方面的企业加盟协会、成为协会会员单位，或与协会进行各种形式的交流合作；欢迎拥有资金，并看好营养产业发展前景的企业家参与投资，共同把营养健康产业做大做强。

　　全国的营养师、营养专家和企业家只有团结起来，共同建设好一个国际交流、展示和合作的专业平台，才能更好地参与国内外竞争，才能把营养健康产业做大做强，才能取得更大的事业成功。让我们携起手来，共同创造营养产业的美好未来！

办公地址：广州市越秀区中山三路 36 号威力达大厦 5 层

办公电话：020-83813513　　**传真号码：**020-83806744

协会邮箱：1448744900@qq. com　　**协会 QQ 群：**347550175

协会网站：www. sinodietitian. com（中国营养师）

协会微信公众号：gdyysxiehui

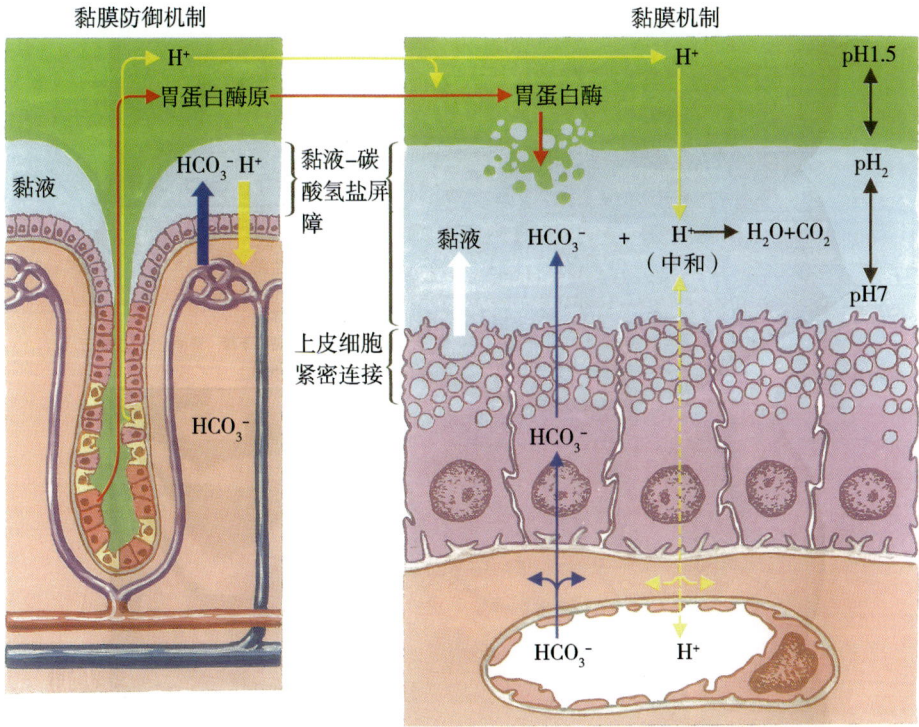

黏膜防御机制

H⁺

胃蛋白酶原 → 胃蛋白酶

黏液

HCO₃⁻ H⁺

黏液–碳酸氢盐屏障

上皮细胞紧密连接

HCO₃⁻

黏膜机制

H⁺

pH1.5

pH2

黏液   HCO₃⁻ + H⁺ → H₂O+CO₂
（中和）

pH7

HCO₃⁻

HCO₃⁻   H⁺

胃黏膜和黏膜下组织依靠黏膜表面的黏液–碳酸氢盐屏障而免受化学性损伤，此屏障能中和胃液中的H⁺，并依靠上皮细胞的"紧密连接"而阻止H⁺进入上皮下组织

附图1　胃黏膜的防御机制示意图

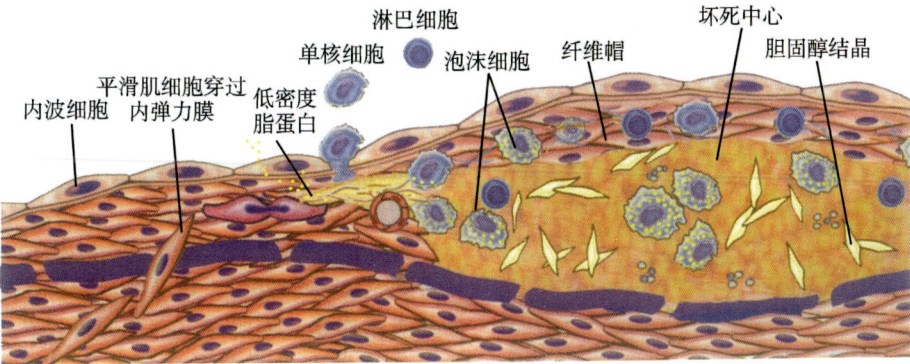

淋巴细胞

单核细胞　　泡沫细胞

坏死中心

平滑肌细胞穿过　　　　　　　纤维帽　　胆固醇结晶
内弹力膜

低密度
内波细胞　　　脂蛋白

附图2　动脉硬化发病机制示意图

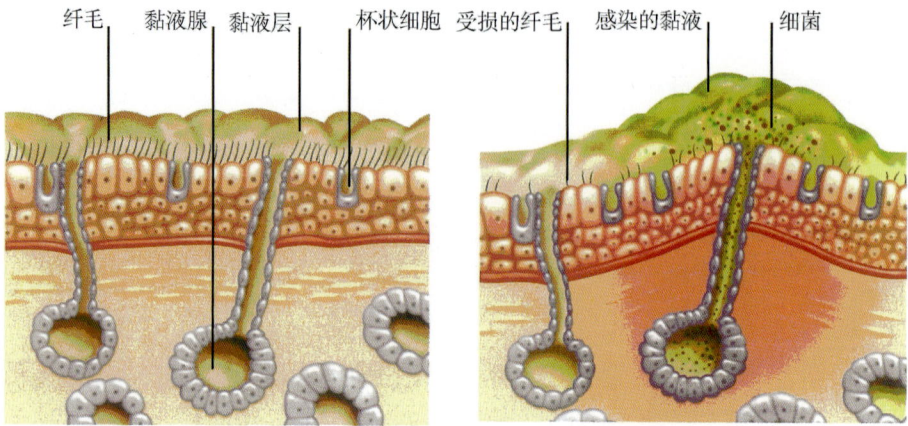

纤毛　黏液腺　黏液层　杯状细胞　受损的纤毛　感染的黏液　　细菌

正常的呼吸道内层
腺体产生黏液限制吸入的尘埃与细菌。表面
的细小毛推动黏液向上进入喉，在那里它被
咳出或咽下。

慢性支气管炎的呼吸道
吸入性的刺激物造成腺体产生过多的黏液，
受损的纤毛无法推动黏液前进，因此变成了
细菌繁殖的场所。

附图 3　呼吸道内层结构示意图